成功に導く
エンドの再治療

牛窪 敏博 著

本書ではテキストに関連した計11本の動画をインターネット上で視聴することができます．
詳しくは目次をご参照ください．

power of endodontics

医歯薬出版株式会社
http://www.ishiyaku.co.jp/

This book was originally published in Japanese under the title of :

SEIKO NI MICHIBIKU ENDO NO SAICHIRYO
(Endodontic Retreatment)

USHIKUBO, Toshihiro
U'z Dental Clinic

© 2014 1st ed.

ISHIYAKU PUBLISHERS, INC.
7-10, Honkomagome 1 chome, Bunkyo-ku,
Tokyo 113-8612, Japan

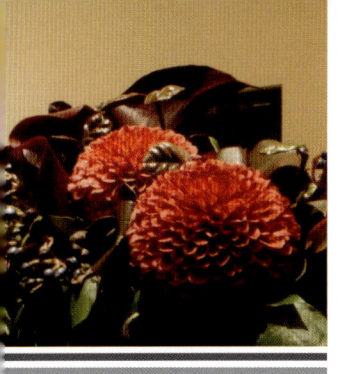

序文

　私が歯科医師になってから早26年が経過している．この間，公私ともにいろいろなことが起こったが，そのなかでもバブル崩壊，阪神淡路大震災，9.11同時多発テロ，東日本大震災は衝撃的であった．しかし，人間はこのような災難に対しても果敢に取り組み，復興し問題解決を行ってきている．やはり多少の時間はかかるが，確実に前進しながら成果を遂げている．つまり，何事にもコツコツと真剣に向き合う姿勢が重要であり，それを忠実に厳守すれば自ずと問題解決へと繋がるはずである．

　では，われわれ歯科業界はどうであろうか？　歯科医師不足の時代とは異なり，以前とは取り巻く環境も年々変化し，現在では過当競争が激化して，マスコミ等ではワーキングプアの代名詞のように取り上げられることも時折見られる．そして，歯科界の救世士であるはずのインプラントが国民の間で物議を呼び，インプラントバブル崩壊という言葉も耳にすることもある．われわれはこの窮地から脱出するためにも，患者さんからの信頼回復は急務である．そして，場当たり的な治療から脱却し，しっかりと診査・診断を行って治療を実践する必要がある．もちろん，確定診断ができない場合は暫定的な診断に止め，早期の不可逆的な治療介入を控えるようにすべきである．カリエスがあるからドリルして充填，それでダメになればラバーダムなしの根管治療．やがて，根尖病変が出現し，治らないから抜歯を行ってインプラント埋入．このようなシナリオを繰り返しても何の問題解決にもならない．時間の壁はあるが，正しいことを実践すれば必ず理解していただけると確信している．先進諸国のなかでも根尖病変の有病率が高い国と呼ばれることのないよう日々精進する際に，本書が読者の先生方の一助になれば幸いである．

2013年12月

牛窪　敏博

成功に導く
エンドの再治療

contents

Introduction	根管治療のコンセプトとは？	6
Chapter I	再治療における成功率と意思決定	12
	1　再治療はどうして難しいのか？	14
	2　再根管治療の成功率は低いのか？	20
	Column1　治療介入が必要か否か	30
Chapter II	再治療における Evidence & Technique	32
	1　歯冠修復物・ガッタパーチャはどのように除去すべきか？	34
	2　破折ファイルは取るべきか，取らないべきか？	44
	3　パーフォレーションに遭遇したら，どうするか？	54
	4　ファイルが進まなくなった，目詰まり？　リッジ？	66
	5　根尖破壊はどのようにリカバリーするのか？	74
	6　見落としの根管はありませんか？	82
	7　開かない根管，それは石灰化根管？	90
	Column2　マスターすべき器具操作	99

8	歯根端切除術のキーポイントとは？	100
9	こんな時こそ意図的再植術	110
	Chapter Ⅱ の Point	119

Chapter Ⅲ　抜髄症例を失敗させないために，どのように根管治療すべきか？　120

　　1　再治療における根管形成と再治療にしないための根管形成とは？　122

Frequently Asked Questions　133

Recommend Products　138

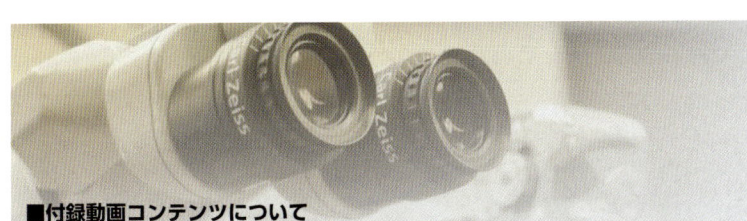

■付録動画コンテンツについて
　本書ではテキストに関連した計11本の動画をインターネット上で視聴することができます．
　以下のいずれかの方法にてご利用ください．

《方法1. スマートフォン・タブレット端末でQRコードを読み取って視聴する》
　誌面に掲載のQRコードを読み取ると該当の動画を視聴することができます．

　　[動作環境]
　　　iPhone，iPad（iOS 4.3 以上）
　　　Android（Android2.3 以上）
　　　※フューチャーフォン（ガラケー）には対応しておりません．

《方法2. パソコンで専用サイトにアクセスして視聴する》
　以下のサイトにアクセスし，該当の項目をクリックすることで動画を視聴することができます．
　URL：http://www.ishiyaku.co.jp/ebooks/461140/

　　[動作環境]
　　　Internet Exploler 8.0 以降
　　　Safari 5.0.5 以降

■ご注意
　・お客様がご負担になる通信料金について十分にご理解のうえご利用をお願いします．
　・動画コンテンツを無断で複製・公に上映・公衆送信（送信可能化を含む）・翻訳・翻案することは法律により禁止されています．

■お問い合わせ先
　・弊社ホームページ http://www.ishiyaku.co.jp/ebooks/ よりお問い合わせください．
　　ホームページにアクセスできない場合は，FAX（03-5395-7606）にてお受けいたします．

Introduction

根管治療のコンセプトとは？

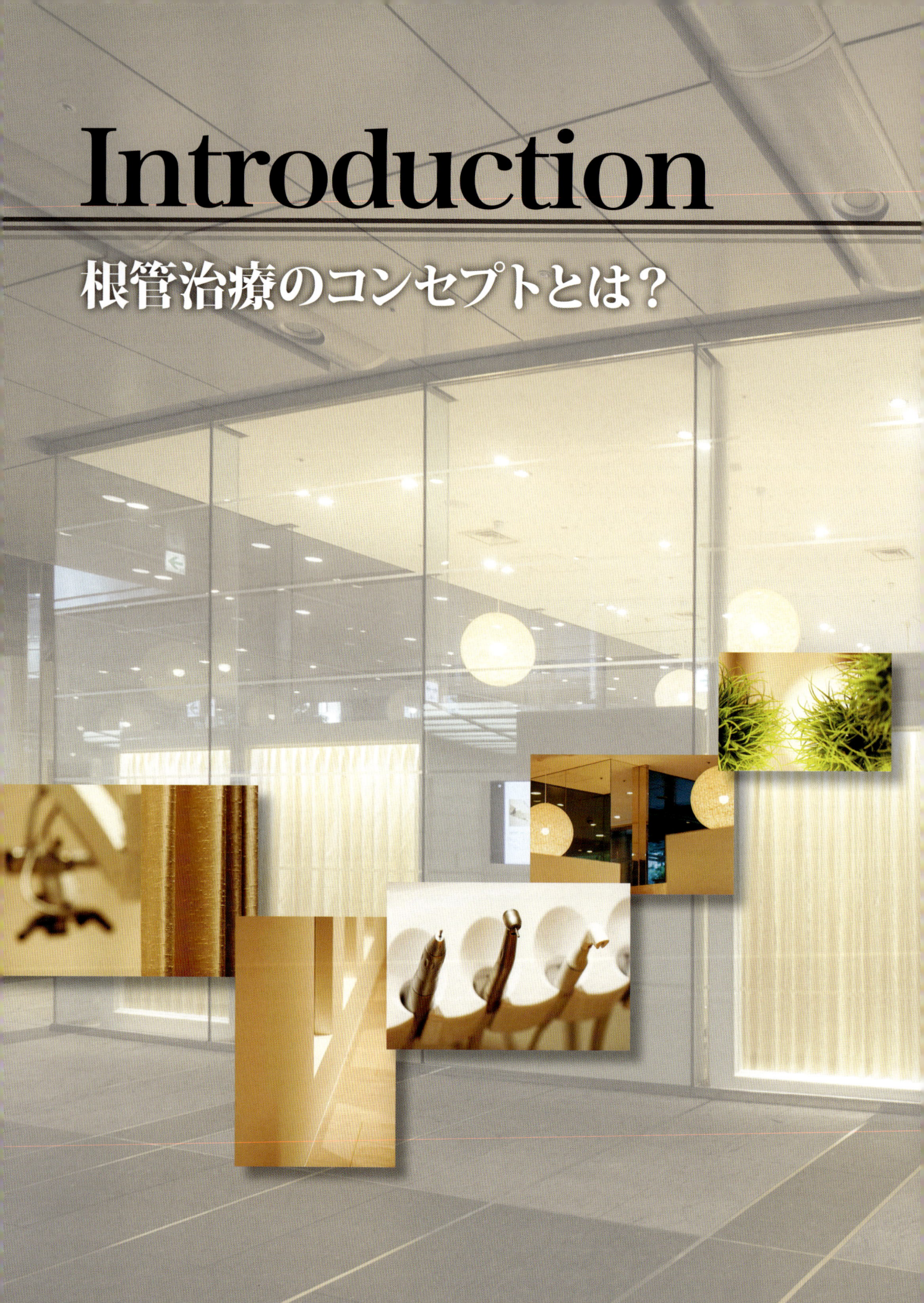

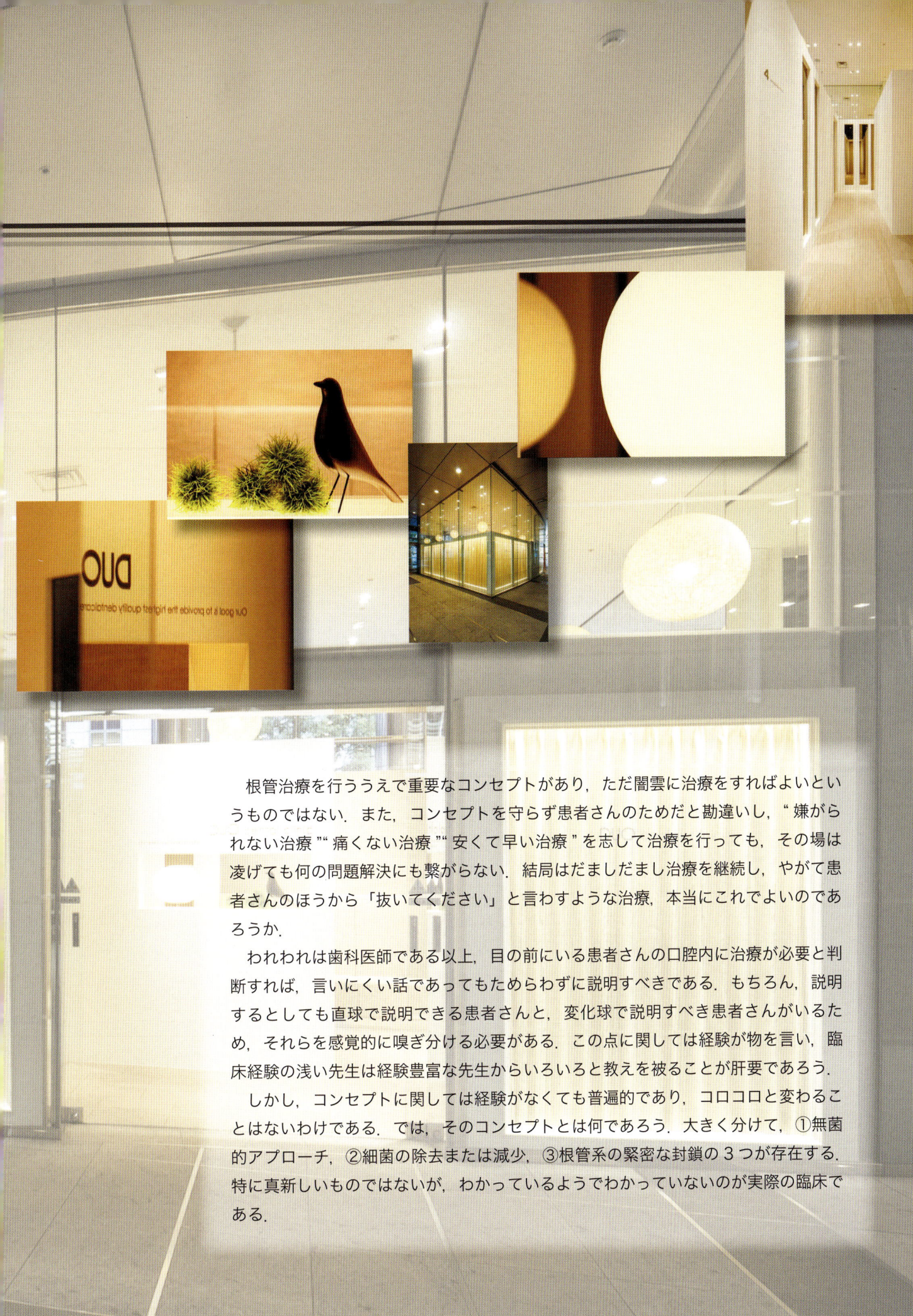

　根管治療を行ううえで重要なコンセプトがあり，ただ闇雲に治療をすればよいというものではない．また，コンセプトを守らず患者さんのためだと勘違いし，"嫌がられない治療""痛くない治療""安くて早い治療"を志して治療を行っても，その場は凌げても何の問題解決にも繋がらない．結局はだましだまし治療を継続し，やがて患者さんのほうから「抜いてください」と言わすような治療，本当にこれでよいのであろうか．

　われわれは歯科医師である以上，目の前にいる患者さんの口腔内に治療が必要と判断すれば，言いにくい話であってもためらわずに説明すべきである．もちろん，説明するとしても直球で説明できる患者さんと，変化球で説明すべき患者さんがいるため，それらを感覚的に嗅ぎ分ける必要がある．この点に関しては経験が物を言い，臨床経験の浅い先生は経験豊富な先生からいろいろと教えを被ることが肝要であろう．

　しかし，コンセプトに関しては経験がなくても普遍的であり，コロコロと変わることはないわけである．では，そのコンセプトとは何であろう．大きく分けて，①無菌的アプローチ，②細菌の除去または減少，③根管系の緊密な封鎖の3つが存在する．特に真新しいものではないが，わかっているようでわかっていないのが実際の臨床である．

Introduction

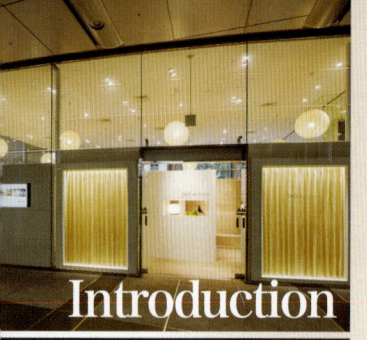

Concept 1　無菌的アプローチ

　まず頭に浮かぶのがラバーダム防湿であろう．ラバーダムはコストがかかり，患者さんに嫌がられて手間がかかると，多くの臨床家が思っているのではないだろうか．実際，初期投資としてクランプ，クランプフォーセップス，フレーム，ラバーダムパンチなどを用意する必要があるが，根管治療に必要なものであると考えれば自然に受け入れられるはずである．また，ランニングコストでかかるものはラバーダムシートとクランプぐらいであろう．保険点数がないからといって行わないのは，あまりにも自分勝手ではないだろうか．ハンドピースのない歯科用ユニットで治療をする歯科医師はいないはずである．

　ラバーダムを行わない治療が当たり前と考える臨床家は，「根管内が無菌化できるわけがないので，必要ない」と言い切るかもしれない．その指摘の一部はそのとおりであり，おそらく根管内を無菌化することは不可能であろう．しかし，だからと言って混合感染を起こしてよいというわけではない．そのような治療の意味するところは根管の破壊である．ぜひ細菌学や免疫学を無視した治療であるということに気がついてほしい．大学でのこれらの授業は臨床では必要ないと思われているのかもしれないが，おそらくそうではないであろう．歯科治療の発展が材料での置換修復から進化しているゆえに，どうしても形を作って詰めるという概念がこびりついているように思われる．どうか無菌的治療の実践を試していただきたい．またラバーダム防湿するだけではなく，術野をオラシール等でシーリングし，その後に消毒（30% H_2O_2 と5%または10%ヨード溶液：AJ Möllerの処方）を行うことも忘れてはならない[1,2]．

Concept 2　細菌の除去または減少

　この考えを根管治療のメインコンセプトと考える臨床家が多いと思われるが，無菌的治療が前提であり，この部分だけでは問題の解決にはならない．このコンセプトには，

①根管拡大・形成，②根管洗浄，③根管貼薬がある．

1. 根管拡大・形成

根管拡大・形成では，どこまで形成し，どのくらい拡大すべきかが問題となってくる．

どこまで形成するかは，作業長決定をどのようにするかで変化し，筆者は最終終末位置を根尖最狭窄部に設定するように心掛けている．しかし，正確にこの部を測定できる方法はなく[3～5]，根管長測定器の 0.5 の指示値は実際のマイナーダイアメーターにかなり近づいている[6]．また，0.5 の指示値と Apex では Apex のほうが信頼性は高いとの報告もあり[7]，筆者は電気根管長測定器（ルート ZX，モリタ）の Apex を求め，そこから実寸で 1mm 引いた長さを作業長としている．

また，マイクロバイオロジーを考量すると，拡大号数は少なくとも ♯ 35 以上拡大するように形成している[8]．実際の症例ではこの号数まで拡大できないようなものも存在するが，ほとんどの症例では可能である．

2. 根管洗浄

根管洗浄では濃度により，抗菌作用，組織溶解作用，細胞毒性，スメア除去能力を考慮する必要がある．使用する洗浄液は主に，有機質溶解作用のある次亜塩素酸ナトリウム（ヒポクロ．以下，NaOCl）と，無機質溶解作用の EDTA（Ethylene Diamine Tetraacetic Acid）である[9～13]．これ以外にクロルヘキシジンも考えられるが，洗浄のプロトコールが煩雑になるので，そのことを十分に理解したうえで使用するのであれば問題はない[14～16]．筆者は上記の 2 種類の洗浄液を使用しており，NaOCl の濃度は 0.5～6% の範囲内，EDTA は 17% の使用が推奨される．

EDTA-NaOCl の交互洗浄では，拡大形成のファイルごとに行うのが最も効果的な洗浄であり，最終洗浄も EDTA → NaOCl → EDTA の順で行う．交互洗浄においては，NaOCl は EDTA により中和されてしまうので，再び NaOCl の効果を得たい場合は EDTA を完全に洗い流すほど大量に使用しなければ洗浄効果が得られないことに注意したい．また，最終洗浄時には ♯ 15 のような細いファイルタイプの超音波チップを併用

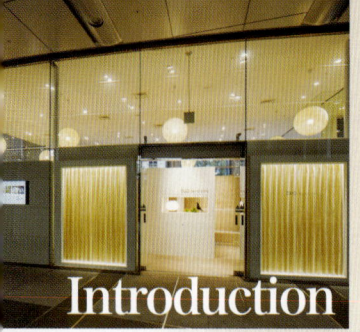

Introduction

したPUI（Passive Ultrasonic Irrigation；設定はペリオモード）を行うと，より効果的な洗浄が達成できる[17, 18]．

洗浄方法もいろいろと存在するが，シリンジとニードルによる洗浄方法が一般的で，かつローコストであるために推奨される．ニードルの大きさは27Gよりも小さい直径がよく使用されるが，筆者は現在30Gのオープンエンディッドのものを使用している．シリンジは3mlまたは5mlが便利である．洗浄時には根尖部でニードル先端をロックさせずに，上下運動させて根尖孔から洗浄液が漏れださないように注意する．

3．根管貼薬

最後の貼薬に関しては行わない場合と複数回行う場合があり，必ずしも複数回行う必要があるわけではない．しかし，症状や根尖病変を有する症例では複数回に分けるほうが懸命であると思われる．

Concept 3　根管系の封鎖

根管形成後は，根管内を再感染の場にさせないため，そして残存している細菌を埋葬し活動させないようにするため，根管充填が行われる．しかし，根管充填のウェイトはコンセプトのなかで大きな割合を占めてはいない．根管形成を行った空間を空にするわけにはいかないので充填を行うわけであるが，根管充填材ができるかぎり根尖孔から出ないように充填することが求められる．つまり，意図的に飛び出るような充填法ではなく，メインポイントの長さがコントロールできる方法を採用するほうが予後に不安を抱える心配が少ない．

側方加圧根管充填や垂直加圧根管充填法などの方法があるが，できれば多くの症例をカバー可能な充填法を選択すべきである．筆者は垂直加圧根管充填法のなかでCWCT（Continuous Wave Condensation Technique，**128頁参照**）を取り入れている[19, 20]．根未完成歯や内部吸収歯，非常に長い根管などはこの方法の適応外であるため，MTAセメントによるアピカルプラグやハイブリッドテクニック等で対応する．

文 献

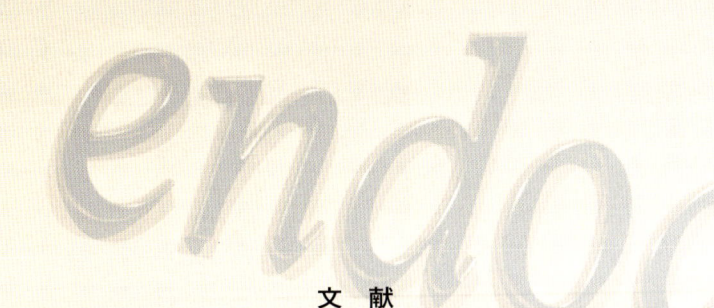

1) Möller AJ. Microbiological examination of root canals and periapical tissues of human teeth. Methodological studies. *Odontol Tidskr.* 1966; **74**: 1-380.
2) Ng YL, Spratt D, Sriskantharajah S, Gulabivala K. Evaluation of protocols for field decontamination before bacterial sampling of root canals for contemporary microbiology techniques. *J Endod.* 2003; **29**(5): 317-320.
3) Ricucci D. Apical limit of root canal instrumentation and obturation, part 1. Literature review. *Int Endod J.* 1998; **31**(6): 384-393.
4) Dummer PM, McGinn JH, Rees DG. The position and topography of the apical canal constriction and apical foramen. *Int Endod J.* 1984; **17**: 192-198.
5) Peters OA. Current challenges and concepts in the preparation of root canal systems: a review. *J Endod.* 2004; **30**(8): 559-567.
6) Jung IY, Yoon BH, Lee SJ, Lee SJ. Comparison of the reliability of "0.5" and "APEX" mark measurements in two frequency-based electronic apex locators. *J Endod.* 2011; **37**: 49-52.
7) Ounsi HF, Naaman A. *In vitro* evaluation of the reliability of the Root ZX electronic apex locator. *Int Endod J.* 1999; **32**(2): 120-123.
8) Zehnder M. Root canal irrigants. *J Endod.* 2006; **32**(5): 389-398.
9) Bystrom A, Sundqvist G. The antibacterial action of sodium hypochlorite and EDTA in 60 cases of endodontic therapy. *Int Endod J.* 1985; **18**(1): 35-40.
10) Hand RE, Smith ML, Harrison JW. Analysis of the effect of dilution on the necrotic tissue dissolution property of sodium hypochlorite. *J Endod.* 1978; **4**(2): 60-64.
11) Abou-Rass M, Oglesby SW. The effects of temperature, concentration, and tissue type on the solvent ability of sodium hypochlorite. *J Endod.* 1981; **7**(8): 376-377.
12) Thé SD, Maltha JC, Plasschaert AJ. Reactions of guinea pig subcutaneous connective tissue following exposure to sodium hypochlorite. *Oral Surg Oral Med Oral Pathol.* 1980; **49**(5): 460-466.
13) Spangberg L, Engström B, Langeland K. Biologic effects of dental materials. 3. Toxicity and antimicrobial effect of endodontic antiseptics *in vitro*. *Oral Surg Oral Med Oral Pathol.* 1973; **36**(6): 856-871.
14) Baca P, Junco P, Arias-Moliz MT, González-RodrEíguez MP, Ferrer-Luque CM. Residual and antimicrobial activity of final irrigation protocols on *Enterococcus faecalis* biofilm in dentin. *J Endod.* 2011; **37**(3): 363-366.
15) White RR, Hays GL, Janer LR. Residual antimicrobial activity after canal irrigation with chlorhexidine. *J Endod.* 1997; **23**(4): 229-231.
16) Dametto FR, Ferraz CC, Gomes BP, Zaia AA, Teixeira FB, de Souza-Filho FJ. *In vitro* assessment of the immediate and prolonged antimicrobial action of chlorhexidine gel as an endodontic irrigant against Enterococcus faecalis. *Oral Surg Oral Med Oral Pathol Oral Radiol Endod.* 2005; **99**(6): 768-772.
17) van der Sluis LW, Versluis M, Wu MK, Wesselink PR. Passive ultrasonic irrigation of the root canal: a review of the literature. *Int Endod J.* 2007; **40**(6): 415-426.
18) Gutarts R, Nusstein J, Reader A, Beck M. *In vivo* debridement efficacy of ultrasonic irrigation following hand-rotary instrumentation in human mandibular molars. *J Endod.* 2005; **31**(3): 166-170.
19) Lee M, Winkler J, Hartwell G, Stewart J, Caine R. Current trends in endodontic practice: emergency treatments and technological armamentarium. *J Endod.* 2009; **35**(1): 35-39.
20) de Deus GA, Martins F, Lima AC, Gurgel-Filho ED, Maniglia CF, Coutinho-Filho T. Analysis of the film thickness of a root canal sealer following three obturation techniques. *Pesqui Odontol Bras.* 2003; **17**(2): 119-125.

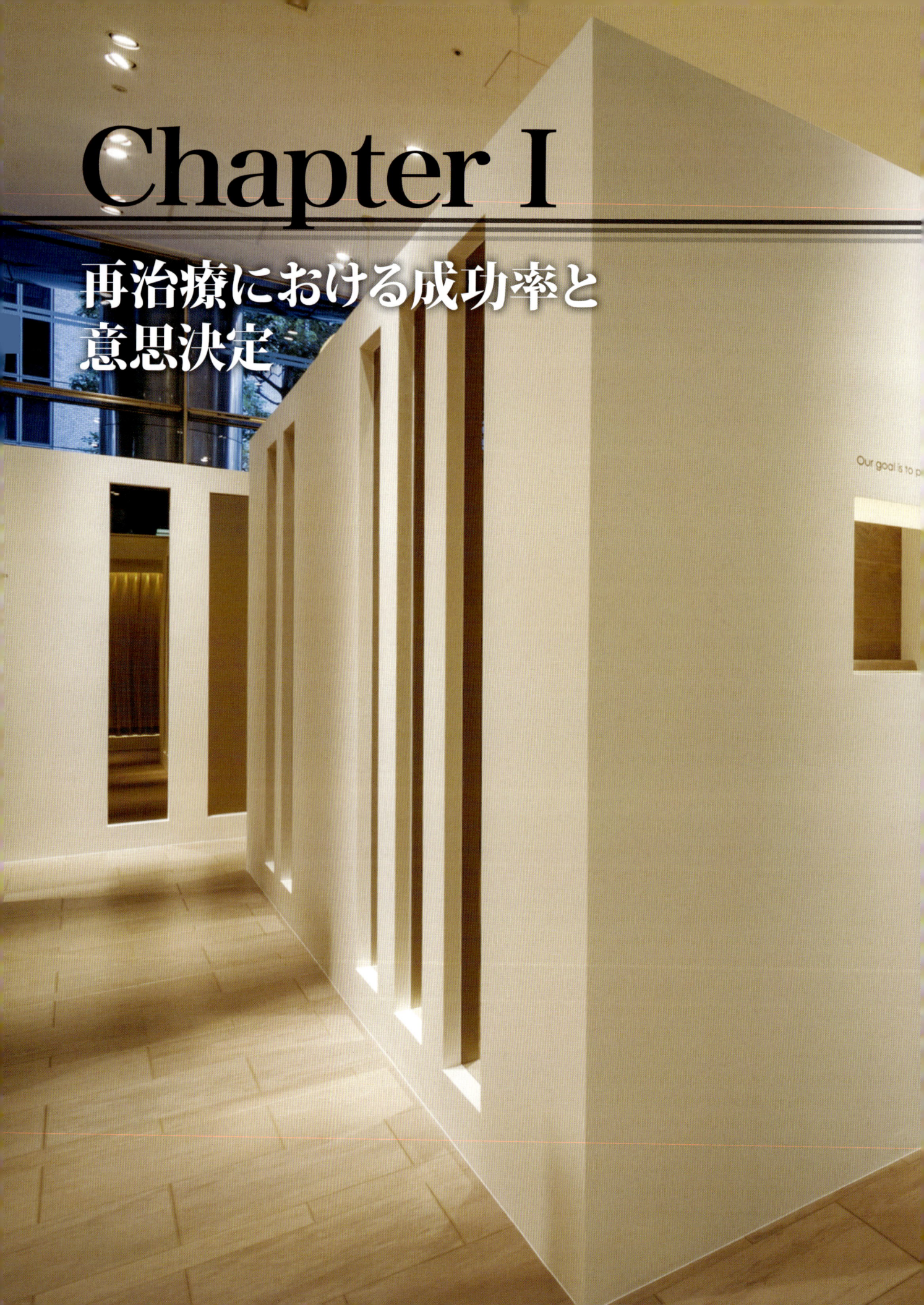

Chapter I
再治療における成功率と意思決定

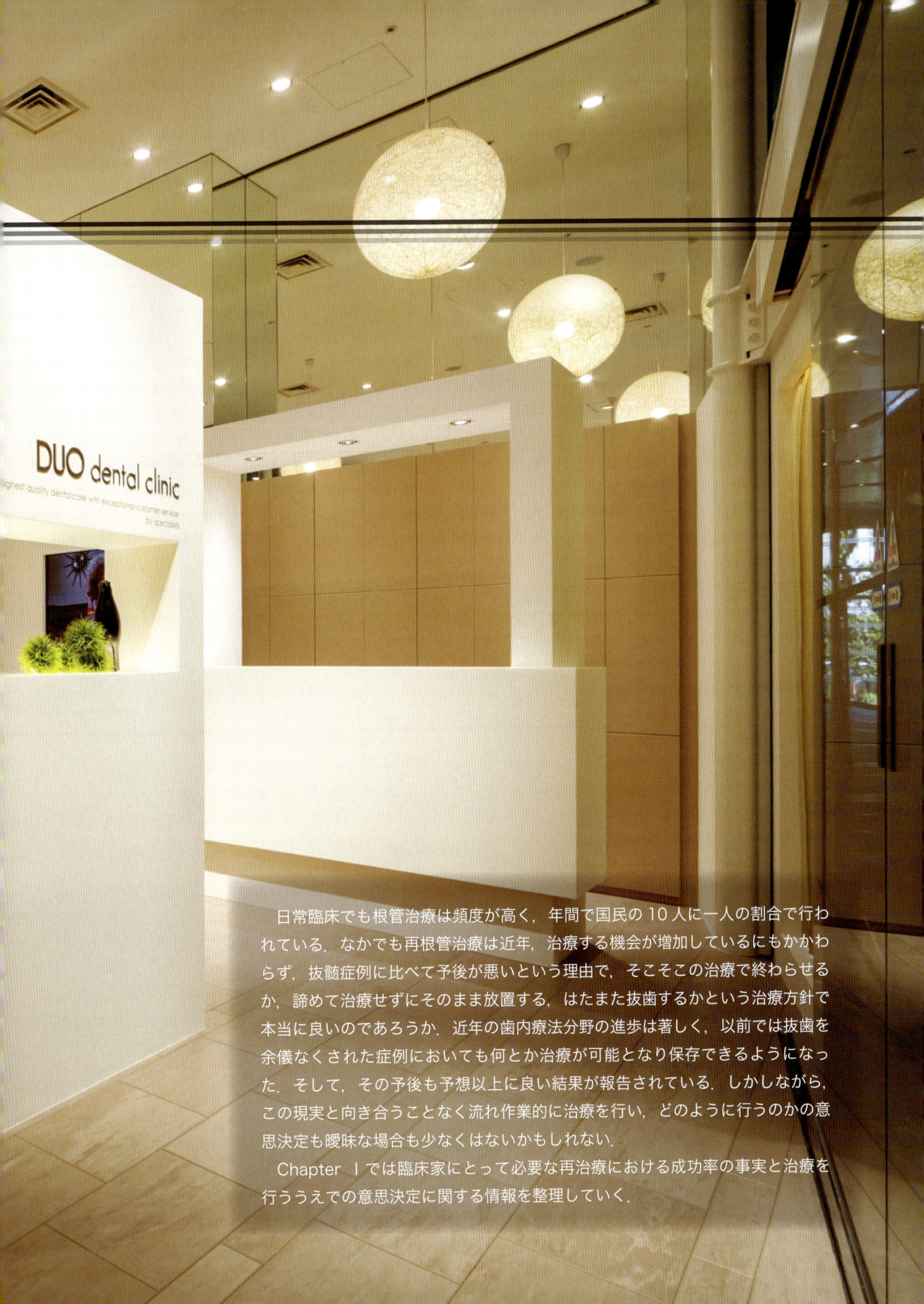

　日常臨床でも根管治療は頻度が高く，年間で国民の10人に一人の割合で行われている．なかでも再根管治療は近年，治療する機会が増加しているにもかかわらず，抜髄症例に比べて予後が悪いという理由で，そこそこの治療で終わらせるか，諦めて治療せずにそのまま放置する，はたまた抜歯するかという治療方針で本当に良いのであろうか．近年の歯内療法分野の進歩は著しく，以前では抜歯を余儀なくされた症例においても何とか治療が可能となり保存できるようになった．そして，その予後も予想以上に良い結果が報告されている．しかしながら，この現実と向き合うことなく流れ作業的に治療を行い，どのように行うのかの意思決定も曖昧な場合も少なくはないかもしれない．

　Chapter Iでは臨床家にとって必要な再治療における成功率の事実と治療を行ううえでの意思決定に関する情報を整理していく．

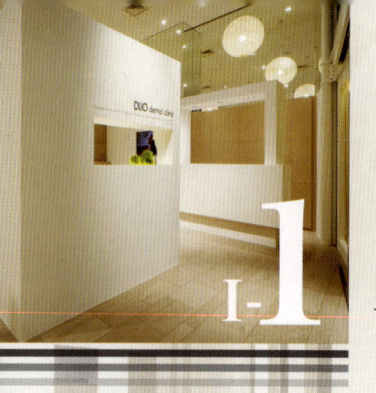

I-1 再治療はどうして難しいのか？

再根管治療は予後が悪い？

　再根管治療は，抜髄症例に比べてよい結果が得られないという理由から，そこそこで治療を終了したり，治療が必要にも関わらず諦めてそのまま放置する，あるいは安易に抜歯してはいないだろうか？　歯内療法分野の進歩に伴い，特に2000年以降はそれまで抜歯を余儀なくされてきた症例においても，治療により保存できる場合が増加した．そして，その予後についても予想以上に良い結果が報告されている．

　では，なぜいまだに"再根管治療は予後が悪い"というようなドグマが蔓延しているのであろうか？　その理由の一つとして，治療する術を知ろうとはせず，抜歯してブリッジ，インプラント，デンチャーなどの補綴治療を進めると，医院経営が助かるばかりでなく，手間が省けて患者さんも喜ぶと思っている歯科医師が少なくないからであろう．筆者はインプラント治療を否定するつもりはなく，反対に素晴らしい治療の一つであると考えている．しかし，現代科学の知識と技術を最大限に応用せずに根管治療を躊躇したり，諦めることは専門家として考え直さなければならない．

再根管治療が難しい理由

　根管治療には，抜髄のような初めて根管内に治療用器具を挿入するイニシャルトリートメント（Initial Treatment）と，何度か器具操作が行われた再根管治療（Retreatment）がある．

　あまり臨床経験のない歯科医師からは，「抜髄よりも感染根管治療のほうが楽である」といった声も多く聞かれる．その理由は，限られた時間内にキッチリとした抜髄操作ができない点や，麻酔が上手く奏効するかが不安になり，ストレスが溜まるからであろう．そして，もし残髄すれば，次回来院時に根管内にファイルを挿入した時点で痛みを訴え，何回ものアポイントが必要となり，いつになったら根管充填できるのかわからなくなってしまうことも一因としてあげられる．それに比べ，一度手が加えられている感染根管治療は直ちに症状が出にくく，適当に行ってもキッチリと行っても，その差が現れにくい様相をもっている．しかし，これは技術や経験の問題であり，臨床経験が増えるにつれ解決されていくが，逆に再根管治療に遭遇する機会が増え，本当の意味での難しさに直面するのである．

筆者は，再根管治療が難しい理由として下記のようなことを考える．
① 根管の解剖学的複雑性
② 取り残された細菌およびバイオフィルム
③ 歯科医原的形態変化と障害物
④ 技術的問題と患者さんの歯牙保存への価値観

以下では，これらを順に追って解説する．

1．根管の解剖学的複雑性

　根管の形態，特に根尖部1/3は複雑で，通常の器具操作が可能な部分と不可能な部分が存在することはすでに多くの報告から示唆されている[1]．根管と根管を結ぶ空間で有機成分を含むイスムスや，根管から不規則に伸びたフィン，そして側枝などは形成することができず，お手上げ状態と言っても過言ではない．また見落としの根管も根尖病変や痛みの原因としてよく取り上げられるが，根管の解剖学的形態や特徴をよく頭に入れておくことが大切であり，先入観で根管の数を決め込まないようにする．特に上顎第一大臼歯の近心頬側根は2根管であると想像しながら治療すべきである．これ以外にも時折遭遇する石灰化根管も，狭窄根管や根尖で急激に湾曲している根管と同じように，器具操作が追従しない場合があり，根管治療を難しくしている．われわれが行える形成には必ず限界があるということを知っておくべきである（*Case 1*）．

　また，根管洗浄液が根尖付近に到達するためには，最低でも根尖部の大きさを#35～#40ぐらいに拡大形成しなければならない[2]．そして，根管貼薬剤のゴールドスタンダードである水酸化カルシウムは低拡散性のため，根管内に貼薬しても根尖部象牙細管内にその効果が浸透することがなく，また水酸化カルシウムのアルカリイオンが直接細菌に接触していなければ効果はないため，複雑な根管系に潜伏している根管内細菌に対しては効果が得られないことも考えられる[3]．

Case 1　根管の解剖学的複雑性を示す症例

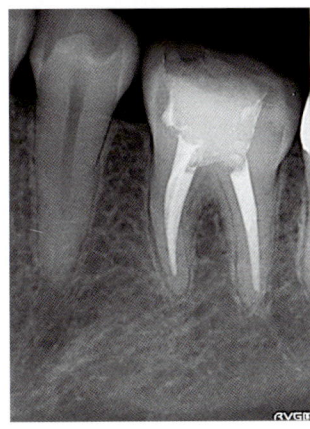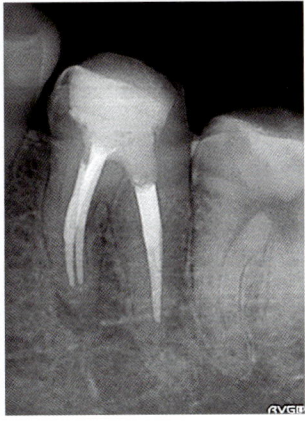

1-1　6┐根管充填後．抜髄根管であったが，根管充填後は特に違和感もなく，問題なく経過すると思われていたが…

1-2　術後1年6カ月後．咬むと痛むとのことで，X線写真を撮影すると近心根根尖部に病変が出現している．無菌的処置を行っても，このように複雑な根管系には治療の限界がある

2. 取り残された細菌およびバイオフィルム

　感染根管では偏性嫌気性菌が主体となり混合感染を生じているが，根管治療によりこれら感受性の高い細菌は取り除かれる[4]．そして，根管内は通性嫌気性グラム陽性菌が優位になり，検出される細菌も減少する[5]．つまり，難治性根管は，取り残された少ない細菌によって根尖病変を引き起こされているのである．これをモノインフェクション（Mono-infection）と呼び，残存する細菌の代表例としては *Enterococcus faecalis* があげられる．本来は消化管に存在する細菌であるが，難治性根尖性歯周炎においてもよく検出される細菌であり，多くの研究でも取り上げられている．また水酸化カルシウムに対して耐性をもち，象牙細管内に侵入しやすいこともわかっている[6]．この細菌が病原性を発揮するには，他の細菌の病原性が減弱したところで本菌の病原性が優位に立つ，いわゆる日和見感染の様相で感染力を発動していると考えられる．

　また，根尖孔外に細菌が生存しフィルム状の細菌塊（バイオフィルム）を形成していることが確認されている[7]．バイオフィルム内に存在する細菌は，生体の免疫反応から逃れ，排除されることなく生息し続け，根尖性歯周炎の難治化に関与していると推測される（*Case 2*）．通常の根管治療に反応せず，抗菌薬にも耐性を示すため，外科的歯内療法の適応となる．しかし，このバイオフィルムが常に根尖病変内に存在するとは考えにくく，その頻度は少ないものと思われる．

Case 2　バイオフィルムを疑う症例

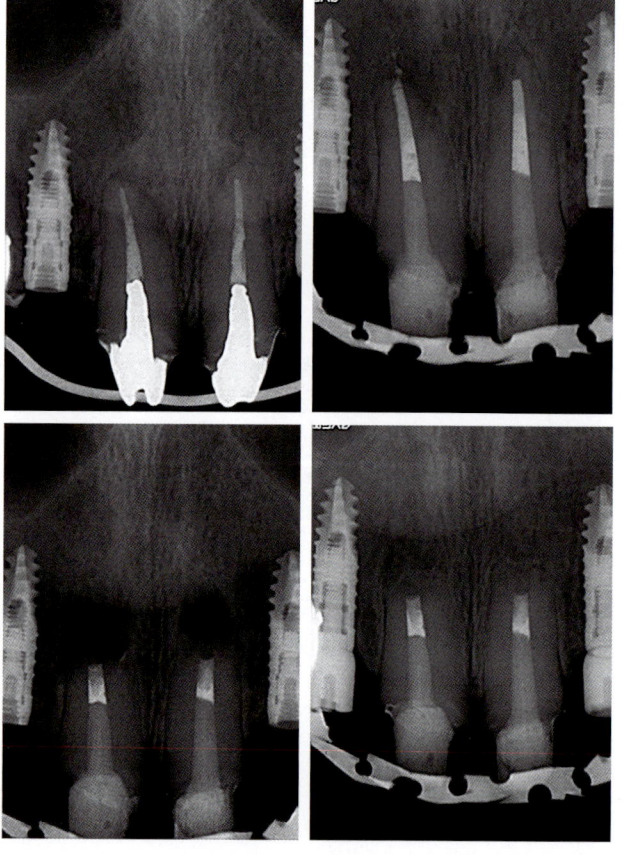

2-1　術前．1|1 の根尖部には病変がみられる
2-2　術後1年．根尖病変の縮小は認められない．根尖部のバイオフィルムが疑われる
2-3　外科処置直後．両歯とも歯根端切除術を行った
2-4　外科処置後6カ月．根尖部の治癒が認められる

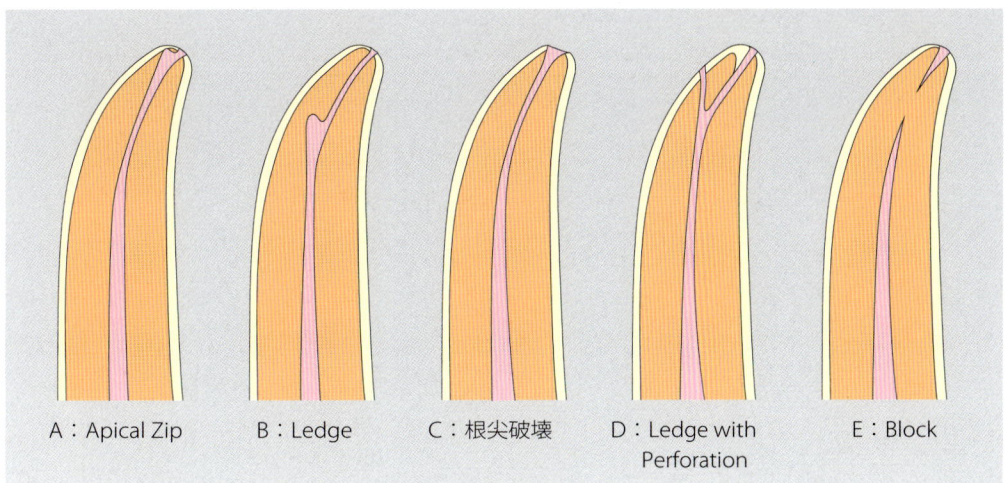

図1 根管治療に関する医原的変化

なお，根尖病変で境界明瞭であれば歯根嚢胞と診断する場合もあるが，病理診断を行うと必ずしも嚢胞とはかぎらず，Nair[8]らはその多くが歯根肉芽腫であったと報告している．

3．歯科医原的形態変化と障害物

根管治療に関する医原的形態変化には，ブロック，リッジ，ジップ，パーフォレーション，根尖破壊があげられる（図1）．これらはすべて術者の不注意で起こるアクシデントであり，術前にX線写真や口腔内をよく観察し，治療計画を立て，使用する器具の状態を確認することにより，その頻度は減少させることができる．また，使用する器材の特性を十分把握しておき，「何を」「どのような目的で」「どのように使用するのか」を明確にし，アクシデントを起こさないように務めることが重要である．自分自身の器具操作一つで，治療になる場合と根管を破壊する場合があることを忘れてはならない．

1988年にNiTiロータリーファイルが発表されて以降[9]，各種製品が登場したことにより，根管治療の効率化が進み，治療時間の短縮にも貢献している．しかし，時にはこの便利なものが問題を引き起こすこともある．通常の手用ファイルでも劣化の確認を怠り，乱暴な器具操作を行うと破折するが，エンジンによる回転切削器具では破折する可能性はさらに高くなる．使用前に必ずその性状を確認し，劣化していれば直ちに廃棄し，事故防止に務める．再根管治療では，根管内に手用ファイルやNiTiロータリーファイルの破折した残骸（破折ファイル）や根管充填材（ガッタパーチャ，シーラー），そしてポストなどが存在し，これらの除去が治療そのものを難しくしている（*Case 3, 4*）．

4．技術的問題と患者さんの歯牙保存への価値観

治療である以上，それには難易度があって当たり前であるが，神業的な技術がなければできないような治療は医療技術として問題があると思われる．もちろん，専門医でなければ難しい治療もあるが，多くは一般臨床家も同じようにできる部分である．特にこ

Case 3　根管内障害物を示す症例

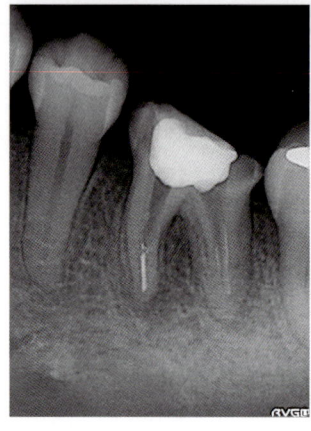
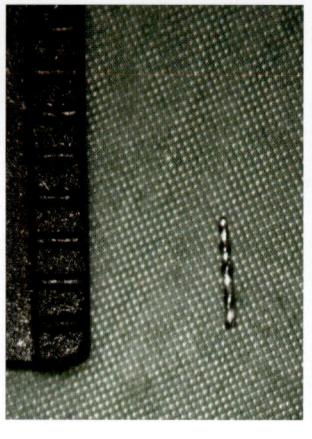
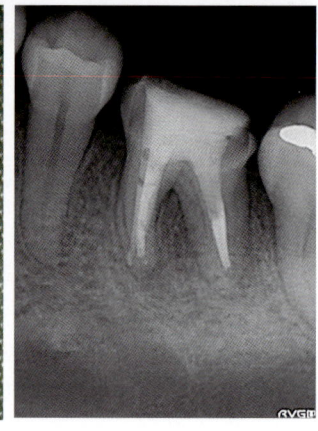

3-1 術前．└6 の近心頬側根に破折ファイルが確認できる．舌で触れるだけで痛みが生じる

3-2 除去したファイル

3-3 術後．ファイル除去後に根管充填．舌で触れても痛みはない

Case 4　歯科医原的形態変化を示す症例

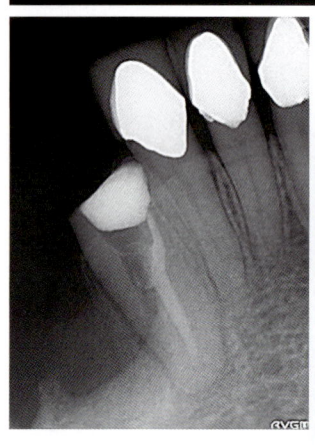
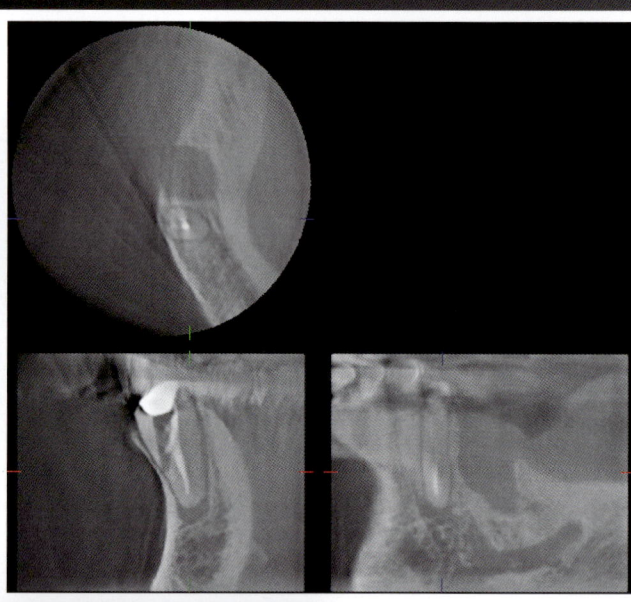

4-1 術前．3」の根管治療中に根管がわからなくなったとのことで紹介され来院．ガッタパーチャとは違う方向に形成された痕跡が確認できる

4-2 術前のCBCT画像．オリジナルの根管から逸脱して唇側に形成されており，パーフォレーションを起こしている

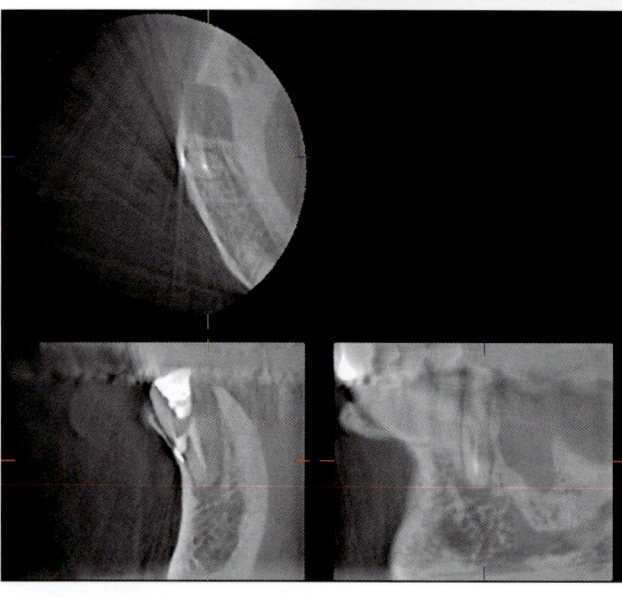
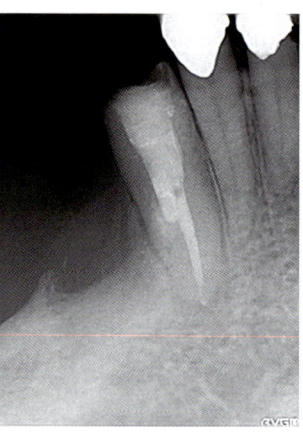

4-3 パーフォレーション修復後のCBCT画像．唇側のパーフォレーションをMTAセメントにて修復

4-4 術後．根管充填後，問題なく経過している（根管口部には水酸化カルシウムの綿球を置いている）

Case 5 価値観の相違を示す症例

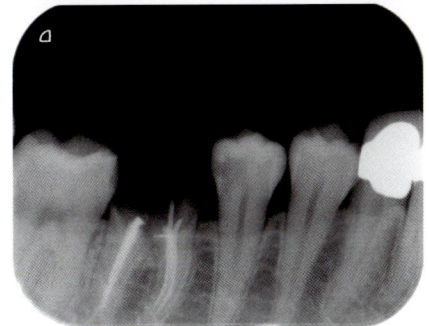
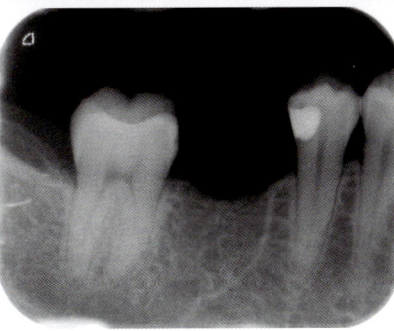

5-1 来院時．6┘は残存歯質が少ないため，予知性は低いものの，保存可能である．その処置手順とリスクを説明したが，治療は希望されなかった

5-2 次回来院時．他医院で抜歯し義歯を装着されていたが，違和感があり，もう一度診察を希望され来院．抜歯を後悔されていた

　れら人為的なエラーを克服するには高度な技術が要求されるが，トレーニングを積むことによりこれらの問題は解決できるはずである．Chapter II で解説するテクニックはトレーニングしなければできないものもあるが，逆に言えばトレーニングすれば必ず克服できる内容である．また診療環境，すなわち設備面や診療時間も関わってくるが，技術的な問題や設備面が治療そのものの意思決定に影響を及ぼす場合は一度専門医に相談することをお勧めする．

　技術と設備が備わっていても患者さんとの見解が一致しなければ，これが問題となることもある．術者はレストラビリティー（Restorability）[10]，つまり保存修復の可能性があると診断しても，患者さんのほうが治療の煩わしさ等を理由に抜歯を望む場合がある一方，術者が完全にレストラビリティーがなく抜歯と診断しても，患者さんが何とか残してほしいと抜歯を拒む場合もある．特にチャレンジングな症例では，歯牙保存に対する価値観や術者の診断（もちろん，あらゆる知識を活用したうえでの診断である）に共感が得られなければ，治療をしないという選択肢も忘れないでもらいたい（*Case 5*）.

文　献

1) Peters OA, Schönenberger K, Laib A. Effects of four Ni-Ti preparation techniques on root canal geometry assessed by micro computed tomography. *Int Endod J*. 2001; **34**(3): 221-230.
2) Zehnder M. Root canal irrigants. *J Endod*. 2006; **32**(5): 389-398.
3) Orstavik D, Haapasalo M. Disinfection by endodontic irrigants and dressings of experimentally infected dentinal tubules. *Endod Dent Traumatol*. 1990; **6**(4): 142-149.
4) Le Goff A, Bunetel L, Mouton C, Bonnaure-Mallet M. Evaluation of root canal bacteria and their antimicrobial susceptibility in teeth with necrotic pulp. *Oral Microbiol Immunol*. 1997; **12**(5): 318-322.
5) Chávez De Paz LE, Dahlén G, Molander A, Möller A, Bergenholtz G. Bacteria recovered from teeth with apical periodontitis after antimicrobial endodontic treatment. *Int Endod J*. 2003; **36**(7): 500-508.
6) Haapasalo M, Orstavik D. In vitro infection and disinfection of dentinal tubules. *J Dent Res*. 1987; **66**(8): 1375-1379.
7) Noiri Y, Ehara A, Kawahara T, Takemura N, Ebisu S. Participation of bacterial biofilms in refractory and chronic periapical periodontitis. *J Endod*. 2002; **28**(10): 679-683.
8) Nair PN. New perspectives on radicular cysts: do they heal？ *Int Endod J*. 1998; **31**(3): 155-160.
9) Walia HM, Brantley WA, Gerstein H. An initial investigation of the bending and torsional properties of Nitinol root canal files. *J Endod*. 1988; **14**(7): 346-351.
10) Iqbal MK, Kim S. A review of factors influencing treatment planning decisions of single-tooth implants versus preserving natural teeth with nonsurgical endodontic therapy. *J Endod*. 2008; **34**(5): 519-529.

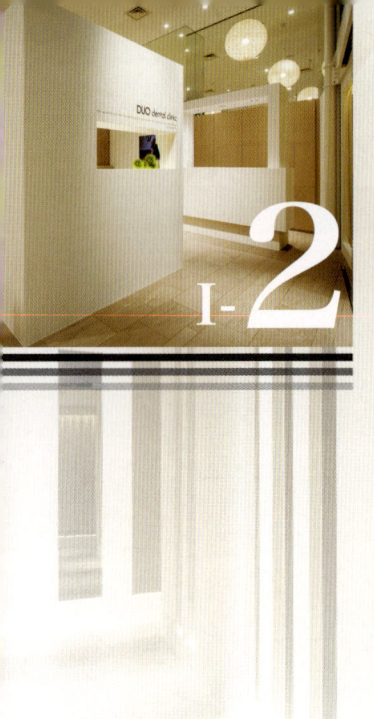

I-2 再根管治療の成功率は低いのか？

再根管治療の成功の基準とは？

再根管治療の成功率を考えるうえで、その基準をどこに設定するかは非常に重要であり、その基準によって成功率には若干の差があることに注意しなければならない．

1. 根管治療の成功の基準

一般的に多く引用されているのは、Strindberg[1]の基準である．1956年と古い時代の論文であり、当時の治療内容は現在のものと比べればかなりかけ離れてはいるが、成功の基準が厳格であるため、現在でも多くの論文で引用されている．Strindbergの基準は、X線写真から評価するもので、術前と比較して歯根膜腔の拡大がなく病変も消失していれば成功であり、そうでなければ失敗となる．つまり、歯根膜の構造が正常の場合のみが成功となり、空隙が拡大、あるいは術前と比較して縮小傾向を示していたとしても失敗となる．これ以外に成功の基準を示すものとしては、PAI (Periapical Index)[2]，Densitometric Ratio[3]，臨床症状、生存率、AAEガイドライン[4]などがある．

PAIは、術後のX線写真を視覚的に評価し、1～5段階のスコアを割り当てていく方法である（図1）．スコア2以下で臨床症状がない場合をHealedとし、スコア3以上または臨床症状がある場合をDiseasedと判定する．しかし、下顎骨は上顎骨に比べて皮質骨の厚みがあり、根尖病変の存在が検出困難となるケースも少なくないため、特に臼歯部では適さない場合がある．

Densitometric Ratioとは、根管充填後の根尖部組織の画像とその周囲の正常組織の画像を重ね合わせて比較する方法で、24ヵ月間以上の予後調査を行う（図2）．

最近では、インプラントの生存率に対抗して、歯内療法も"生存"という基準で評価する場合もあるが、基準が甘いために推奨されない．そこで、AAE (American Association of Endodontics) はStrindbergよりも寛大にした基準をガイドライン[4]で示しており、臨床におけるクライテリアとして普及しつつある（図3）．Healedとは、機能的で症状がなく、X線写真で根尖病変がないもしくは最小の状態をいう．Healingとは、根尖病変は存在するが無症状で機能的、または根尖病変の有無にかかわらず違和感が少し残っているが本来の機能は損なわれていない状態をいう．Nonhealedとは、根尖病変の有無にかかわらず症状があり、非機能的な状態である．HealedとHealingが成功で、Nonhealedは失敗となる．これ以外にFunctionalというカテゴ

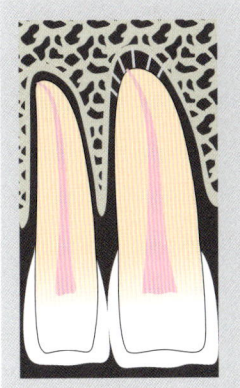 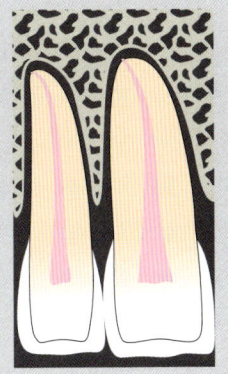 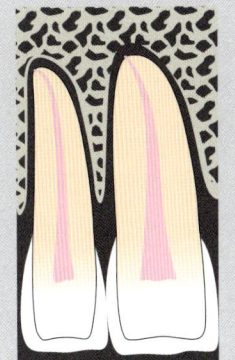 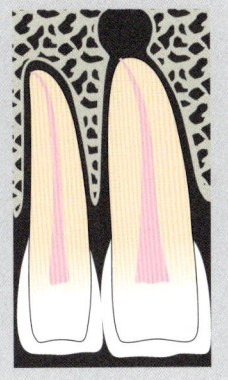 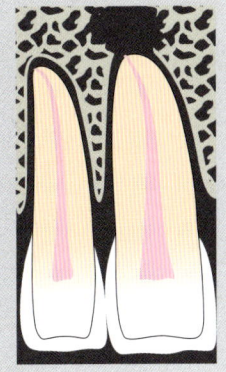

スコア 1 骨組織のミネラル分に少し変化が生じ，構造に機能的変化が発現している．通常，歯牙動揺が増す

スコア 2 スコア 1 に類似した状態に追加で根尖部周囲骨組織の解体像を呈する

スコア 3 骨組織のミネラル分が喪失し，散弾銃の弾痕のような様相を示す

スコア 4 慢性根尖性歯周炎のようなX線像

スコア 5 スコア 4 に類似していながらも病変の拡大傾向を示す

図 1 PAI（Ørstavik D 1986[2]）

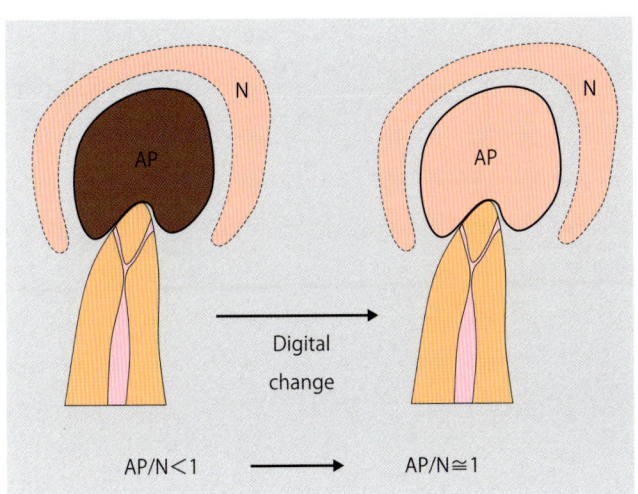

図 2 Densitometric Ratio（Ørstavik D 1990[3]）
正常な根尖部歯周組織の画像と根尖病変の画像を，術前と術後で重ね合わせてデジタルサブトラクションを行い評価する（AP: Lesion Area, N: Normal Area）

Healed – Functional, asymptomatic teeth with no or minimal radiographic periradicular pathosis.

Nonhealed – Nonfunctional, symptomatic teeth with or without radiographic periradicular pathosis.

Healing – Teeth with periradicular pathosis, which are asystomatic and functional, or teeth with or without radiographic periradicular pathosis, which are symptomatic but whose intended function is not altered.

Functional – A treated tooth or root that is serving its intended purpose in the dentition.

図 3 Guide to Clinical Endodontics（AAE 2004[4]）

リーがあり，歯列の中に存在し機能している場合はこれに含まれる．

　このように多くの基準があり，われわれの臨床でどの基準を考慮すべきかと言えば，通常の非外科的根管治療においてはリーズナブルな AAE のガイドラインを参考に評価すれば良いのではないかと思われる．ただし，臨床では全く同じように評価する必要はないので，注意していただきたい．

2. 外科的歯内療法の成功の基準

外科的歯内療法の基準については，Rud ら[5]やMolven ら[6]の完全治癒および瘢痕を伴う不完全治癒を成功と定義し，不確実な治癒を失敗としている場合が多い．これ以外にPAI スコアを評価基準（スコア2以下で臨床症状がない場合と瘢痕形成の場合は治癒，すなわち成功と判定し，スコア3以上または圧痛よりも打診痛に反応を示す臨床症状を呈する場合は失敗と判定．これ以外に，症状がなく口腔内に存在している場合を機能的とする）にしている論文も多いが，やはり外科的歯内療法でもAAE のガイドラインが臨床的であり，わかりやすいように思われる．

再根管治療の成功率は低いのか？

では，再根管治療の成功率は低いのであろうか．再根管治療と言っても，非外科的再根管治療と外科的再根管治療によって異なるため，まずは非外科的再根管治療の成功率，それに及ぼす要因について考えてみたい．

1. 非外科的再根管治療の成功率

Sjogren[7]は，イニシャルトリートメント（Initial Treatment）と再根管治療（Retreatment）に分け，その予後を評価した．その結果，イニシャルトリートメントであれば歯髄壊死に対する治療の成功率は96～100％，歯髄壊死で病変を有している場合であっても86％とかなり良い成績を示すが，再根管治療で病変を有している場合は6割程度に低下したと報告している．

Ng ら[8,9]は，1966 年から2002 年までのイニシャルトリートメントのOutcome study 119 論文のうち63 本をMedline およびコクランデータベースから検索し調査した結果，厳格な基準では平均成功率が31～96％，緩慢な基準でも60～100％と，かなり成功率に幅があったことを報告している．また，その理由として術者が学生やレジデント，専門医と異なる可能性があるものの，最も影響していたのは術前の歯髄および歯周組織の状態で，少なくとも厳格な基準で1年間経過しているものは68～85％であったと述べている．そして，再根管治療の成功率は平均77％であった．

Salehrabi ら[10]は，アメリカの民間保険会社の疫学調査（対象：根管治療した1,462,936 歯）を分析した結果，8年間の経過観察では97％が生存していた．また，抜歯された歯（残りの3％の歯）の85％は完全被覆されておらず，根管治療後の歯冠修復の重要性と生存率の高さを証明した（図4）．

Gorni ら[11]は，452 歯の再根管治療症例を解剖学的形態が維持されている場合と破壊されている場合の大きく2つのグループに分け，さらに9つのサブグループに分類して2年間予後調査を行い，貴重な結果を得た．全体的な成功率は69％であったが，解剖学的形態によって成功率は大きく異なり，維持されているグループでは86.1％と高いものの，破壊されているグループでは48.3％と半分以下であった．また根尖病変が存在した場合は，成功率がさらに低下していたと報告している（図5, *Case 1, 2*）．

Friedman ら[12～17]は，トロントスタディとしてイニシャルトリートメントを1993

2 再根管治療の成功率は低いのか？

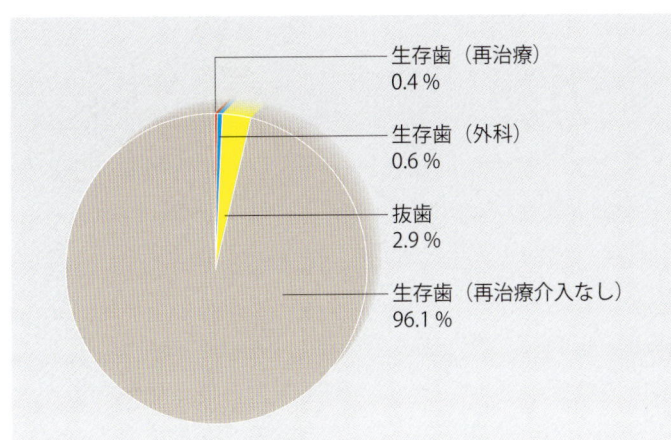

	解剖学的形態 維持グループ	解剖学的形態 破壊グループ
平均成功率	86.1%	48.3%
根尖病変（＋）	83.8%	40.0%
根尖病変（−）	91.6%	84.4%

図4 根管治療における歯牙生存率の疫学調査（Salehrabi 2004[10]）
アメリカ50州におけるデンタル保険会社の歯科疫学調査で，患者1,126,288人の1,462,936歯を8年間調査した結果，生存率は97.1％であった

図5 再根管治療の成功率（Gorni 2004[11]）
再根管治療全体の成功率は69％であったが，解剖学的形態変化が起こっていると成功率は低下し，根尖病変が存在するとさらに低下する

Case 1　根管形態が維持されている症例

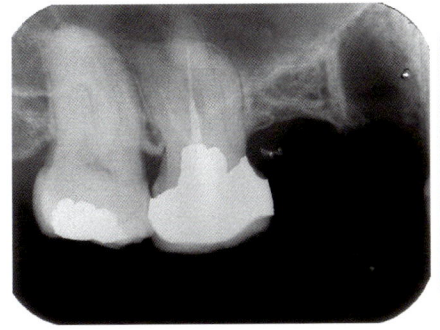 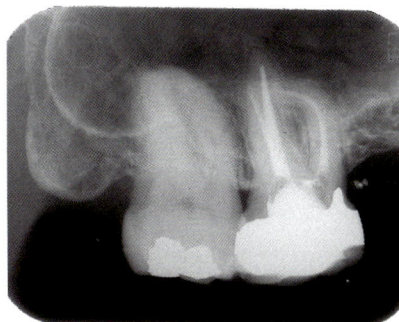

1-1 術前のデンタルX線写真では6⏌の近心根は手つかずであり，根管形態の破壊は考えられない．遠心根と口蓋根には不適切な根管充填がみられる

1-2 術後のデンタルX線写真．近心根は思いのほか湾曲していた

Case 2　根管形態が破壊されている症例

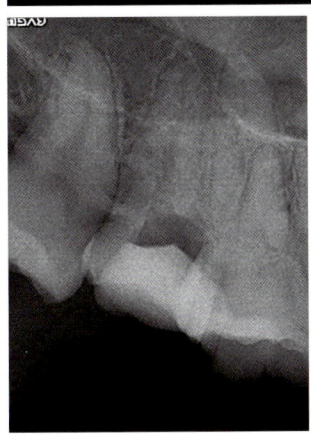 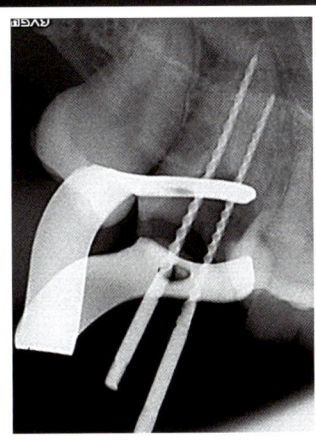 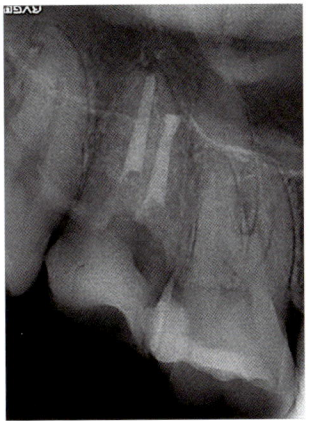 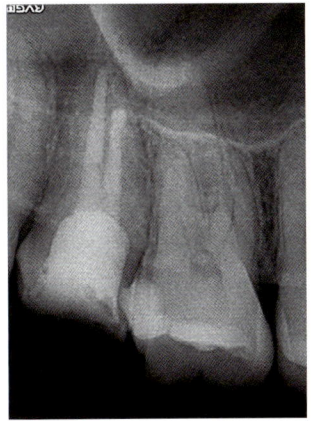

2-1 術前．患歯は7⏌で，口蓋根根尖部には病変がみられる

2-2 術中．根尖部は肉芽組織が入り込んでくるぐらい破壊されており，#70と#80がIBFであった

2-3 術直後．MTAセメントにて2根ともアピカルプラグを行った

2-4 術後1年．根尖病変は消失し，治癒が得られている

年のPhase 1から2001年のPhase 4まで術後4～6年の予後調査を行った．1,952歯を対象に510歯を調査した結果，成功率は平均86％であったが，根尖病変のないグループでは93％，病変が存在していたグループは82％，再根管治療では82％であった．

このように，再根管治療はイニシャルトリートメントに比べて成功率が低く，約70～80％であり，根管内に解剖学的形態変化があれば50％程度に低下すると考えられる．

2．外科的歯内療法の成功率

では，再治療で外科的に介入した場合はどうであろうか？ Friedmanら[18, 19]のトロントスタディ（Phase 1～5）では成功率は74％で，機能的であると判断されたのは94％であった．また，予後に影響を与える因子としては，年齢（45歳以上：84％），根管充填の状態（不完全な根管充填：84％），骨窩洞の大きさ（骨窩洞10mm以下：80％）をあげている．

Tsesisら[20]は，1966年から2008年までのリサーチのなかから条件を満たす71論文のうち11本についてメタ解析を行ったところ，成功率は91.6％で，年齢，性別，歯種，逆根管充填材の種類，拡大装置により差は生じなかったと報告している．しかし，ルーペと比較してマイクロスコープを用いたほうがより良い結果が期待できると結論づけている．

Rubinstein & Kim[21]は，マイクロサージェリーの1年後の成功率は96.8％であったが，その予後（5～7年）については91.5％に低下していたとしている．また，Torabinejadら[22]は，外科的歯内療法の比較的短期間の調査では成功率が77.8％であるが，長期になると62.9％に低下したと述べている．Setzerら[23]は，1966年から2009年までの従来型の外科的歯内療法とマイクロサージェリーを比較検討するため，研究要件を満たす21本の論文（12本：従来型の外科的歯内療法，9本：マイクロサージェリー）を選出・分析した結果，従来型の成功率は59％で，マイクロサージェリーでは94％であったと報告している．

つまり，近年のマイクロサージェリーでは90％程度の成功率を示すが，その後長期間では若干その数字が低下すると思われる（図6，7）．

Finne et al.	(1997)	49～68％
Hirsch et al.	(1979)	47～73％
Pantschev et al.	(1994)	55～76％
Dorn et al.	(1990)	75～95％
Schwrtz-Arad et al.	(2003)	66％

図6　従来型の外科的歯内療法の成功率

Chong et al.	(2003)	80％
Kim et al.	(2008)	95％
Rubinstein & Kim	(1999)	96％
Taschieri et al.	(2006)	93％
Von Arx & Hanni	(2007)	83％
Christiansen et al.	(2009)	96％

図7　マイクロスコープ等を使用した外科的歯内療法の成功率

再根管治療の考え方とは？

実際の臨床では，これまでに示した要因を加味して再根管治療の計画を立案し，患者さんと相談したうえで治療開始となるが，再根管治療を行ううえでどのようなことを考慮すればよいであろうか．

1．再根管治療の基本的な考え方

通常は非外科的再根管治療を行い，それでも臨床症状の改善が得られない場合やX線所見で根尖病変の縮小傾向や消失が得られない場合は外科的再根管治療，すなわち歯根端切除術や意図的再植術に移行する．しかし，非常に長いポスト等の存在で根管内にアクセスできない場合，あるいは以前に無菌的な根管治療が行われ数カ月前に補綴処置を終了したが，症状が出現し，患者さんから補綴物を撤去したくないという強い要望があり，コロナルリーケージの疑いがない場合は，外科的再根管治療を第一選択として行うこともある（*Case 3, 4*）．

Case 3 外科的再治療を第一選択とした症例1

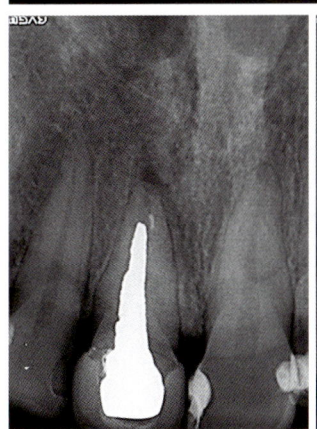 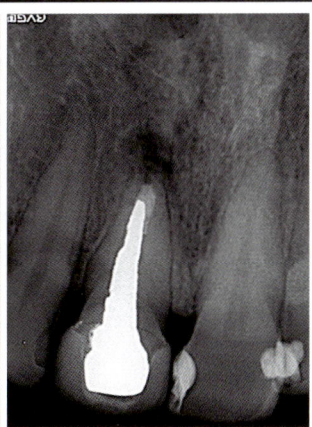 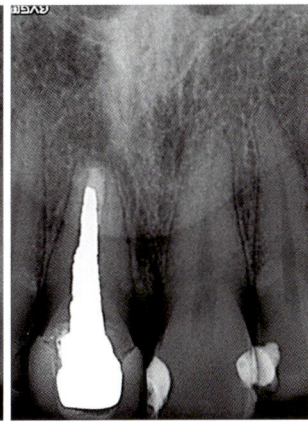

3-1 術前．⌐1は2〜3カ月前にアメリカでクラウンを装着．根尖1/3に及ぶ長いポストが入っており，根管充填が不十分で，根尖病変が存在

3-2 歯根端切除直後．根尖部は通法の3mmではなく2mm切断し，ドーム形成後にMTAセメントにて充填

3-3 術後1年．根尖部は治癒している

Case 4 外科的再治療を第一選択とした症例2

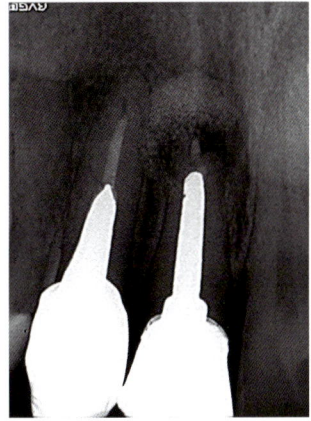 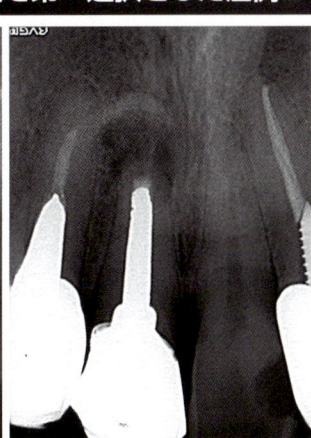 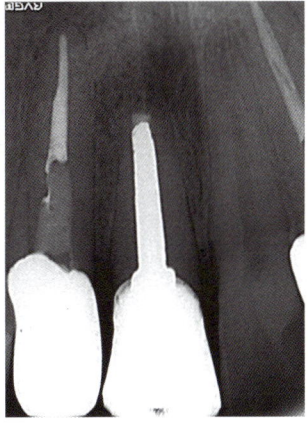

4-1 術前．患歯は⌐1で，数年前にメタルボンドを装着したが，違和感が出現したため，紹介にて来院．長いポストがあるが，除去すべきか？

4-2 術直後．歯根端切除術を選択した．理由は，ポスト除去による歯質削除のリスクである．また，⌐2は非外科的再治療を行う予定である

4-3 術後1年．治癒している

Case 5　補綴物の再製作のための再治療症例

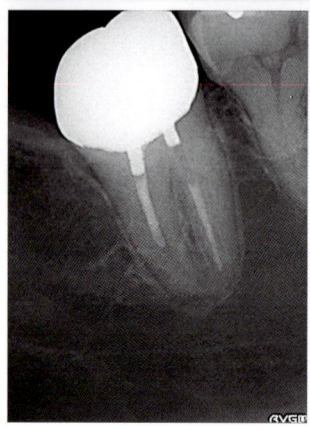

5-1　術前．メタルクラウンを白い歯に変えたいという主訴で来院．痛みはないが，根管充填が不十分である

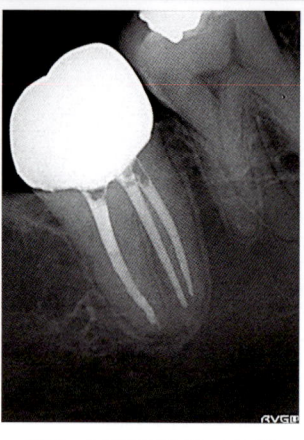

5-2　根管充填後．充填材も根尖から溢出することなく終了

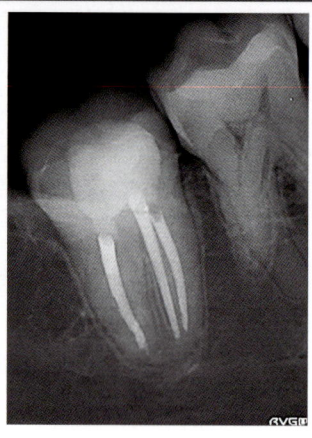

5-3　補綴後．かかりつけ歯科医によりセラミッククラウンを装着

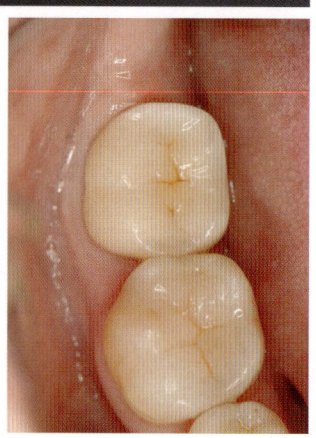

5-4　同，口腔内写真

　Ørstavik [24]は，再根管治療で術前に根尖病変が存在する場合，1年で89％が治癒傾向を示し，完全に治癒するまでには4～5年を要すると述べている．またヨーロッパ歯内療法学会[25]は，4年以内に完治しなければ再度治療を介入したほうがよいとのコンセンサスを示している．つまり，非外科的再根管治療を行い，1年間経過観察するが，治癒傾向を示さなければ外科的再根管治療を行うか，4年間経過観察を続けるのかを患者さんと相談のうえ決定するとしている．

　また，根管治療が一度終了していても歯冠修復がなされないまま3カ月以上来院が途絶えれば，コロナルリーケージが疑われるため[26]，再根管治療をもう一度行うことも考えておくべきである．付け加えて仮封セメントが脱離していれば，100％再介入すべきである．そして，新しく補綴物を再製作する予定があり，かつその歯の根管治療が不十分であれば，再度根管治療すべきである[27]（*Case 5*）．

2．再根管治療の戦略

　まず再根管治療を行ううえで重要となる下記の項目を自問自答し，治療戦略を考える．

① 根管にアクセスできるのか？
② 根尖にアクセスできるのか？
③ 根管再形成ができるのか？

　治療回数については，増えれば増えるほど感染の機会も増えるので，少ないほうが望ましい．しかし，再根管治療は抜髄症例に比べてフレアーアップ（術後疼痛）が出現しやすい[28]ため，治療回数を増やさざるをえず，複数回で行うほうが無難である．前歯や小臼歯では1回でも可能であるが，特に術前に疼痛がある症例では複数回で行うほうが安全である．また，専門医であれば大臼歯でも1回で治療可能であるが，開口時間やフレアーアップを考慮して2～3回で行うこともある．一般的には，前歯や小臼

Case 6 再根管治療の戦略を示す症例1

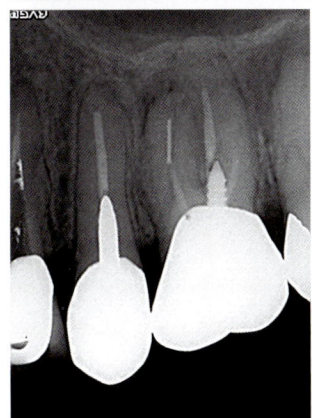
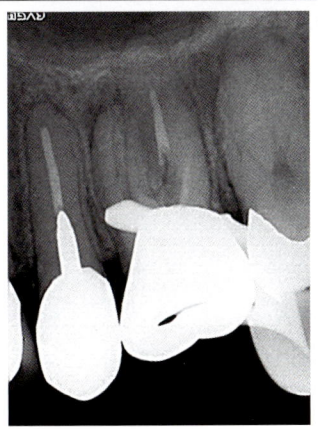
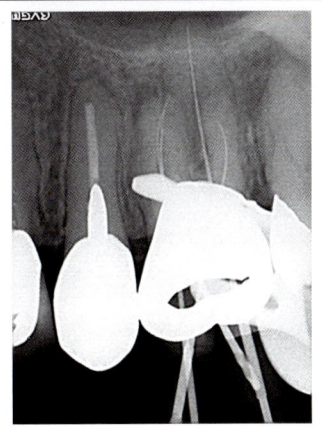
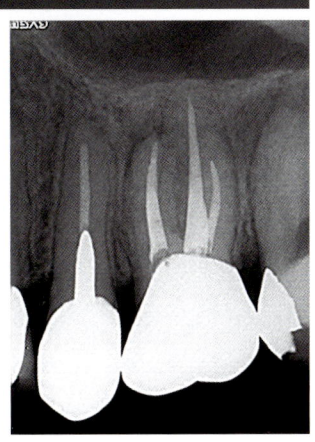

6-1 術前．咀嚼時の違和感が主訴で来院．6︎ 近心根に異物らしきものが存在し，根尖病変もみられる．また，遠心根にはレッジが起こったような充填がなされている

6-2 ポストと破折ファイルの除去後．本症例はクラウンを残したまま再治療を開始．1回目はクラウンの上からアクセスし，ポストおよび破折ファイルの除去を行った

6-3 作業長の決定．2回目のアポイントで作業長を決定し，根管拡大・形成を行った

6-4 術後．3回目のアポイントで根管充填を行った

Case 7 再根管治療の戦略を示す症例2

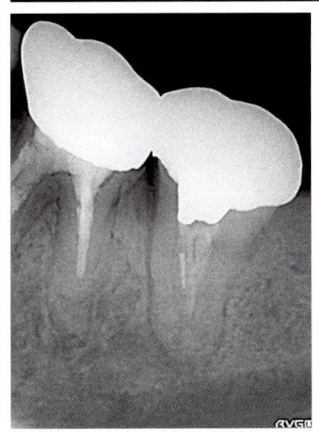
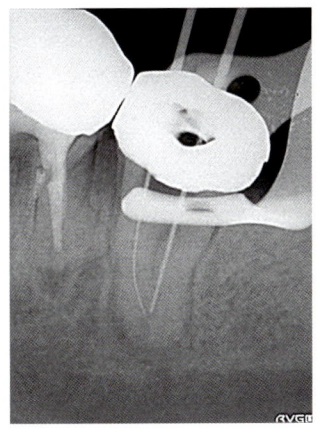
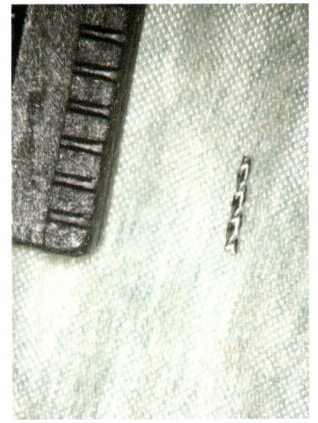
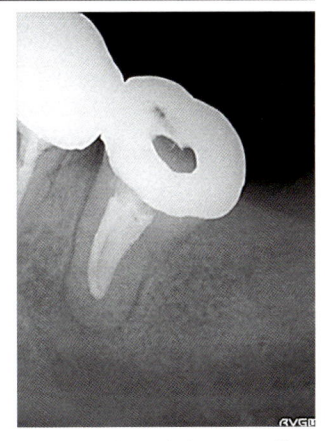

7-1 術前．患歯は 7︎ で，咀嚼時の違和感を主訴に来院．近心部に異物らしきものが存在し，根尖病変もみられる

7-2 術中．ポストと破折ファイルを除去後，作業長を決定した．また，本症例はクラウンを残したままアクセスを行った

7-3 除去した破折ファイルの長さは約3mmであった

7-4 術後．患歯は下顎第二大臼歯に多い樋状根であった

歯の通常の再根管治療では2〜3回，大臼歯では3〜4回を治療回数の目安にする．もちろん，これより少ない回数で治療できる症例もあるが，余裕をもって行うほうがストレスフリーで落ち着いて治療ができる．たとえば，大臼歯では1回目にポスト除去とガッタパーチャ除去を行い，必要であれば隔壁を作製する．2回目に作業長を測定し，根管拡大・形成を終了させ，3回目に根管充填という手順で治療を進めるとオペレーションしやすい（*Case 6, 7*）．急性化に伴う応急処置や予備日を考えた場合，もう1

日あると気が楽である．また，パーフォレーションリペアや破折ファイル除去を行うのであれば，さらにもう1日必要になるかもしれない．

3．再根管治療の意思決定

　再根管治療を行うか否かは術者の好みで決定されるべきではない．正しく診査した後，治療のリスクと患者利益を考慮しながら，治療の必要性を正確に診断する．「前歯の治療は好きだが，大臼歯は面倒なのでやりたくない」という声も耳にするが，これではあまりにも都合がよすぎるばかりでなく，倫理的にも問題がある．また，著しい湾曲根管，大きな根尖病変，長いポストの除去，破折ファイルの除去，ガッタパーチャの除去などで治療が困難という理由から治療説明もしないまま，経過観察と称して放置されていることも少なくない．このようなことが起こらないように，治療の意思決定では自分自身に正直にならなくてはならない．たとえば，ある症例で治療の必要性が確認できたとして，自分自身では治療不可能と判断すれば大学病院や専門医に紹介することも恥ずかしいことではない．患者さんの利益を考え，根管治療の目的である根尖性歯周炎の治療と予防を思い出してほしい．

　では，再根管治療の意思決定において，どのようなことを参考にすればよいのであろうか．再根管治療を行ううえで考慮すべき項目を以下に記載する[29]．

　① 根管治療の質を改善できるか？
　② 見落としの根管はないか？
　③ コロナルリーケージはないか？
　④ 根管再形成ができるか？
　⑤ 障害物除去は安全にできるか？
　⑥ 自分の治療技術の範囲内か？
　⑦ 診療環境は整備されているか？

　このように再根管治療は抜髄処置を行うよりもはるかに多くの要因を考えながら，治療を計画しなければならない．だからこそ，避けられるリスクは当然避けるべきであり，抜髄根管を感染させることなく無菌的に治療すべきである．

文　献

1) Strindberg LZ. The dependence of the results of pulp therapy on certain factors. An analytic study based on radiographic and clinical follow-up examination. *Acta Odontol Scand*. 1956; **14**: 1-175.
2) Ørstavik D, Kerekes K, Eriksen HM. The periapical index: a scoring system for radiographic assessment of apical periodontitis. *Endod Dent Traumatol*. 1986; **2**(1): 20-34.
3) Ørstavik D, Farrants G, Wahl T, Kerekes K. Image analysis of endodontic radiographs: digital subtraction and quantitative densitometry. *Endod Dent Traumatol*. 1990; **6**(1): 6-11.
4) American Association of Endodontists. Guide to clinic. 2004.
5) Rud J, Andreasen JO, Jensen JE. Radiographic criteria for the assessment of healing after endodontic surgery. *Int J Oral Surg*. 1972; **1**(4): 195-214.
6) Molven O, Halse A, Grung B. Incomplete healing (scar tissue) after periapical surgery—radiographic findings 8 to 12 years after treatment. *J Endod*. 1996; **22**(5): 264-268.
7) Sjogren U, Hagglund B, Sundqvist G, Wing K. Factors affecting the long-term results of endodontic treatment. *J Endod*. 1990; **16**(10): 498-504.
8) Ng YL, Mann V, Rahbaran S, Lewsey J, Gulabivala K. Outcome of primary root canal treatment: systematic review of the literature - part 1. Effects of study characteristics on probability of success.

Int Endod J. 2007; **40**(12): 921-939.
9) Ng YL, Mann V, Gulabivala K. Outcome of secondary root canal treatment: a systematic review of the literature. *Int Endod J.* 2008; **41**(12): 1026-1046.
10) Salehrabi R, Rotstein I. Endodontic treatment outcomes in a large patient population in the USA: an epidemiological study. *J Endod.* 2004; **30**: 846-850.
11) Gorni FG, Gagliani MM. The outcome of endodontic retreatment: a 2-yr follow-up. *J Endod.* 2004; **30**(1): 1-4.
12) Friedman S, Abitbol S, Lawrence HP. Treatment outcome in endodontics: the Toronto Study. Phase 1: initial treatment. *J Endod.* 2003; **29**(12):787-793.
13) Farzaneh M, Abitbol S, Lawrence HP, Friedman S; Toronto Study. Treatment outcome in endodontics-the Toronto Study. Phase II: initial treatment. *J Endod.* 2004; **30**(5): 302-309.
14) Marquis VL, Dao T, Farzaneh M, Abitbol S, Friedman S. Treatment outcome in endodontics: the Toronto Study. Phase III: initial treatment. *J Endod.* 2006; **32**(4): 299-306.
15) de Chevigny C, Dao TT, Basrani BR, Marquis V, Farzaneh M, Abitbol S, Friedman S. Treatment outcome in endodontics: the Toronto study—phase 4: initial treatment. *J Endod.* 2008; **34**(3): 258-263.
16) Farzaneh M, Abitbol S, Friedman S. Treatment outcome in endodontics: the Toronto study. Phases I and II: Orthograde retreatment. *J Endod.* 2004; **30**(9): 627-633.
17) de Chevigny C, Dao TT, Basrani BR, Marquis V, Farzaneh M, Abitbol S, Friedman S. Treatment outcome in endodontics: the Toronto study—phases 3 and 4: orthograde retreatment. *J Endod.* 2008; **34**(2): 131-137.
18) Wang N, Knight K, Dao T, Friedman S. Treatment outcome in endodontics-The Toronto Study. Phases I and II: apical surgery. *J Endod.* 2004; **30**(11): 751-61.
19) Barone C, Dao TT, Basrani BB, Wang N, Friedman S. Treatment outcome in endodontics: the Toronto study—phases 3, 4, and 5: apical surgery. *J Endod.* 2010; **36**(1): 28-35.
20) Tsesis I, Faivishevsky V, Kfir A, Rosen E. Outcome of surgical endodontic treatment performed by a modern technique: a meta-analysis of literature. *J Endod.* 2009; **35**(11): 1505-1511.
21) Rubinstein RA, Kim S. Long-term follow-up of cases considered healed one year after apical microsurgery. *J Endod.* 2002; **28**(5): 378-383.
22) Torabinejad M, Corr R, Handysides R, Shabahang S. Outcomes of nonsurgical retreatment and endodontic surgery: a systematic review. *J Endod.* 2009; **35**(7): 930-937.
23) Setzer FC, Shah SB, Kohli MR, Karabucak B, Kim S. Outcome of endodontic surgery: a meta-analysis of the literature—part 1: Comparison of traditional root-end surgery and endodontic microsurgery. *J Endod.* 2010; **36**(11): 1757-1765.
24) Ørstavik D. Time-course and risk analyses of the development and healing of chronic apical periodontitis in man. *Int Endod J.* 1996; **29**(3): 150-155.
25) Consensus report of the European Society of Endodontology on quality guidelines for endodontic treatment. *Int Endod J.* 1994; **27**(3): 115-124.
26) Magura ME, Kafrawy AH, Brown CE Jr, Newton CW. Human saliva coronal microleakage in obturated root canals: an *in vitro* study. *J Endod.* 1991; **17**(7): 324-331.
27) American Association of Endodontists. Disassembly of endodontically treated teeth :The Endodontist's perspective, part 2. Endodontics: Colleagues for Excellence. fall/winter 2004.
28) Imura N, Zuolo ML. Factors associated with endodontic flare-ups: a prospective study. *Int Endod J.* 1995; **28**(5): 261-265.
29) Karabucak B, Setzer F. Criteria for the ideal treatment option for failed endodontics: surgical or nonsurgical? *Compend Contin Educ Dent.* 2007; **28**(7): 391-397.

COLUMN
治療介入が必要か否か

　歯科治療においては，確定診断できる場合とできない場合がある．歯牙は連続して並んでおり，また解剖学的にいろいろな器官が根尖部付近には存在している．歯内療法で問題解決できるのは歯原性疼痛であり，非歯原性疼痛は他科（顎顔面痛外来：OFP，ペインクリニック，精神科など）の協力が必要となる場合もある．明らかに歯牙が原因であれば誰しもが悩むことはないが，実際そうではない場合も少なくはない．

　そこで重要なのは，治療介入が必要か否かを判断することであり，決して必要のない症例に介入することは慎むべきである．よかれと思ったことが仇になる時もあり，注意すべきである．口腔内を診査し，患者の訴えるとおりに再現性のある反応が診査項目に対して得られるかを確認し，もしもなければ確定診断はせずに暫定的診断を行い，決して治療介入を急いではならない．特に知覚過敏様症状が長引いて悪化した場合，歯科医師はよかれと思って抜髄を行うが，その後にアリ地獄に引き込まれることも少なくはない．つまり，痛みは引かず，反対に増悪して抜歯を余儀なくされ，それでも症状は変わらないといった結末である．それとともに歯科医師に対して不信感が募り，ドクターショッピングから訴訟に繋がることも少なくはない．われわれ歯科医師は患者さんの口腔内に問題があればすべて一人で処置を行うことが多いが，一度の診査で解決法がわからない場合も多く存在するため，その点を事前によく説明すべきである．そして，症例によってはOFPや他科との連携を取り対処することも必要である．

歯内療法領域の診査・診断

1．歯内療法領域の診査

　歯牙を取り巻く環境の中で歯内療法領域に関する診査は大きく分けて，歯髄の診査と根尖部周囲組織の診査がある．歯髄診査は，冷温診診査，EPTを行い，根尖部周囲組織診査では打診痛，圧痛，また歯周組織診査として動揺度診査やポケット測定も行う．視診では，硬組織の修復物の有無やクラック，カリエスを，軟組織では瘻孔や歯肉腫脹の有無を診査する．X線診査では，カリエス，歯槽骨喪失の有無，根尖病変や歯根膜腔の連続性，歯根膜腔における充填物の有無，骨硬化像の有無などを診査する．しかしながら，特に歯髄を正確に診断する方法はなく，これらのすべてを総括して判断することになる．

Case 1　治療を開始すべきか悩んだ症例

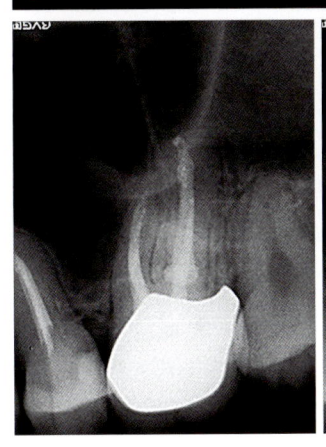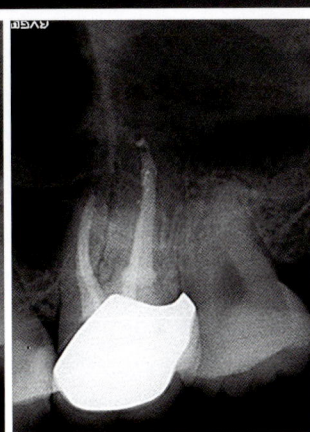

1-1　術前．患歯は⌊6．体調が悪い時に咬んだらすごく痛いとの主訴で来院．診査時には自発痛はなかったが，打診痛は（＋），圧痛は（＋）で，根尖病変は見られない．口蓋根には死腔のような隙間が根尖部に見られる．しかし，口腔内所見からブラキシズムの疑いがあったために，かかりつけ医にスプリント治療を依頼した

1-2　3年後．打診痛や圧痛もなく，根尖病変も発生していない．痛みがあるから，または痛みを感じている領域に処置不完全な歯牙が存在しているからという理由で治療を開始することは慎むべきである

2. 診断における経過観察の必要性

　このような診査を行っても，患者さんの訴える症状を反映するような結果が得られなければ，直ちに治療を開始するのではなく，経過観察が必要である．今までのように削って詰める治療から脱却し，科学的に正当性がない場合は治療を控えることの勇気をもつべきである（*Case1*）．結果的には患者さんに迷惑を掛けることになるかもしれないが，理由がわからない治療を続けるほうが罪作りである．また，治療後の治癒過程なのか否かも重要である．ある時点の1枚のデンタルX線写真ですべてを診断できないこともあり，その旨も患者さんに説明し，経過を見ることも忘れてはならない．

3. 歯内療法領域の診断と治療方針

　以下に歯髄診断の病名と根尖部周囲組織の診断名を記載する．診断にブレはなくても，その後の処置方針は術者や患者さんの意向により変わってくる．決して商業ベースで治療方針を導かないように心掛けるべきである．

	病　名
歯髄診断	症状なし，可逆性歯髄炎，不可逆性歯髄炎，露髄を伴った症状のない歯髄炎，歯髄壊死，既根管充填歯，断髄歯または応急処置歯
根尖部周囲組織診断	症状なし，症状を有する根尖性歯周炎，症状を有しない根尖性歯周炎，急性膿瘍，慢性膿瘍，骨硬化炎

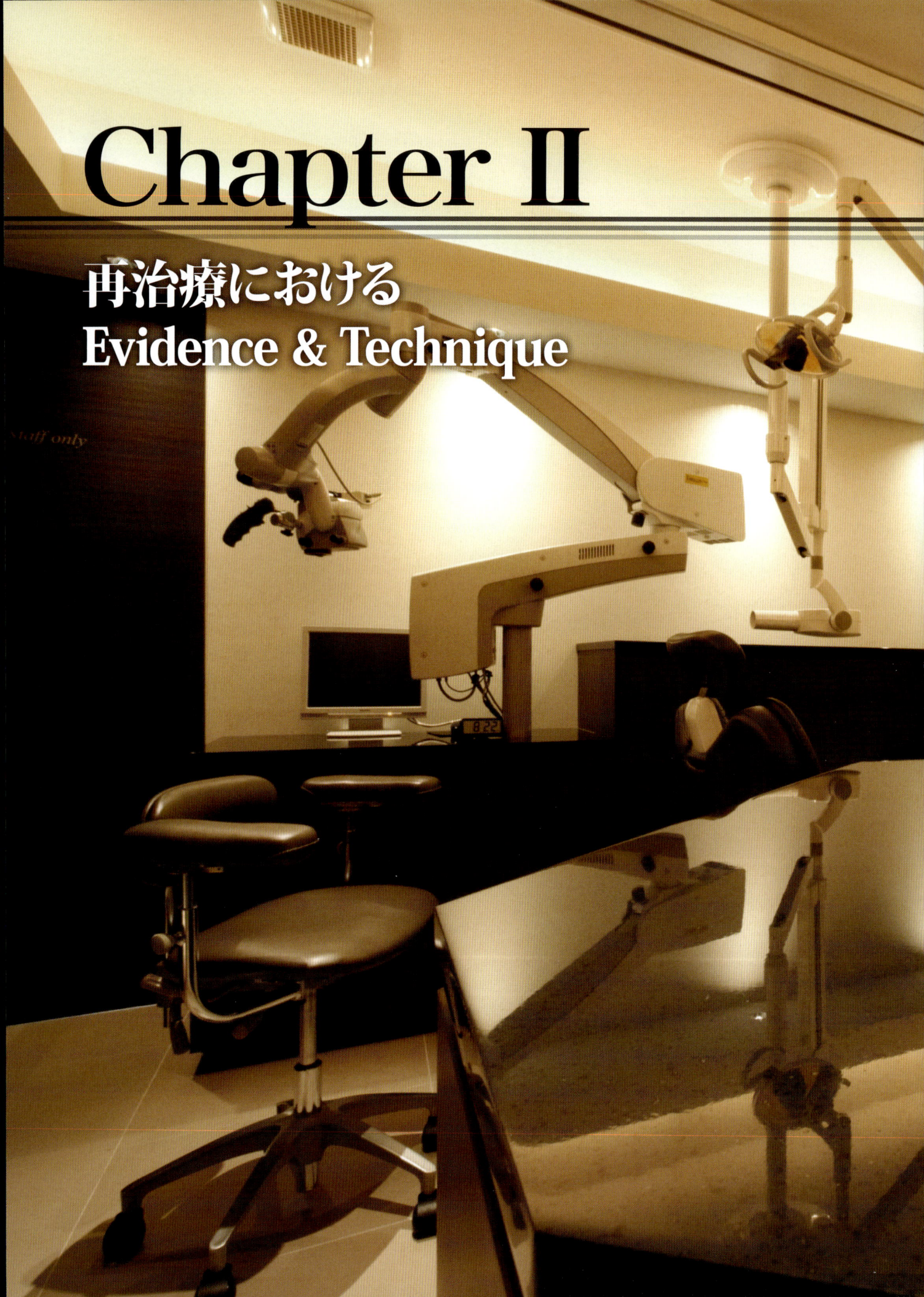

Chapter II

再治療における
Evidence & Technique

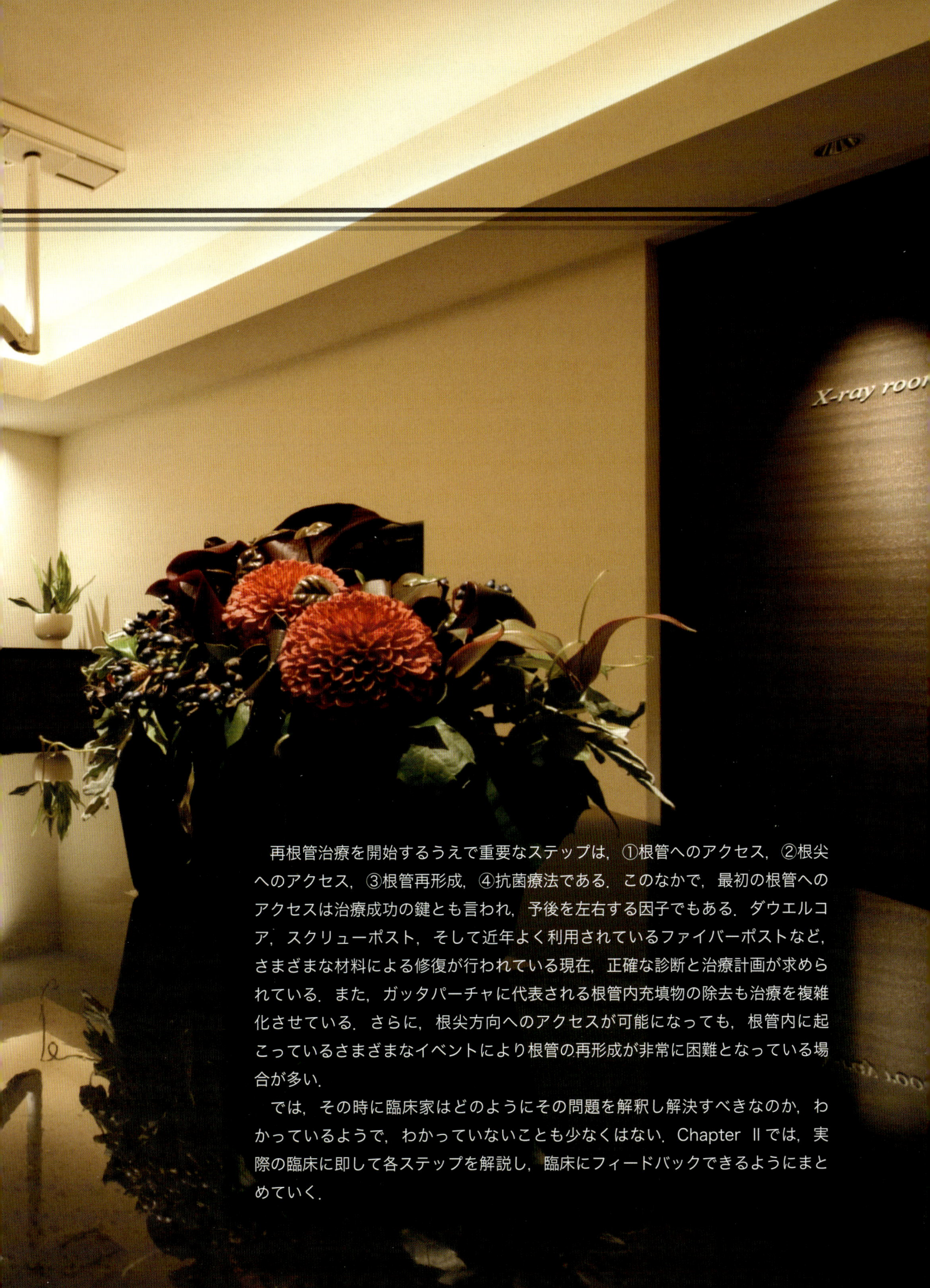

　再根管治療を開始するうえで重要なステップは，①根管へのアクセス，②根尖へのアクセス，③根管再形成，④抗菌療法である．このなかで，最初の根管へのアクセスは治療成功の鍵とも言われ，予後を左右する因子でもある．ダウエルコア，スクリューポスト，そして近年よく利用されているファイバーポストなど，さまざまな材料による修復が行われている現在，正確な診断と治療計画が求められている．また，ガッタパーチャに代表される根管内充填物の除去も治療を複雑化させている．さらに，根尖方向へのアクセスが可能になっても，根管内に起こっているさまざまなイベントにより根管の再形成が非常に困難となっている場合が多い．
　では，その時に臨床家はどのようにその問題を解釈し解決すべきなのか，わかっているようで，わかっていないことも少なくはない．Chapter IIでは，実際の臨床に即して各ステップを解説し，臨床にフィードバックできるようにまとめていく．

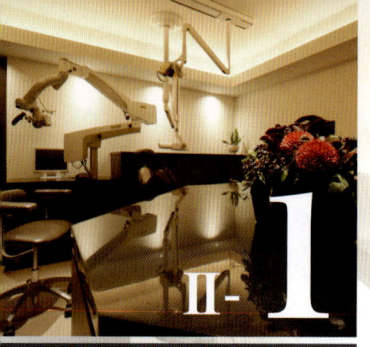

II-1 歯冠修復物・ガッタパーチャはどのように除去すべきか？

歯冠修復物除去

1. クラウン除去

　診査診断を行い，再根管治療を行う意思決定がなされたのであれば，治療計画を立てなければならない．歯冠部にクラウンが装着されている場合，根管内にアクセスするためにはそれを撤去する必要がある．米国ではクラウンを装着したまま咬合面に穴をあけて治療を始めることもあるが（Partial Disassembly Retreatment, *Case 1*），パーフォレーションや治療途中でのクラウン脱離などの危険性があるだけでなく，内部が汚染されていて軟化象牙質を取り残す可能性もあるため，あまり推奨はできない．筆者も以前はこのような方法を用いることも多くあったが，現在では安全に行える症例のみ採用している．できればクラウンを完全に撤去し（Complete Disassembly Retreatment），必要であれば隔壁を作製したうえで，治療を開始するのが望ましい（*Case 2*）．

（1）除去の実際

　硬度の関係上，金属クラウン除去の場合はカーバイドバーを用い，セラミックスや硬質レジンの場合はダイヤモンドバーを使用する．前歯・臼歯ともに，頬側から咬合面・切縁部を越えて舌側の一部に至るまで，バーで切り込みを入れてスリット（溝）を作り，クラウンの金属部とコア部の金属または歯質との境界面を確認する．スリットの深さはクラウンの金属の厚みにもよるが，少しずつ削り，その都度確認するほうが安全である．

Case 1 Partial Disassembly Retreatment

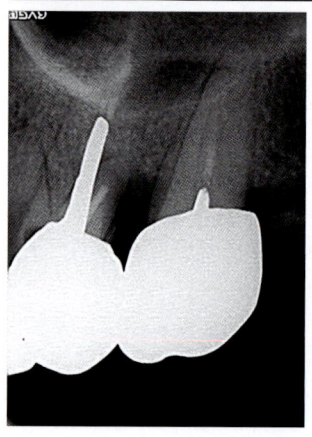
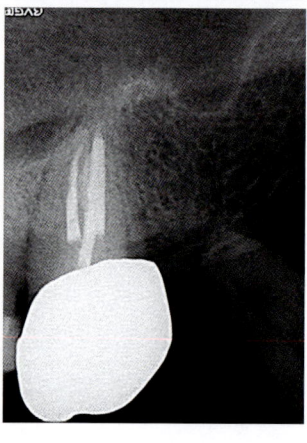

1-1 術前．⎿7 の頬側2根管は手つかずの状態で口蓋根のみ処置されている
1-2 術後．クラウンを残したまま根管治療を行い，その後に根管充填

Case 2　Complete Disassembly Retreatment

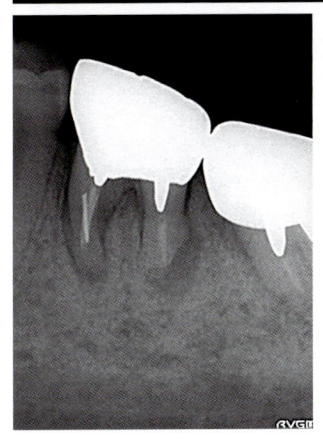

2-1 術前．6 の近心頬側根に破折ファイルが認められ，遠心根ともに病変が確認できる

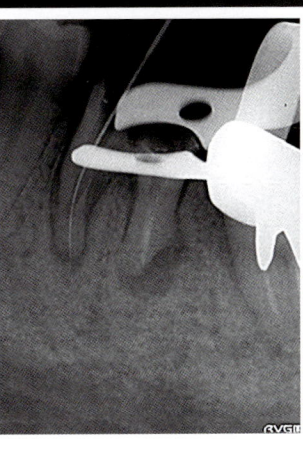

2-2 クラウンとポストを除去後，近心頬側根の作業長測定

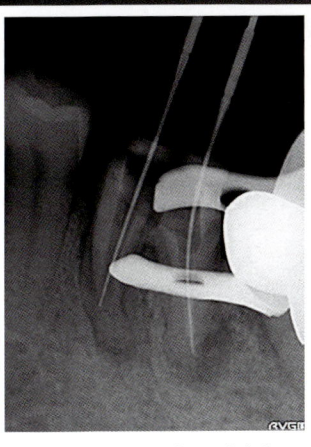

2-3 近心舌側根と遠心根の作業長測定

2-4 根管充填後

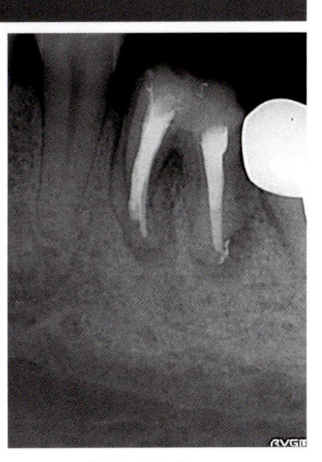

　境界面までスリットが入れば，その部分にマイナスドライバーや充填器，外科用チゼル，ヘーベルを挿入し，こじ開けるように少しねじりながら反復動作を繰り返し行って撤去する[1,2]（*Case 3*）．コア部や歯質に深いスリットを形成してしまうと，除去する器具がコア部の金属や歯質に食い込んで，内部に力がかかるだけで撤去はできない[3]．深いスリットになってしまった場合には，少し手前に引いてからねじると除去できる．クラウン除去に強い力は必要なく，動かないからといって過剰な力をかけてしまうと，歯にクラックを生じたり，破折するおそれがあるため注意が必要である．もしも全く動かなければ，クラウンの近心や頬側にグルーブ，そして咬合面に維持溝が付与されている可能性もあるので，その場合は同部をすべて削り取り，除去用器具を再度挿入して撤去を試みる．

(2) 金属部との境界がみられない場合

　まれにいくら削っても金属部との境界面が見られず戸惑うことがあるが，その場合は歯冠部とポストが一体型の歯冠継続歯の可能性が高い．そのような時には歯冠部を支台歯形成のように小さく削り，次に述べるポスト除去のように超音波装置を用いて撤去する（*Case 4*）．

2．ポスト除去

　クラウン除去が無事に終了すれば，ポスト周囲のセメントラインの連続性，フェルールの有無，残存歯冠部の歯質量，そしてクラック等の確認を行い，ポスト部の除去を始める．ポストにはダウエルコア，スクリューポスト，ファイバーポストなどがあり，その除去法にはバーによる切削，超音波チップでの除去，そして除去用鉗子やプライヤーなどの除去用器具での撤去がある（図1）．臨床では，これらを単独もしくは複合させて除去を試みる[4]．

Case 3　クラウン除去

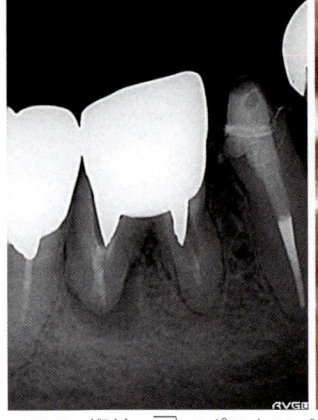

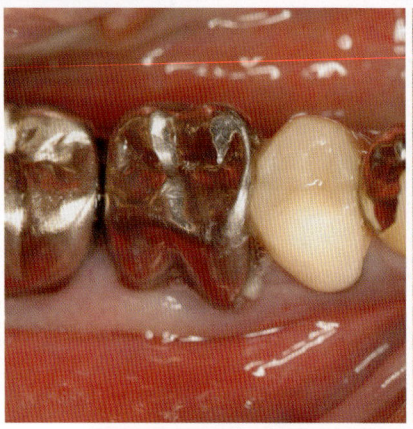

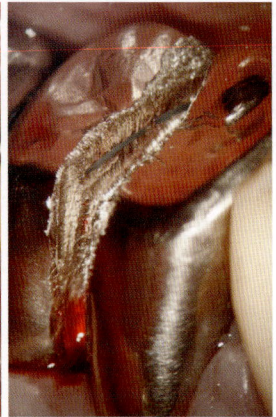

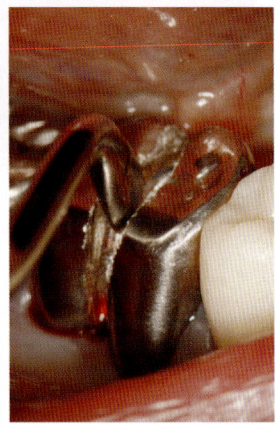

3-1　術前．6̄ のポストスペースとポストの間に隙間が見られる
3-2　頬側にはフルーティングが付与されている
3-3　スリット形成後．クラウンとコアの間にセメントラインが見られる
3-4　スリットにマイナスドライバーやチゼル，充填器を挿入し，ねじりながら除去
3-5, 3-6　クラウン除去後．コアはスーパーボンドで接着されていたために分割して除去を行った

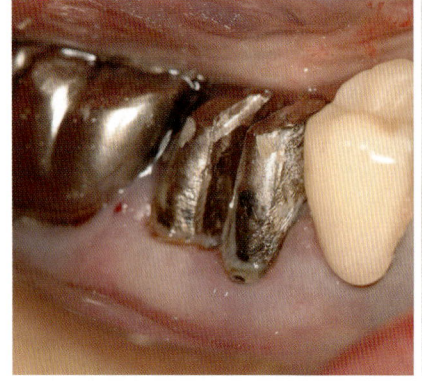

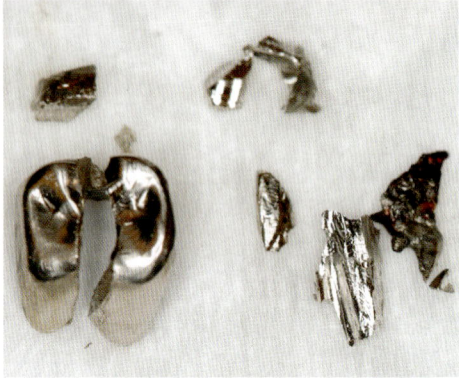

Case 4　境界不明瞭な症例

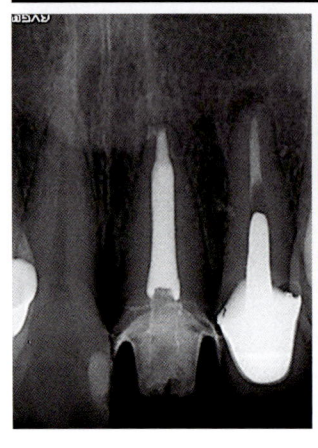

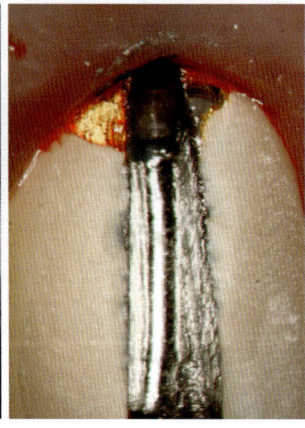

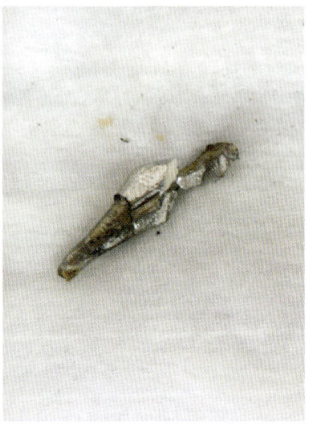

4-1　術前．|2 は歯冠修復物とポストが別々になっていると思っていたが…
4-2　唇側側からバーにてスリットを入れるが，歯冠修復物とポスト部との境界部が確認できない
4-3　全周をバーで削除して小さく形成し，ポスト除去のように超音波チップで撤去した

（1）ダウエルコアの除去

　バーによる切削と超音波チップでの振動を利用した除去の場合，まずバーで金属から歯質に向かって削除を行い，全周にセメントの境界線が確認できるようにする．このとき残存歯質の温存を心がけ，不用意な歯質の過剰切削は慎むべきである．また，歯冠部ポストが逆三角形のような形態になるまでバーで彫り込むように削除してしまうと，そ

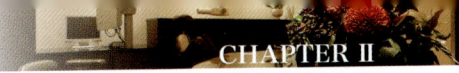

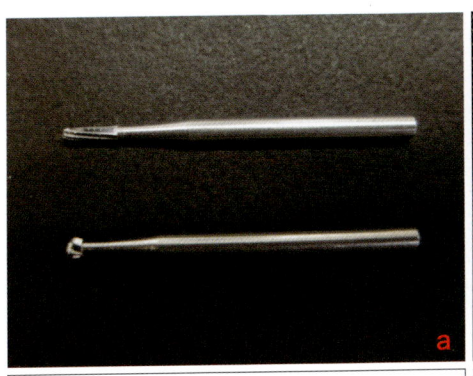

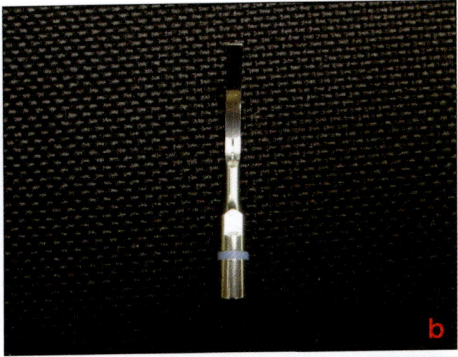

1 歯冠修復物・ガッタパーチャはどのように除去すべきか？

図1 ポスト除去に用いる器具
a ポスト除去用バー
b ポスト除去に使用しているスケーリング用チップ（No.2スケーラーチップ）
c ポスト除去用超音波チップ（ET-PRチップ）
d 合釘撤去鉗子．レスキューボードを利用してポスト除去を試みる場合は，歯牙破折に十分注意する必要がある

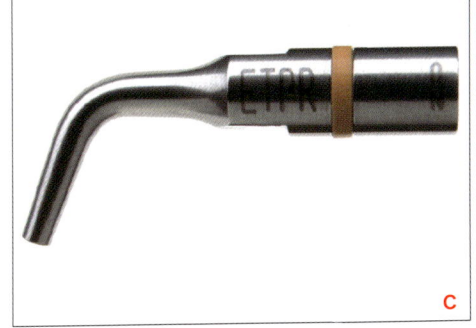

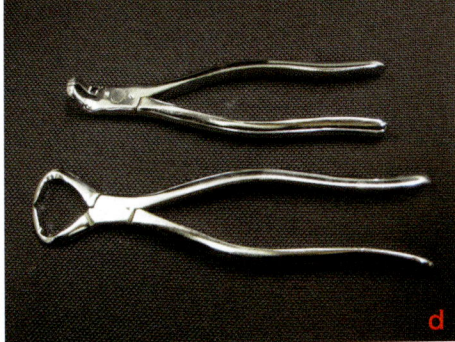

Case 5　ダウエルコア除去

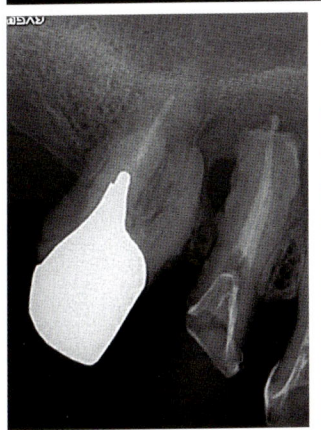

5-1 術前．6|の口蓋根と遠心根にポストが形成されていることがわかる

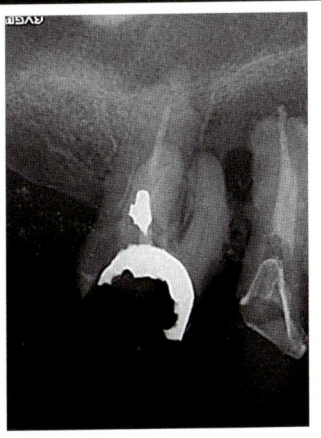

5-2 分割を誤って超音波を使用し，除去用鉗子を用いたため，口蓋根にポストの破折片が残ってしまった

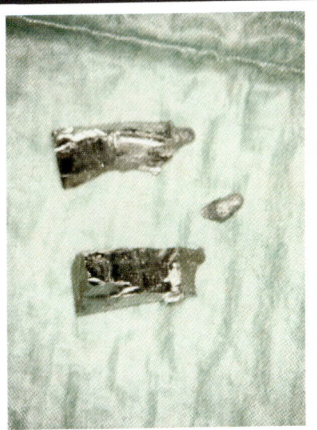

5-3 細いダイヤモンドチップにて破折片を除去

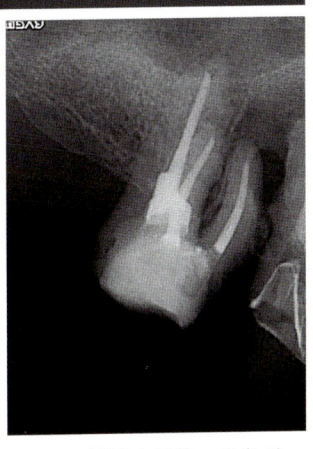

5-4 根管充填後．かなり探索したが，MB2は存在しなかった

の後の超音波チップの振動により根管口部でポストが破折し，根管内にポストだけが残って除去が困難になることがある（Case 5）．除去用鉗子はポストがほんのわずかに動揺するようになってから使用すべきであり，全く動いていない状態で無理に使用すると歯牙破折を招くので，その場合はレスキューボードを併用する．しかし，これらの方法でも撤去できない時は，細いカーバイドバーで慎重に削り取るように除去する．大臼

歯の各根管にポストが形成されている場合は，ロングネックのカーバイドバーにて歯冠部コアを分割した後，超音波チップにて除去する．

(2) スクリューポストの除去

スクリューポストの場合も，バーによる切削，超音波チップやプライヤー等での除去を単独または複合させて行う（図2）．通常は，この3つを順に使用することが多い．まずは根管口部まで細いバーでセメントやコア用レジンセメントを削除し，スクリューポストの周囲には何も付着していないようにする．その後，ダイヤモンドがコーティングされている超音波チップを用いて根管口部のスクリューポストの周囲に振動を与え

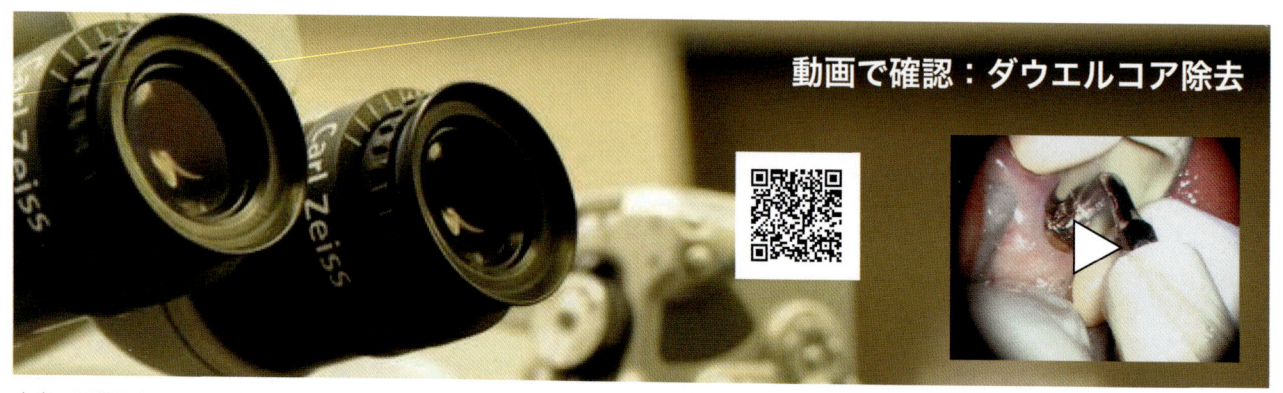

本書では動画をインターネット上で視聴することができます．詳しくは5頁を参照のうえご利用下さい

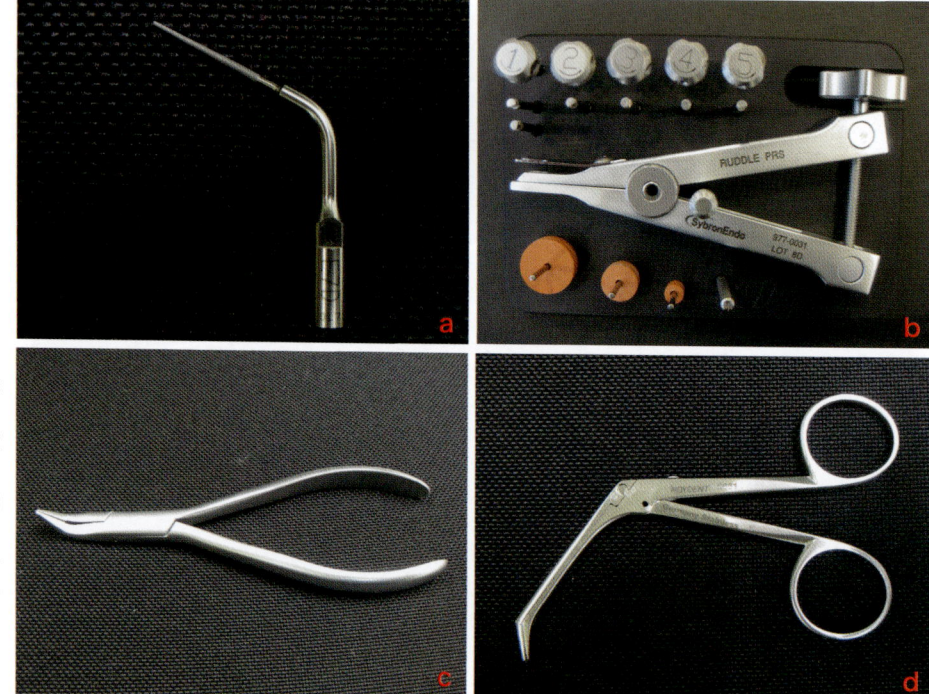

図2 スクリューポスト除去に用いる器具
a レジンを除去する超音波チップ（E7-D）
b PRS（Post Removal System）
c, d ポストが根管内から少し緩んできた後，これらの鉗子を使用する（c：ポストリムーバー，d：マイクロフォーセップス）

CHAPTER II

1　歯冠修復物・ガッタパーチャはどのように除去すべきか？

る．この時にスクリューポストの上端部に過剰な振動を与えると，ポストの頭部が破折するので注意する．そして，ポストが少し振動するようになれば，ホープライヤー等で反時計回りに回転させて撤去する（図3）．スクリューポストが振動していない段階で，プライヤーを用いてポストを回転させると引きちぎれるおそれがあるので，これも要注意である．

（3）ファイバーポストの除去

　ファイバーポストは，バーでの切削，超音波チップでの切削，そして両者を併用して行う方法で除去可能であるが，バーを多用する場合にはパーフォレーションを起こさないように細心の注意を払う[5]．ファイバーポストは繊維をレジンで固めているので，縦の繊維を破壊することにより切削が可能となる．超音波チップでレジンセメントやファイバーポストを除去すると黒色の切削片が見られ，象牙質になると白色の切削片が見られるので，識別する場合の参考にする（Case 6）．

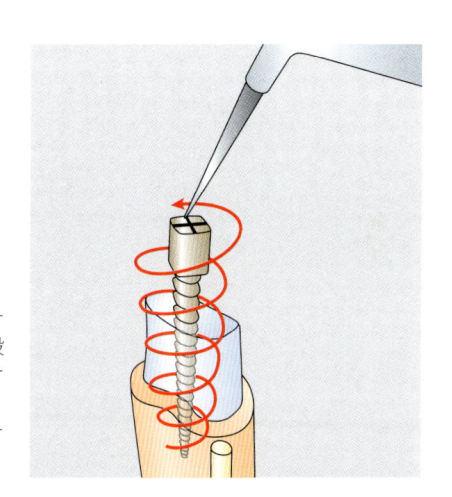

図3　超音波装置 P-Max を用いた除去
　スクリューポスト周囲のレジンセメントを細いバーで削除後，P-Max のモードを E，パワーを 8 以下に設定し，E7-D チップでポスト周囲を反時計回りに回転させながら振動を与える．根管口部付近まで除去したら，モードを S に変更し，No.2 スケーラーチップに替えて反時計回りに回転させながら除去する

Case 6　ファイバーポスト除去

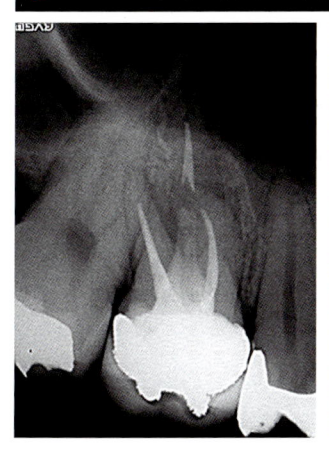

6-1　術前．患者さんは歯科医師であったため，6| の口蓋根はファイバーポストを装着しているとの報告を受ける．頰側に瘻孔が出現していた

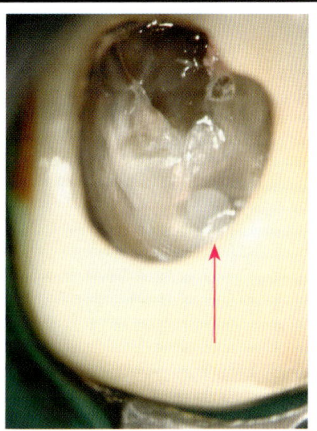

6-2　口蓋部に見える円形の白色物（↑）がファイバーポスト

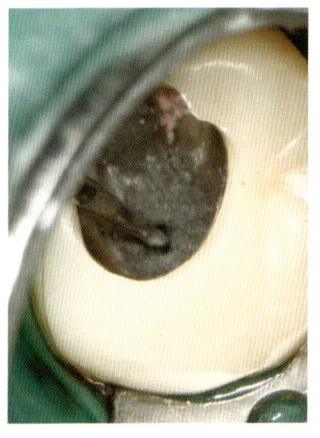

6-3　超音波ダイヤモンドチップで削除すると黒色の削片が見られた

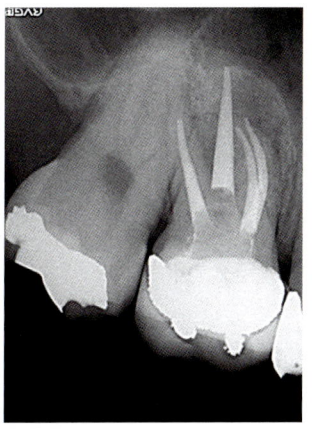

6-4　根管充填後．近心根の第二根管（MB2）が原因で瘻孔ができていたと考えられる

Case 7　冷却不足による歯肉壊死

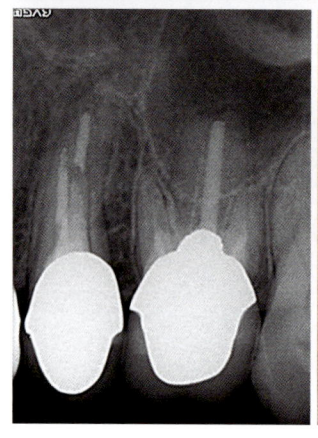

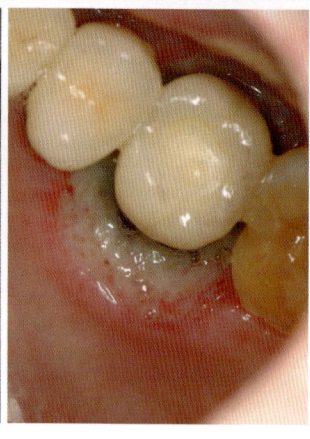

7-1 術前．6̲はポストが装着されているメタルボンド冠

7-2 クラウンを装着したままポストを除去し，根管治療を開始したが，冷却を怠ったために歯肉壊死が起こってしまった

（4）超音波チップ使用時の注意点

　上記のようにポスト除去では超音波装置を使用することが多いが，各種超音波チップの用途によってモードとパワーの設定を厳守する必要がある．特に細い形態のチップは出力の設定を間違えると瞬時に破折する．また，操作によって歯にクラックや破折を起こす可能性もあるので，不用意な器具操作は慎むべきである[6, 7]．

　そして，最も重要なのは超音波チップによって生じる発熱をどのようにして冷却させるかである．Eriksson ら[8]は，この冷却を怠ると歯周組織に大きなダメージが加わり，10℃以上の温度上昇が 1 分以上続くと危険であると述べている．最悪の場合，歯肉壊死や骨壊死をも招くこともあり十分注意する（*Case 7*）．基本的には，注水と無注水を繰り返しながら器具操作を行い，必ず吸引による冷却を併用することが肝要である[9〜11]．

根管充填材除去

1．ガッタパーチャ除去

　根管内に残存しているガッタパーチャは，歯冠部 1/2 と根尖部 1/2 に分けて除去を試みる．

（1）歯冠部 1/2

　歯冠部 1/2 のガッタパーチャ除去には，NiTi ロータリーファイル，加熱プラガー，超音波チップを用いた 3 種類の除去法があり[12〜15]，これも単独または複合での除去法を試みる．筆者は，まず超音波チップで軟化除去した後，NiTi ロータリーファイルで除去を行う．この時の回転数は 600〜1,800rpm（器材により 500〜700rpm で使用することもある）の高回転で行う．根管中央部付近内壁に残ったガッタパーチャはスクレイパー等でおおまかに除去しておく（図 4）．

（2）根尖部 1/2

　根尖部 1/2 では，引き続き NiTi ロータリーファイルでの除去と，ガッタパーチャ溶解剤での除去がある．筆者は，NiTi ロータリーファイルで除去を行う場合が多く，溶

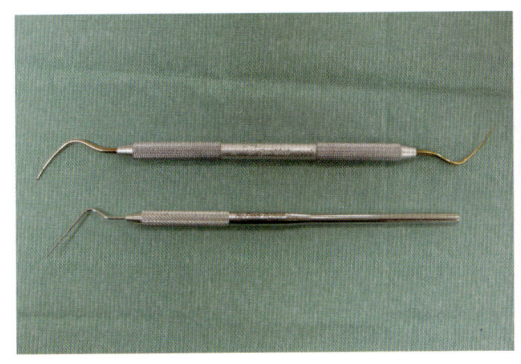

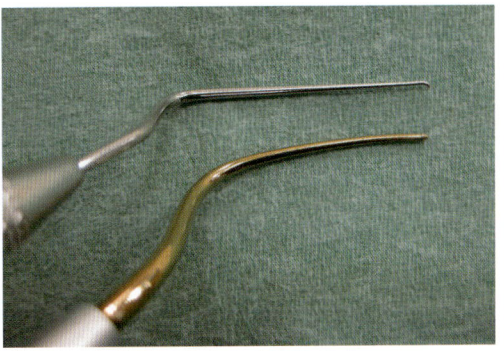

図4 歯冠部1/2に用いる器具
上段（銀色）：スプレッダーの先端を屈曲させたもの．下段（金色）：スクレイパー

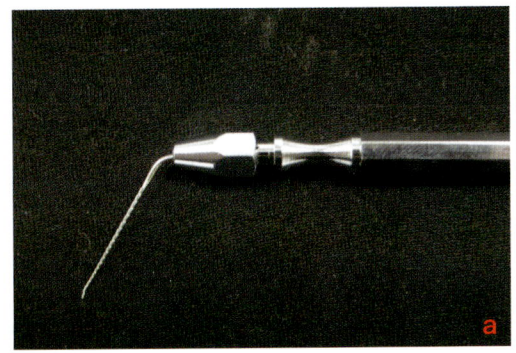

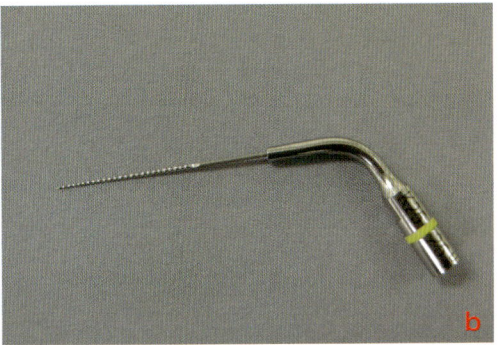

図5 根尖部1/2に用いる器具
a 手用Hファイルのハンドル部を焼いて溶かし除去した後，ブローチホルダーに接続して作製
b ファイルタイプの超音波チップ（AMファイル，Satelec社製）

解剤はほとんど使用しない．ガッタパーチャ溶解剤を根尖部付近で多量に使用すると，溶けたガッタパーチャの被膜が根管内壁に残留して根管洗浄を阻害したり，根管内での接着に影響を及ぼすため，使用時にはこれらを配慮する必要がある[1, 16〜18]．

　根尖部数mmに取り残したガッタパーチャは，手用KファイルをTurn & Pullモーションで除去する．また，根尖部の先端にほんの少し残ったガッタパーチャは，Hファイル，改良したHファイル，そしてファイルタイプの超音波チップを駆使して除去を試みる（図5）．

（3）根尖部から飛び出たガッタパーチャ

　ガッタパーチャが除去している最中に根尖部から飛び出してしまった場合は，引っ張り上げて除去するか，もしくは押し出して外科的に除去するしかない．飛び出たポイントは改良したHファイルを使用する場合が多い（*Case 8*）．また，引っ張り上げることができたとしても根尖部は破壊されていることが多く，その場合には作業長を1.5〜2mm短くして再形成するか，もしくはMTAセメントでアピカルプラグを行うか，またはカスタマイズしたガッタパーチャを作製し充填することになる．根管内と連続性のない飛び出たガッタパーチャは，生体の反応による被包化を期待するか，外科的に除去する．

　ガッタパーチャ除去には完璧な方法はなく，いろいろな方法を組み合わせて除去せざるをえないので，諦めずトライしてほしい．

Case 8　根尖から出た充填材の除去

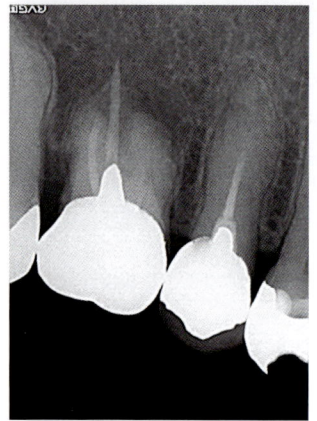

8-1　術前．6|の近心根は充填されておらず，口蓋根の充填材は根尖を越えている

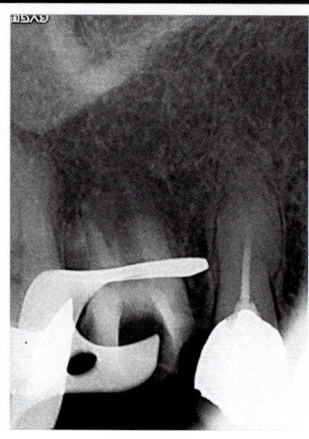

8-2　改良型Hファイルにて口蓋根の充填材を除去

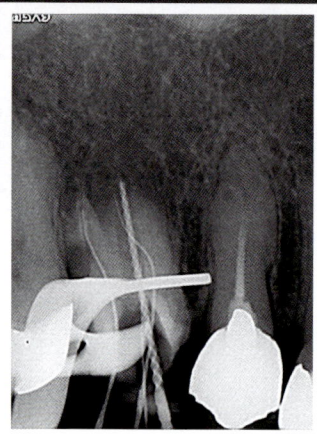

8-3　作業長測定．近心根はやはり2根であった

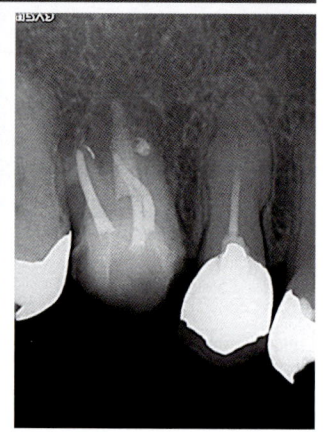

8-4　口蓋根はMTAセメントにて根管充填を行った

Case 9　MTAセメントで充填された根管の再治療

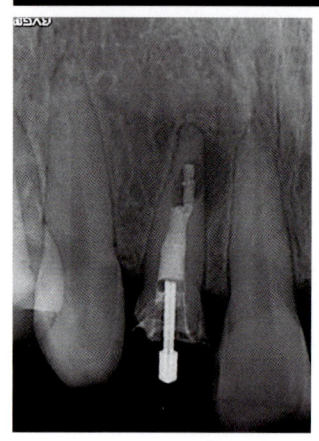

9-1　術前．ポスト付きのテンポラリーが装着されており，根尖1/3に内部吸収と近心側方部に病変が認められる．内部吸収部の充填は隙間があり不十分である

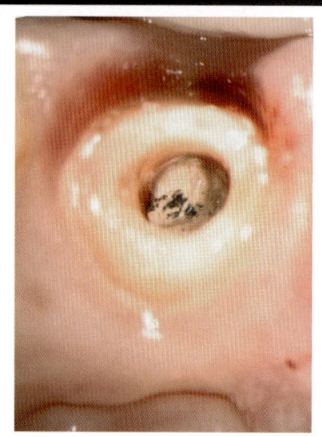

9-2　テンポラリーを除去すると白色の充填物が見られ，超音波チップで削除を試みるもほとんど削れることなく黒色の傷ができたのみであったため，MTAセメントと判断

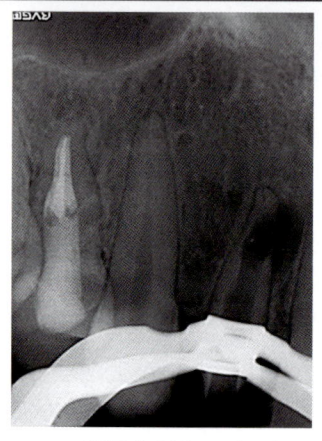

9-3　隔壁作製後にバーとダイヤモンドチップでMTAセメントを削除

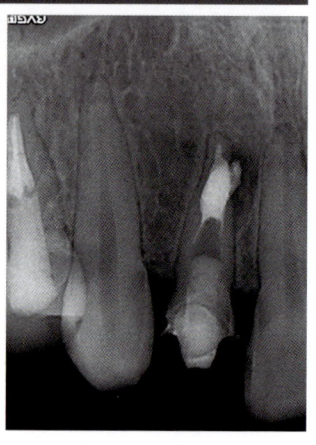

9-4　術後．根管治療後にMTAセメントで充填

2．その他の根管充填材除去

　　綿栓根管充填材は超音波チップとKファイルで除去し，糊剤根管充填材はファイルタイプの超音波チップで除去する．今では懐かしいシルバーポイントは，超音波チップで周囲のセメントを除去してからプライヤー等で引き抜くようにして除去する[19]．

　　近年，MTAセメントにて根管充填を行うこともあるが，その除去はたいへん困難であり，超音波チップでも完全に除去することはできない．また，溶解させることもできないため，切削で対応せざるをえない[20]．したがって，MTAセメントでの根管充填は限られた症例でのみ行われるべきである（*Case 9*）．

文　献

1) Friedman S, Stabholz A. Endodontic retreatment—case selection and technique. Part 1：Criteria for case selection. *J Endod.* 1986；**12**(1)：28-33.
2) Stabholz A, Friedman S. Endodontic retreatment—case selection and technique. Part 2：Treatment planning for retreatment. *J Endod.* 1988；**14**(12)：607-614.
3) Gutmann JL, Lovdahl PE, eds. Problem solving in endodontics；prevention, identification and management. 5th ed. Mosby, 2011；281-285.
4) Ruddle CJ. Nonsurgical retreatment. *J Endod.* 2004；**30**(12)：827-845.
5) Lindemann M, Yaman P, Dennison JB, Herrero AA. Comparison of the efficiency and effectiveness of various techniques for removal of fiber posts. *J Endod.* 2005；**31**(7)：520-522.
6) Plotino G, Pameijer CH, Grande NM, Somma F. Ultrasonics in endodontics: a review of the literature. *J Endod.* 2007；**33**(2)：81-95.
7) Altshul JH, Marshall G, Morgan LA, Baumgartner JC. Comparison of dentinal crack incidence and of post removal time resulting from post removal by ultrasonic or mechanical force. *J Endod.* 1997；**23**(11)：683-686.
8) Eriksson AR, Albrektsson T. Temperature threshold levels for heat-induced bone tissue injury：a vital-microscopic study in the rabbit. *J Prosthet Dent.* 1983；**50**(1)：101-107.
9) Budd JC, Gekelman D, White JM. Temperature rise of the post and on the root surface during ultrasonic post removal. *Int Endod J.* 2005；**38**(10)：705-711.
10) Garrido AD, Fonseca TS, Alfredo E, Silva-Sousa YT, Sousa-Neto MD. Influence of ultrasound, with and without water spray cooling, on removal of posts cemented with resin or zinc phosphate cements. *J Endod.* 2004；**30**(3)：173-176.
11) Huttula AS, Tordik PA, Imamura G, Eichmiller FC, McClanahan SB. The effect of ultrasonic post instrumentation on root surface temperature. *J Endod.* 2006；**32**(11)：1085-1087.
12) Giuliani V, Cocchetti R, Pagavino G. Efficacy of ProTaper universal retreatment files in removing filling materials during root canal retreatment. *J Endod.* 2008；**34**(11)：1381-1384.
13) Gu LS, Ling JQ, Wei X, Huang XY. Efficacy of ProTaper Universal rotary retreatment system for gutta-percha removal from root canals. *Int Endod J.* 2008；**41**(4)：288-295.
14) Hülsmann M, Bluhm V. Efficacy, cleaning ability and safety of different rotary NiTi instruments in root canal retreatment. *Int Endod J.* 2004；**37**(7)：468-476.
15) Ring J, Murray PE, Namerow KN, Moldauer BI, Garcia-Godoy F. Removing root canal obturation materials：a comparison of rotary file systems and re-treatment agents. *J Am Dent Assoc.* 2009；**140**(6)：680-688.
16) Wilcox LR, Juhlin JJ. Endodontic retreatment of Thermafil versus laterally condensed gutta-percha. *J Endod.* 1994；**20**(3)：115-117.
17) Erdemir A, Eldeniz AU, Belli S, Pashley DH. Effect of solvents on bonding to root canal dentin. *J Endod.* 2004；**30**(8)：589-592.
18) Erdemir A, Eldeniz AU, Belli S. Effect of gutta-percha solvents on mineral contents of human root dentin using ICP-AES technique. *J Endod.* 2004；**30**(1)：54-56.
19) Sieraski SM, Zillich RM. Silver point retreatment：review and case report. *J Endod.* 1983；**9**(1)：35-39.
20) Boutsioukis C, Noula G, Lambrianidis T. *Ex vivo* study of the efficiency of two techniques for the removal of mineral trioxide aggregate used as a root canal filling material. *J Endod.* 2008；**34**(10)：1239-1242.

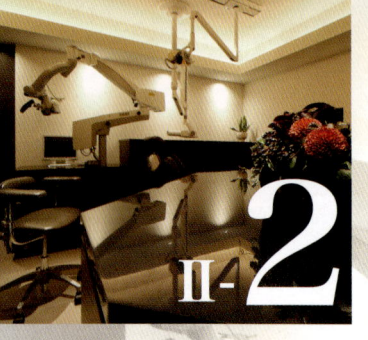

II-2 破折ファイルは取るべきか，取らないべきか？

　日々の臨床において本当の意味で破折ファイルを除去しなければならない症例はどれくらいあるだろうか？　また，自分自身がファイルを破折する頻度はどれくらいであろうか？　このように考えてみると，頻繁に起こることではないと言えるであろう．しかし，実際にその場面に直面すると，どのように説明し，処置したらよいだろうかと不安に駆り立てられる．

　そこで，本稿ではそのような場面に遭遇しても，パニックにならないための問題解決法を紹介する．しかし，本稿で解説する除去法は，すべて根管内からの除去であり，外科的な除去ではないので注意していただきたい．

破折ファイルのメカニズム

　破折ファイルの除去について解説する前に，ファイルがどのように破折するのか，そして破折させないための注意点を紹介する．

　破折ファイルのメカニズムとしては延性破壊と脆性破壊の2つがあげられ，単独または両者によって発生する．

　延性破壊は，破壊するまでに大きな塑性変形を伴うのが特徴で，常温の鋼や銅，アルミなど比較的伸びの大きい金属材料に過大な荷重を加えて破断させると見られる破壊形態である．一般に大きな変形を伴いながら最終的に破断するため，破壊の兆候が検知できる場合が多い．臨床では手用ステンレススチール器具等の回転操作そのもののねじれ (Torsional Stress) に伴う破折があげられる（図1）．

　一方，脆性破壊は，破壊に至るまでにほとんど塑性変形を伴わず，突然パキっと割れるようなイメージである．亀裂は高速に伝搬し，破面は平滑なのが特徴で，ガラスや陶器などの脆性材料はもちろん，通常は延性破壊を起こす金属材料でも低温では脆性破壊を起こすこともある[1〜6]．特にNiTiロータリーファイルの破折の原因は，繰り返し使用したことにより金属の内部または表面に物性破壊が生じる周期的な金属疲労（Cyclic Fatigue）が多いと報告されており（図2）[7]，破折の頻度はNiTiロータリーファイルは手用ファイルよりも高い[8]．

　Torsional Stress Fracture は過剰な回転トルクや湾曲根管での器具先端部の食い込みによって起こりやすく[9]，Cyclic Fatigue Fracture は器具操作中に突然起こることが多い．これらを防ぐためにもNiTiロータリーファイルを使用する前にはGlide Path（NiTiロータリーファイルを使用するための予備拡大）を確保する[10]．

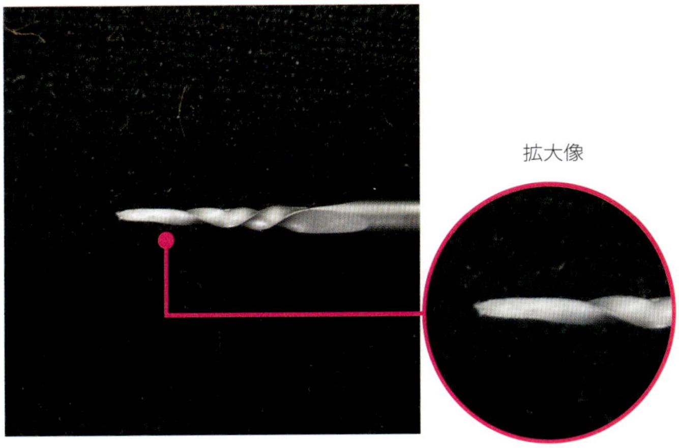

図1 ねじれ疲労破折（Torsional Stress Fracture）
延性破壊．回転そのものによるねじれ破折で，破壊の兆候が検知できる場合が多い

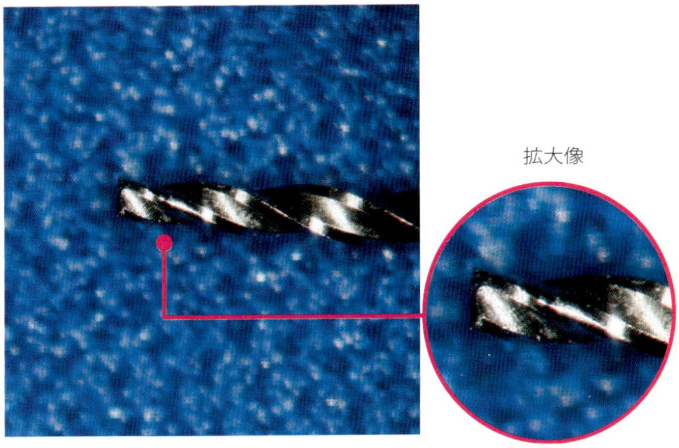

図2 周期的疲労破折（Cyclic Fatigue Fracture）
脆性破壊．塑性変形を伴わずにパキッと折れるイメージ

破折させないようにするためには，臨床で特に以下のことに注意してNiTiロータリーファイルを使用する．

① 使用前の器具の確認（伸びや変形があればただちに廃棄する）
② 器具の定期的な交換（器具の滅菌回数を決めて廃棄するのも一つの案である）
③ 乱暴な器具操作は慎む（無理に押さない）
④ NiTiロータリーファイルは回転数とトルクを厳守する
⑤ NiTiロータリーファイル使用前にはGlide Pathを形成する
⑥ 根管内を乾燥させない（潤滑剤を使用する）

破折ファイル除去の意思決定

もし臨床で破折ファイルに遭遇した場合，まず"取るべきか，取らないべきか"の意思決定が重要となるが，実際に破折ファイルは根管治療の予後にどれくらい影響を及ぼすのであろうか．Spiliら[11]は，破折ファイルの頻度は数％であり，その治癒にはほとんど影響しないと報告している[12, 13]．したがって，除去には確固たる意思決定が必要であり，何が何でも除去する必要はない．一歩間違うと，治療という名の根管破壊に繋がりかねない．

意思決定を行ううえで，術前に破折ファイルが見られた場合は"感染の程度がどれくらいなのか"，術中にファイルが破折した場合は"根管治療の進捗状況がどこまで進んでいるのか"がキーポイントになる．また，根管内から除去が可能か否かの意思決定も行う．そして，除去する場合には診療環境（マイクロスコープや各種超音波チップ等の設備面，十分な診療時間の確保）やテクニカルスキルは言うまでもなく必要である．

　筆者は，臨床で破折ファイルに遭遇した場合に次の事項を考慮し，その意思決定を行っている．

1. 取るべきか，取らないべきか

（1）術前に破折ファイルが存在する場合；感染の程度はどれくらいなのか

　治療を必要としている歯の術前のX線写真で破折器具が根管内に確認できれば，以下を診査する．

　① 根尖病変の有無
　② 根管充填の状態（質）
　③ 臨床症状

Case 1　破折ファイルの経過観察症例1

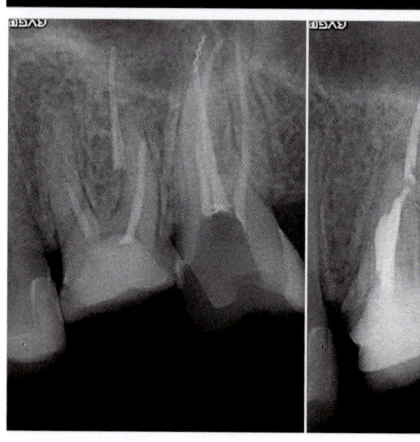

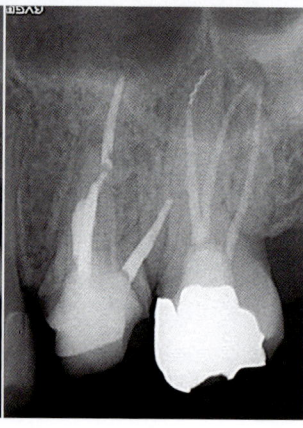

1-1 術前．⏗は他医院で抜髄後，根管充填されていたが，口蓋根根尖部に破折ファイルが見られる．病変がなく充填も緊密，症状もないため，ファイルは除去せず，破折ファイル上端部まで形成し緊密に根管充填
1-2 1年経過後，特に問題は起こっていない

Case 2　破折ファイルの経過観察症例2

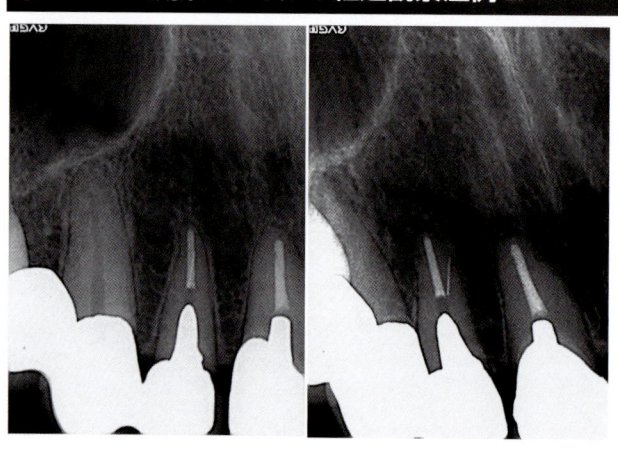

2-1 術前の正方線撮影
2-2 術前の偏近心撮影．正方線撮影したものではわからないが，偏心撮影をすると近心側に破折ファイルが見られる．病変や症状もないため，修復物を再製作する理由で再根管治療を開始したとしても積極的に除去する必要はない

Case 3 　7 の抜髄症例

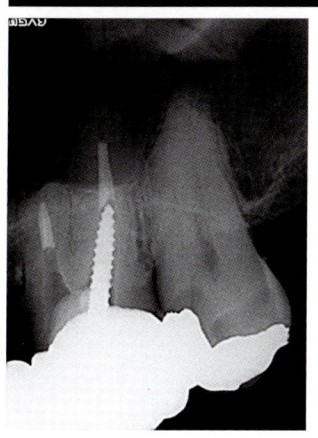

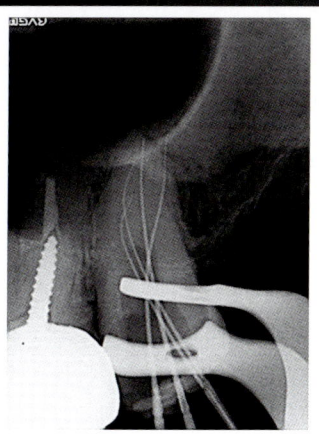

3-1　術前

3-2　作業長測定時

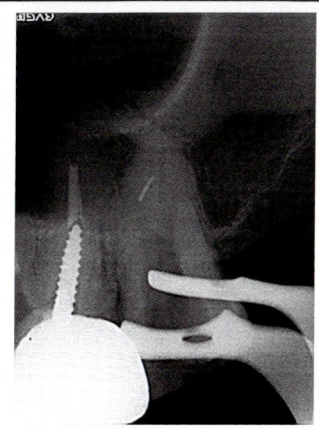

3-3　最終形成時，根尖部でNiTiロータリーファイルが破折した

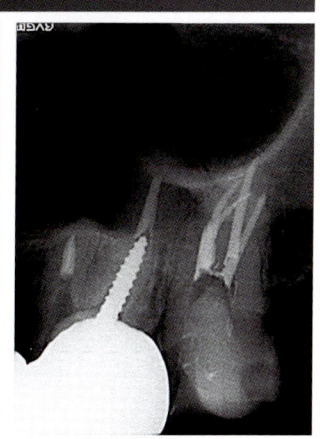

3-4　術後．できるところまで形成し，洗浄後に根管充填

　補綴物を再作製する症例であっても，病変がなく充填も緊密で，症状もなければ，除去はせず，破折ファイル上端部のできるところまで形成し緊密に根管充填を行い，経過観察を行う（Case 1, 2）．しかし，根尖病変が存在する場合は除去する必要性が高くなる．また，痛みの既往があればなおさら必要である．ただし，痛みの原因が破折ファイルの存在する根管なのかを精査することが重要である．

（2）術中の破折；根管治療の進捗状況がどこまで進んでいるのか

　術中にファイルが破折した場合は，根管治療の進捗状況により2つに分けて考える．ラバーダム防湿下で根管拡大・形成が初期～中期の段階で器具が破折した場合は，細菌の除去または減少が十分達成されていないので，除去を考えたほうがよい．しかし反対に，十分な根管形成・洗浄が終了した段階で器具が破折した場合，除去する必要はないと考えている．

　そのほか，生活歯髄を抜髄している場合，根尖部でぴったりとファイルが破折すれば除去する必要はないと考えられ（生活歯髄であるため，感染の度合いは失活歯や再治療歯に比べて低いと考えられることも考慮），また失活歯でも根尖病変がX線写真では認められず，症状もなく形成の終盤で根尖付近でファイル破折が起これば，その上端まで十分に洗浄を行い水酸化カルシウムで一度貼薬し，その後に緊密に充填して経過観察を行うようにしており，積極的に除去は行わない（Case 3）．

2．根管内から破折ファイル除去が可能か

　上記の項目から除去するとの意思決定がなされれば，次に根管内から除去可能か否かを決定する．その決定には以下の2つの点に関して考察する．なお，無理に根管内から除去する必要はなく，外科的除去（歯根端切除術や意図的再植術と同時に行う）も必ず選択肢に入れておく必要がある．臨床では，根管内から試みるも除去できず，外科的除去に移行することもあるため，患者さんにも術前に説明しておくべきである．

（1）マイクロスコープ下で破折ファイルが見えるか

　ルーペ等で見えるところは別として，根管内ではマイクロスコープで確認できなければ除去は行わない．しかし，X線写真ではかなり深部に存在するように見えても，マイクロスコープでは意外と見える場合があるため，X線写真だけで判断するのは禁物である．基本的には湾曲点を越えたところの破折ファイル除去は行わないほうがよい．また，湾曲の手前にある場合でも，除去中に破折片が根尖側方向に進んでしまい見えなくなることもあり，このようになると根管内からの除去は無理である．

　つまり，見えないところを手探りで処置することは不可能に近く，仮にできたとしても偶然かパーフォレーションを伴った無惨な結末となるであろう．このような場合は外科的に除去すべきである．当然，難易度は湾曲点に近ければ，または根尖部近くになればなるほど高くなる（図3）．

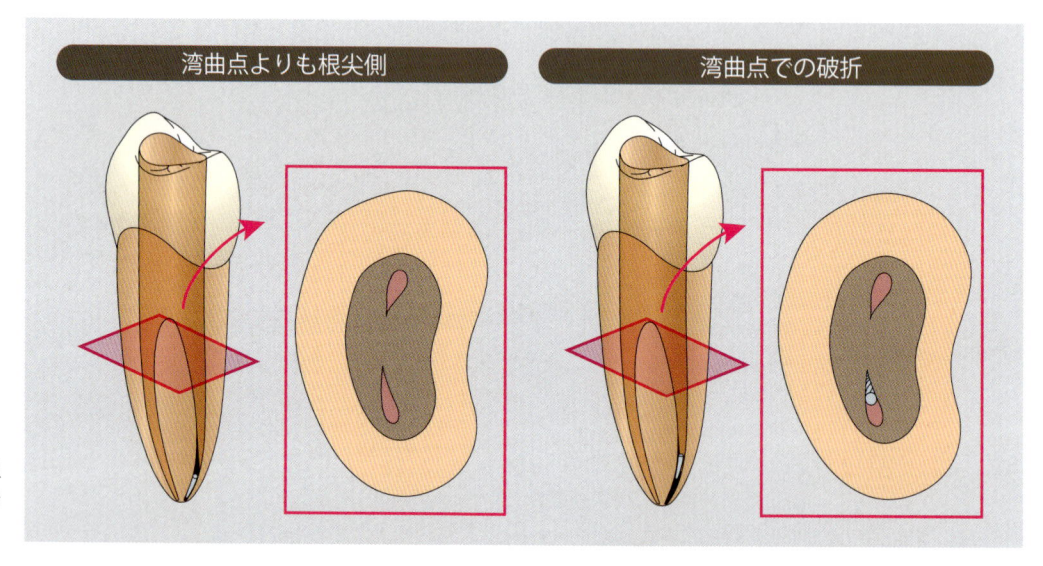

図3　マイクロスコープで確認できるか？

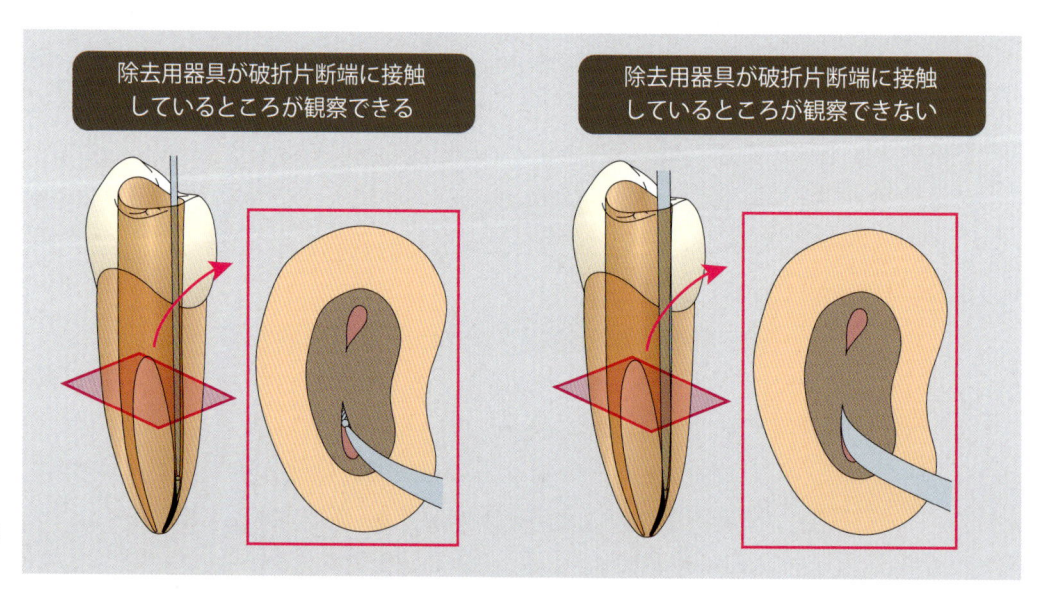

図4　根管内から除去できるのか？

(2) 除去用器具が破折片の断端に接触するのか

　マイクロスコープで破折片が確認できても，除去用器具がその断端に接触しているのかが見えずに行うと，歯質の過剰切削やパーフォレーション等の二次的偶発症が起こるため，このような場合も根管内から除去しないほうが得策であり，外科的除去を計画する（図4）．

　また，除去に関する難易度は，破折片の位置，長さ，太さ，そして対象歯の位置と歯根の長さや患者さんの開口量等が関係してくる[14～17]．このように，実際の臨床では破折ファイルを取るべきか否かの意思決定を行い，次に治療計画として根管内から除去可能か否かの意思決定を行うようにしている．

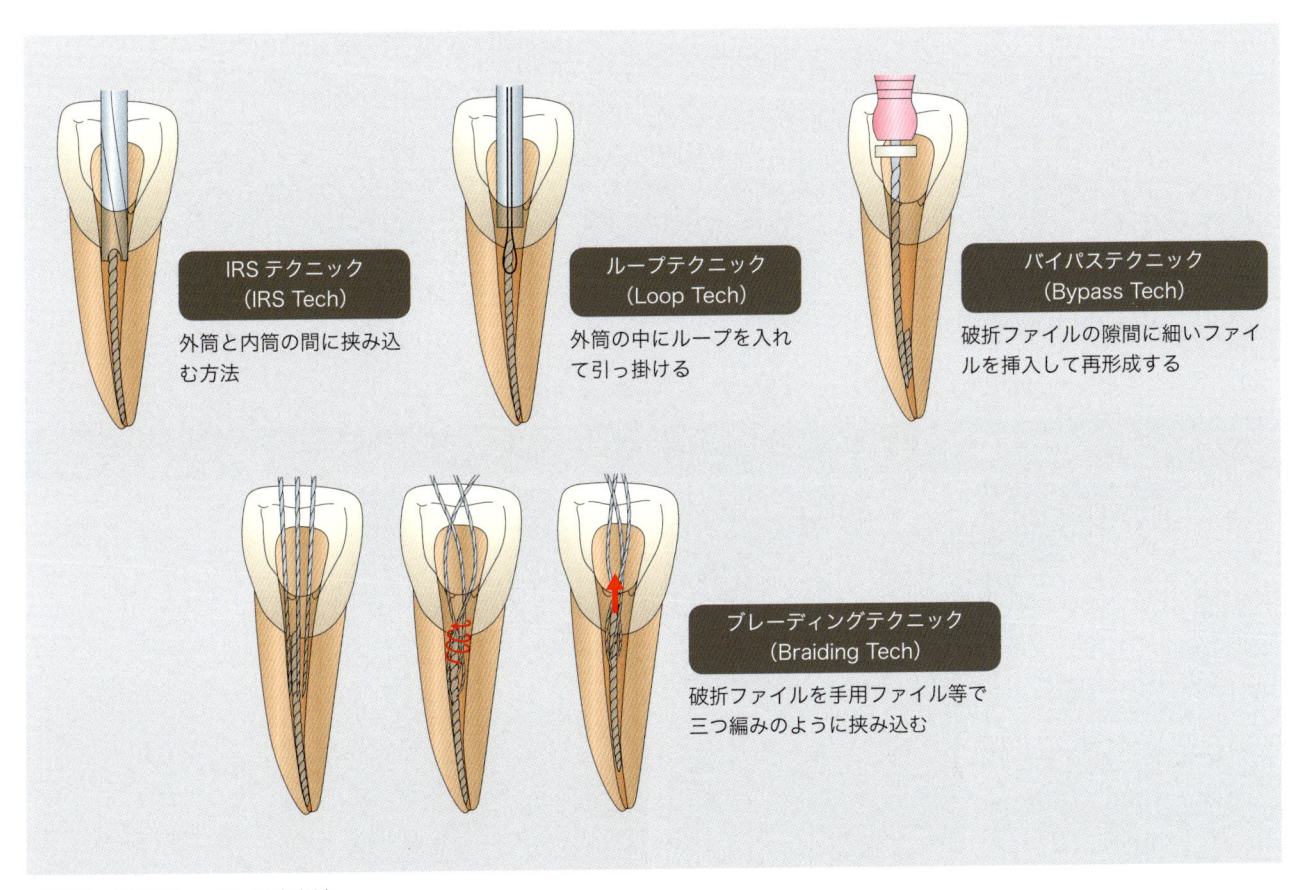

破折ファイルの除去法

　破折ファイルの除去については，いろいろな方法が発表されているが，超音波チップを用いた除去法とバイパステクニックによるものが主流であると思われる．症例によっては，ループテクニックやブレーディングテクニック，IRSテクニックも適応するが，その範囲はさほど広くはない（図5）．

図5　破折ファイルの除去法

1. ステージングプラットフォームテクニック

　超音波チップを使用した破折ファイル除去法をステージングプラットフォームテクニックと呼ぶ（図6）[18]．破折片の上部に基底面を形成し，除去用超音波チップの先端を歯質と破折片の隙間に挿入する．この時，根管内は乾燥状態で，チップを反時計回りに回転させながら振動を与える．しかしながら，現在では近遠心的歯質の温存を優先するため，頬舌的に超音波チップをペッキングするように器具操作を行っている．その後，シリンジで洗浄液もしくは精製水を根管内に満たし，根管内を湿潤状態にしてから，キャビテーション効果を併用しながら行う．この操作を繰り返し行うことで，根管内から破折ファイルが飛び出すように除去できる．

　注意点としては，超音波装置のモードはエンドモードにし，パワー設定は低い値から徐々に上げていくことである．いきなり高いパワーを使用してしまうと，チップの先端

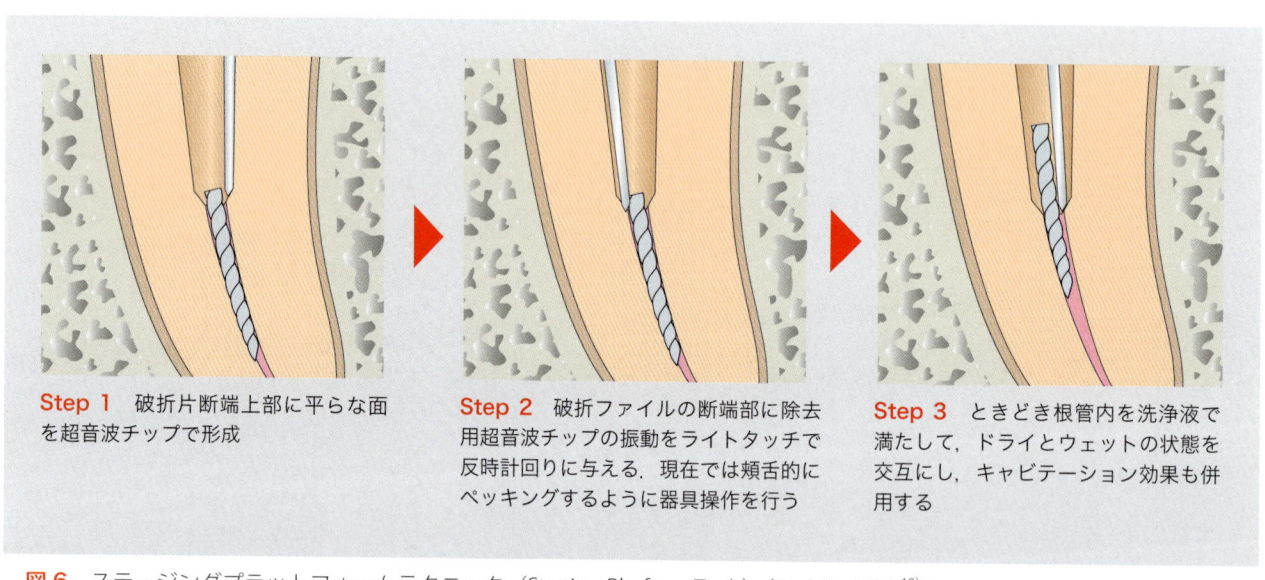

Step 1　破折片断端上部に平らな面を超音波チップで形成

Step 2　破折ファイルの断端部に除去用超音波チップの振動をライトタッチで反時計回りに与える．現在では頬舌的にペッキングするように器具操作を行う

Step 3　ときどき根管内を洗浄液で満たして，ドライとウェットの状態を交互にし，キャビテーション効果も併用する

図6　ステージングプラットフォームテクニック（Staging Platform Tech）（Ruddle 2004[18]）

Case 4　⎾7 の再治療症例

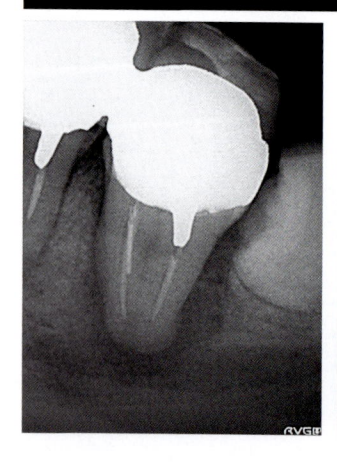

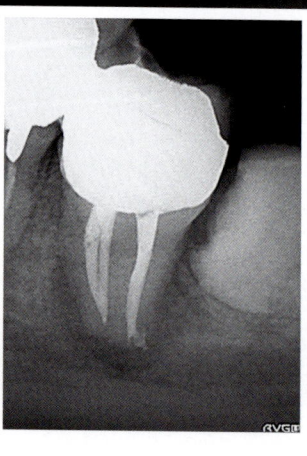

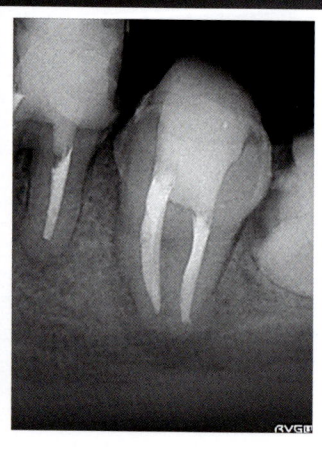

4-1　術前．近心舌側に破折ファイルが見られる
4-2　根管充填後
4-3　術後3カ月．治癒傾向を示している

がすぐに破折したり，超音波チップによる根管内クラックや破折という二次的偶発症になりかねない．また，乾燥した状態のみで器具操作をすると，発熱に伴い，歯周組織にダメージを与えることになるので，操作中は根管内を乾燥状態と湿潤状態の交互にし，冷却を決して怠らないことが重要である[19]（*Case 4, 5*）．そして，除去できなかった場合は無理をせずに諦めて，形成したところまで洗浄し，緊密に根管充填を行い，外科的除去に切り替える（*Case 6*）．

2．バイパステクニック

　バイパステクニックは細いファイルで同じく内湾側をネゴシエーションしながら隙間を作り，徐々に大きなファイルにサイズアップする．この場合も無理はせずに，穿通しなければできるところまで洗浄，根管充填を行い経過観察する．そして，問題が起これ

Case 5　7⏌の再治療症例

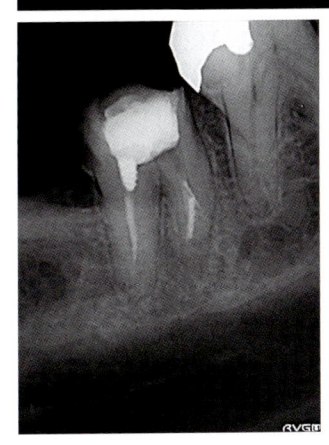

5-1 術前．主訴は根尖部の灼熱感で，近心舌側に2種類の破折ファイルが存在

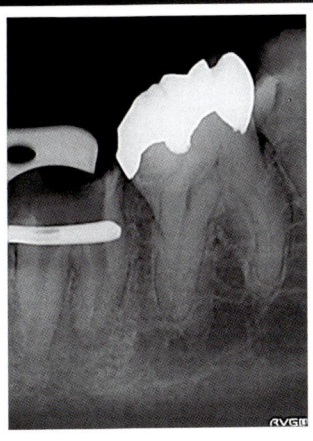

5-2 ファイル除去後（除去の実際は動画参照）

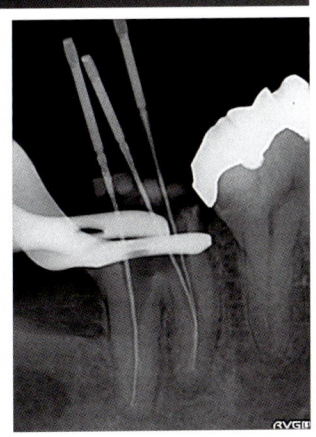

5-3 作業長の測定

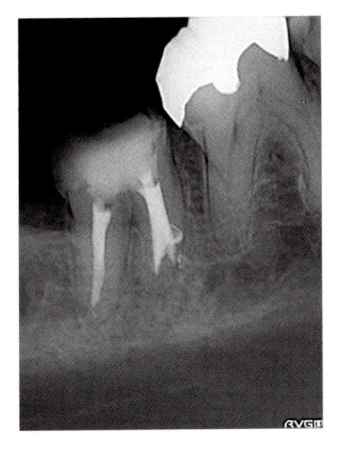

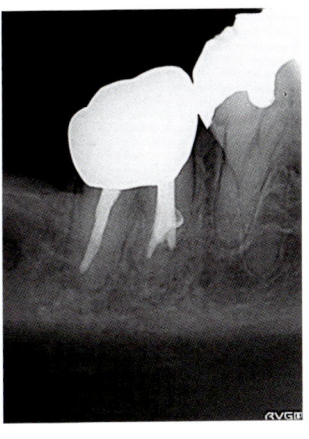

5-4 根管充填後

5-5 クラウン装着から2年が経過しているが，初診時のような疼痛や違和感もない

動画で確認：破折ファイル除去

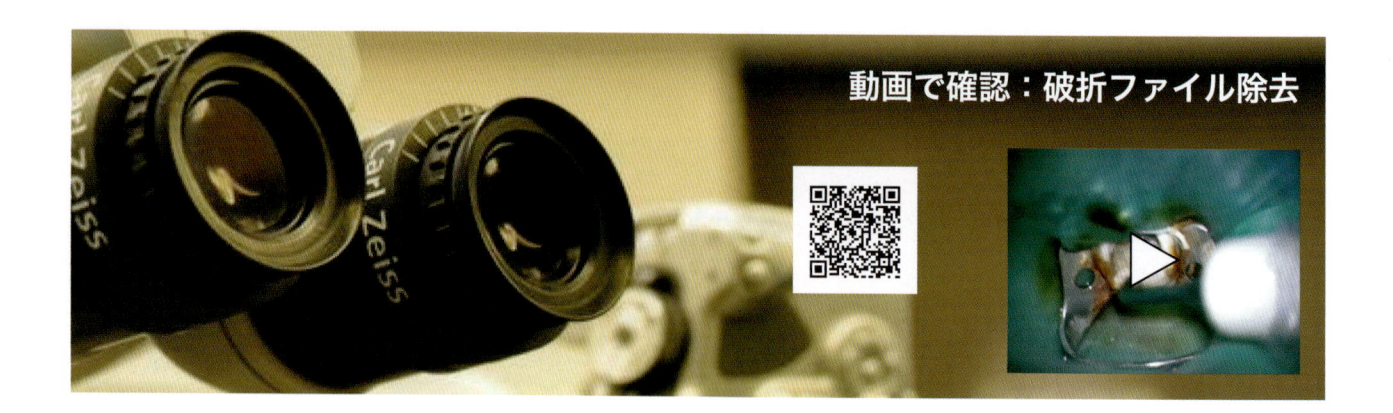

Case 6 外科的除去

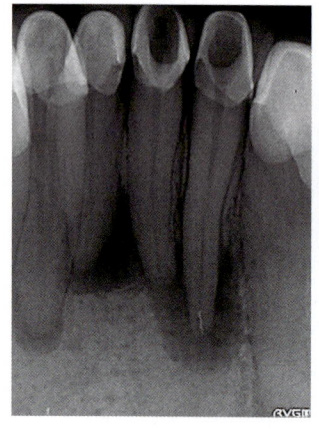

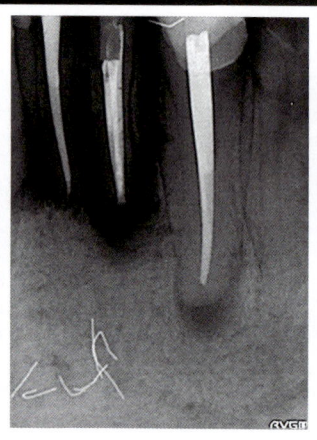

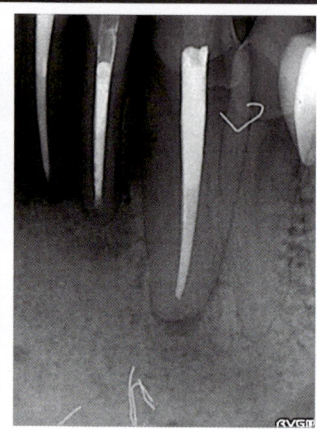

6-1 術前．|2 根尖部に破折器具が見られる
6-2 根管充填後に歯根端切除術を行った．なお，患者さんは粘膜部に金糸を入れており，その一部が写っている
6-3 術後6カ月．根尖部は治癒傾向を示している

ば外科的に対応する．ただし，特に根尖部1/3でのバイパステクニックはパーフォレーションを起こす危険性が高く，パーフォレーションを起こした場合は予後不良となる[20]．
　除去を行ううえで重要なポイントは，破折ファイルの除去ばかりを考えるのではなく，いかに残存歯質を温存するかである．

　破折ファイルは必ずしも除去する必要はなく，除去が必要であればその知識と技術を集約させて挑むべきである．そして，破折ファイル除去がどれくらい必要であるのかをもう一度よく考えていただきたい．マイクロスコープの登場以来，"破折ファイル"という言葉が一人歩きして，あたかも除去できることがすばらしい技術であると思い込んでいる歯科医師が存在するのも事実である．また，患者さんのなかにはこの単語に敏感な方もいるので，注意しないと医事紛争に巻き込まれることも考えられる．つまり，根管治療の目的は根尖性歯周炎の治療と予防であり，破折ファイル除去が目的ではないということをお忘れないように．

文 献

1) Plotino G, Grande NM, Cordaro M, Testarelli L, Gambarini G. Measurement of the trajectory of different NiTi rotary instruments in an artificial canal specifically designed for cyclic fatigue tests. *Oral Surg Oral Med Oral Pathol Oral Radiol Endod.* 2009; **108**(3):e152-156.
2) Plotino G, Grande NM, Cordaro M, Testarelli L, Gambarini G. A review of cyclic fatigue testing of nickel-titanium rotary instruments. *J Endod.* 2009; **35**(11): 1469-1476.
3) Sattapan B, Palamara JE, Messer HH. Torque during canal instrumentation using rotary nickel-titanium files. *J Endod.* 2000; **26**(3): 156-160.
4) Sattapan B, Nervo GJ, Palamara JE, Messer HH. Defects in rotary nickel-titanium files after clinical use. *J Endod.* 2000; **26**(3): 161-165.
5) Yum J, Cheung GS, Park JK, Hur B, Kim HC. Torsional strength and toughness of nickel-titanium rotary files. *J Endod.* 2011; **37**(3): 382-386.
6) Park SY, Cheung GS, Yum J, Hur B, Park JK, Kim HC. Dynamic torsional resistance of nickel-titanium rotary instruments. *J Endod.* 2010; **36**(7): 1200-1204.
7) Alapati SB, Brantley WA, Svec TA, Powers JM, Nusstein JM, Daehn GS. SEM observations of nickel-titanium rotary endodontic instruments that fractured during clinical use. *J Endod.* 2005; **31**(1): 40-43.
8) Iqbal MK, Kohli MR, Kim JS. A retrospective clinical study of incidence of root canal instrument separation in an endodontics graduate program: a PennEndo database study. *J Endod.* 2006; **32**(11): 1048-1052.
9) Gambarini G. Rationale for the use of low-torque endodontic motors in root canal instrumentation. *Endod Dent Traumatol.* 2000; **16**(3): 95-100.
10) Patiño PV, Biedma BM, Liébana CR, Cantatore G, Bahillo JG. The influence of a manual glide path on the separation rate of NiTi rotary instruments. *J Endod.* 2005; **31**(2): 114-116.
11) Spili P, Parashos P, Messer HH. The impact of instrument fracture on outcome of endodontic treatment. *J Endod.* 2005; **31**(12): 845-850.
12) Al-Fouzan KS. Incidence of rotary ProFile instrument fracture and the potential for bypassing *in vivo*. *Int Endod J.* 2003; **36**(12): 864-867.
13) Saunders JL, Eleazer PD, Zhang P, Michalek S. Effect of a separated instrument on bacterial penetration of obturated root canals. *J Endod.* 2004; **30**(3): 177-179.
14) Souter NJ, Messer HH. Complications associated with fractured file removal using an ultrasonic technique. *J Endod.* 2005; **31**(6): 450-452.
15) Shen Y, Peng B, Cheung GS. Factors associated with the removal of fractured NiTi instruments from root canal systems. *Oral Surg Oral Med Oral Pathol Oral Radiol Endod.* 2004; **98**(5): 605-610.
16) Hülsmann M, Schinkel I. Influence of several factors on the success or failure of removal of fractured instruments from the root canal. *Endod Dent Traumatol.* 1999; **15**(6): 252-258.
17) Pruett JP, Clement DJ, Carnes DL Jr. Cyclic fatigue testing of nickel-titanium endodontic instruments. *J Endod.* 1997; **23**(2): 77-85.
18) Ruddle CJ. Nonsurgical retreatment. *J Endod.* 2004; **30**(12): 827-845.
19) Madarati AA, Qualtrough AJ, Watts DC. Factors affecting temperature rise on the external root surface during ultrasonic retrieval of intracanal separated files. *J Endod.* 2008; **34**(9): 1089-1092.
20) Tzanetakis GN, Kontakiotis EG, Maurikou DV, Marzelou MP. Prevalence and management of instrument fracture in the postgraduate endodontic program at the Dental School of Athens: a five-year retrospective clinical study. *J Endod.* 2008; **34**(6): 675-678.

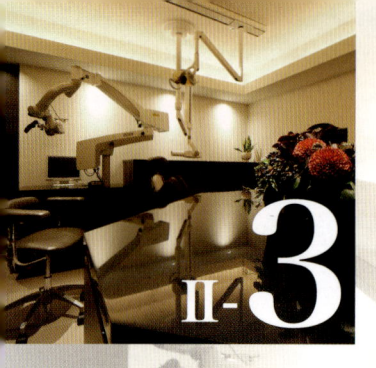

II-3 パーフォレーションに遭遇したら，どうするか？

　再根管治療のさまざまな問題の一つにあげられるパーフォレーションであるが，その治療をオプションとして取り入れることができれば診療の幅が広がるばかりではなく，患者さんとともに歯牙保存の価値を共有できると考えられる．以前では抜歯を余儀なくされていた症例においても，あまり複雑な処置を施さなくても再治療が可能となっており，本稿ではその詳細を解説する．

パーフォレーションとは？

　パーフォレーションと言っても，①治療を開始する前から存在するものと，②不幸にも術者みずから起こしてしまったものの2つが考えられる．しかし，どちらにしてみてもオリジナルの根管とは異なった箇所に穴があいてしまっていることには変わりなく，歯科医原的な傷害である．古くは，1961年にIngle[1]が"すべての根管治療の結果，9.6%でパーフォレーションが存在している"と報告し，Seltzer & Bender[2,3]が"根管治療失敗の原因のなかでも頻度の高い一つであった"と述べている．1994年にAlhadainy[4]は"パーフォレーションとは根管と歯周組織または口腔との間に人工的に形成された交通路である"と定義づけしている．

1．パーフォレーションの分類

　パーフォレーションが生じた部位により，①歯冠側1/3，②歯根中間部1/3，③根尖部1/3の3つに分けられる．

① 歯冠側1/3では，さらに歯冠部，髄床底部，根管口側方部の3種類に分けられる．また，歯冠部では歯肉縁上，歯肉縁下でなおかつ歯槽骨頂上，歯槽骨頂下に分類される．

② 歯根中間部1/3では，大臼歯の根管内湾側に発生するストリップパーフォレーションと，中間部における側方部パーフォレーションがある．

③ 根尖部1/3では，根尖孔の移動，根尖破壊，リッジに伴うパーフォレーションがあげられる．

このなかでも歯冠側1/3のパーフォレーションは歯周ポケットと交通すると予後が悪く，一方，根尖部1/3は外科的治療が可能な場合は予後が良好である．

2．組織学的見解

　パーフォレーション部を組織学的に見てみると，慢性的な炎症反応が常に存在し，上

皮性の肉芽組織がパーフォレーション部に充満して，歯根膜は寸断されている状態にある．

　Beaversら[5]は，無菌的な状態で髄床底と側方部におけるパーフォレーションの動物実験を行った結果，3つの治癒段階が考えられると述べている．第一段階（処置後2〜7日）では，人工的パーフォレーションが起こると早期に血餅，RBC（赤血球），PMNS（多形核白血球）は歯根膜と壊死を起こしているパーフォレーション部の周りに凝集し，受傷後4〜7日で線維芽細胞がパーフォレーション部に向かって集まり始める．第二段階（処置後7〜14日）では，血餅は吸収され，炎症性の細胞浸潤は減少し，肉芽化が進み線維芽細胞はパーフォレーションを起こしている象牙質部の表面に平行に整列する．第三段階（処置後14〜21日）においては，低いレベルで炎症はあるものの，新しく組織化された歯根膜により隣接する正常な歯根膜によく似た線維性に富んだ組織が観察される．そして，パーフォレーション部の象牙質に沿ってセメント様硬組織が沈着し，新生骨がパーフォレーション部に沿って形成されていた．

　また，Lantzら[6]は，早期にパーフォレーションリペアを行った場合と，遅れて処置を開始した場合，修復しなかった場合の3つに分けて調べた結果，早期に修復を開始したほうが上皮の嵌入もなく治癒が進んでいると報告している．

パーフォレーションリペアの予後を左右する因子

　1996年にFuss & Trope[7]は，パーフォレーションリペアの予後を左右する因子として，①時間，②大きさ，③位置，④アクセスの容易性，⑤修復材料の5項目をあげている．

1．時間的要因
　時間的要因に関しては，できるかぎり早期の処置が望ましい．遅れれば遅れるほど予後は悪くなる．処置が遅れると，骨破壊は進み，肉芽組織が根管内に多量に侵入し，その後の処置操作が困難となる．

2．大きさ
　大きさに関しては，小さいほうが予後は良く，大きくなると組織のダメージも大きくなり，止血が困難で封鎖性にも問題を生じる．

3．位置的要因
　位置的要因としては，前述のように歯冠側1/3，中間部1/3，根尖部1/3に分けられる．根尖部パーフォレーションは一見予後が悪いように思えるが，ダメージを受けた歯周組織および歯根部は限られた範囲にあり，健全な残存歯根膜・歯根が多く残っているため，予後は比較的良い．そして，歯冠側になるに従い予後不良となる．特に，根分岐部でのパーフォレーションは予後が悪く，骨吸収が進むだけでなく，歯周ポケットと交通してしまうと加速的に崩壊する．歯冠側でも同じく予後不良で，大臼歯の場合では咬合圧に耐えきれなくなり，歯牙破折を起こす可能性がある．

Matrix	Main
象牙質片	リン酸セメント
インジウム箔	Ca(OH)$_2$
ハイドロキシアパタイト	Cavit
FDBA	アマルガム
CollaCote	コンポジットレジン
Gelform	グラスアイオノマーセメント
Calcium Sulfate	S-EBA , IRM
	MTA セメント

図1 修復材料

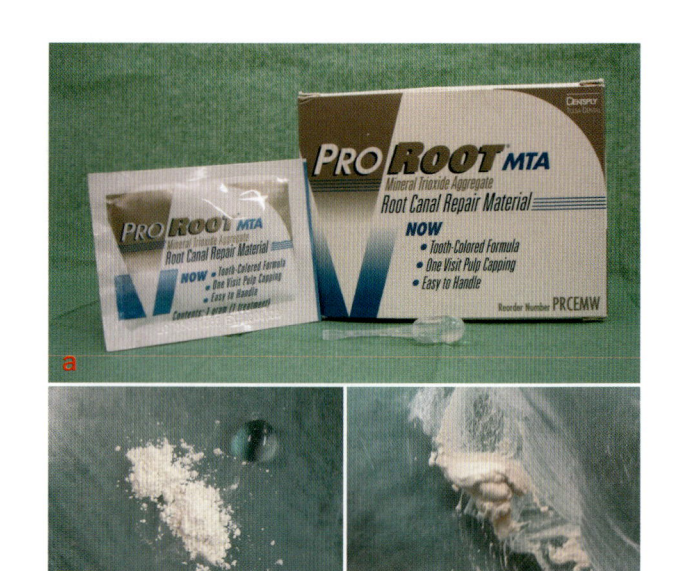

図2 MTA セメント
a 日本で手に入る白色の MTA セメント（デンツプライ三金）
b 粉と液の精製水
c クリーミーになるように混和する

4．アクセス

アクセスに関しては，現在マイクロスコープにより十分な光量の下，拡大して観察・処置が可能であるが，部位によっては熟練が必要である．

5．修復材料

修復材料はマトリックスと主たる充填材に分けて考える（図1）．これは1992年にLemon[8]が提唱した Internal Matrix Concept に基づいており，マトリックスとしての条件は，止血効果がある，修復材料の過剰充填を防ぐ，上皮細胞の増殖を抑えることができる基盤となる等があるが，現在では後述する MTA セメントの登場によりこのコンセプトはあまり考える必要がなくなってきている．Balla ら[9]は，主たる充填材の特徴として，生体親和性があり，毒性がなく，骨およびセメント質に適しており，封鎖性が良いことなどをあげている．実際に使用可能な材料としてはガッタパーチャやキャビット，水酸化カルシウム，アマルガム等が多く報告されているが，なかでも MTA セメントは特に治療成績が良く，今のところ信頼できる材料と言えるであろう[10〜16]．ただし，操作性は悪く，熟練が必要となる．Baek ら[17]は，アマルガム，Super EBA セメント，MTA セメントの3種類を根尖部歯周組織に応用し比較検討した結果，MTAセメントが最も組織安定性があったと報告している．また近年では，長期予後も報告されており，その信頼性は増している[18]．MTA セメントにもグレータイプとホワイトタイプの2種類があるが，この2つの臨床成績に有意差はなく[19]，日本ではホワイトタイプのみが販売されている（図2）．

CHAPTER II
3 パーフォレーションに遭遇したら，どうするか？

現在，予後を左右する因子のうち時間と大きさに関しては，MTAセメントという材料の恩恵であまり気にせずに行うことができる．

パーフォレーション発生の原因と予防法は？

原因として考えられる項目はアクセス，根管内器具操作，ポスト形成である．

アクセスに関しては，歯冠部分の解剖をよく理解したうえで大きすぎず小さすぎず，中心がズレることなく形成するが，特に歯冠歯根ともに長い歯や，石灰化している歯根，近遠心根が非常に狭窄している場合は注意する必要がある．このような場合には，Deutschら[20]の解剖学的ランドマークが参考になる（Case 1）．

Case 1　アクセス中にパーフォレーションを起こした症例

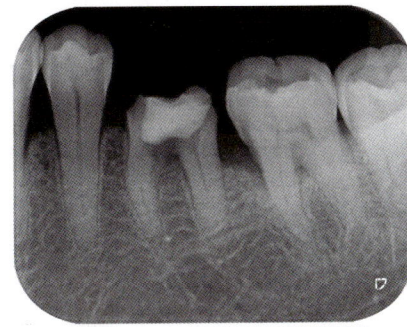

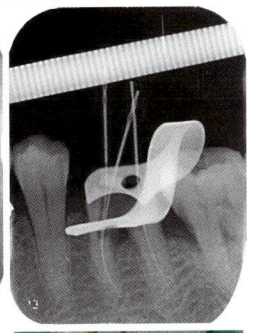

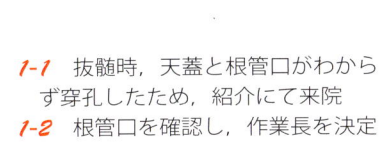

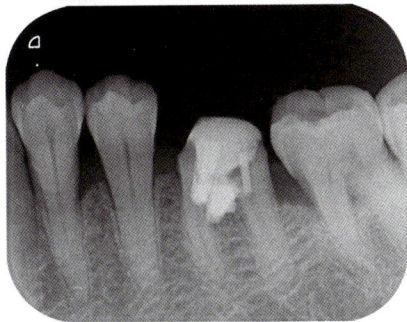

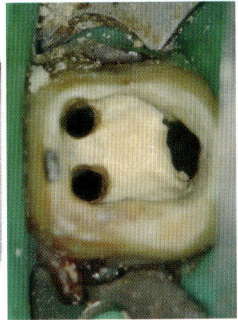

1-1　抜髄時，天蓋と根管口がわからず穿孔したため，紹介にて来院
1-2　根管口を確認し，作業長を決定

1-3　根管内にガッタパーチャポイントをシーラーを使用せずに挿入後，穿孔部をMTAセメントにて修復．余剰のMTAセメントが根管内に入らないよう，このような処置を行う
1-4　髄床底をすべてMTAセメントにて充填

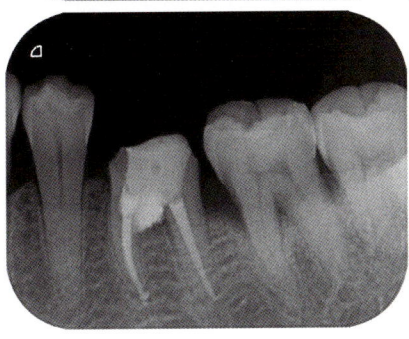

1-5　次回来院時にMTAセメントの硬化確認を行った後，もう一度十分洗浄し根管充填を行った

Case 2　根管探索中にパーフォレーションを起こした症例

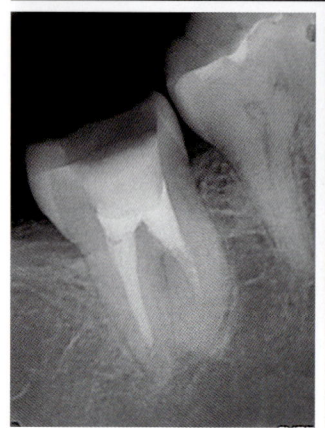

2-1　抜髄後，残りの根管を探索中に穿孔

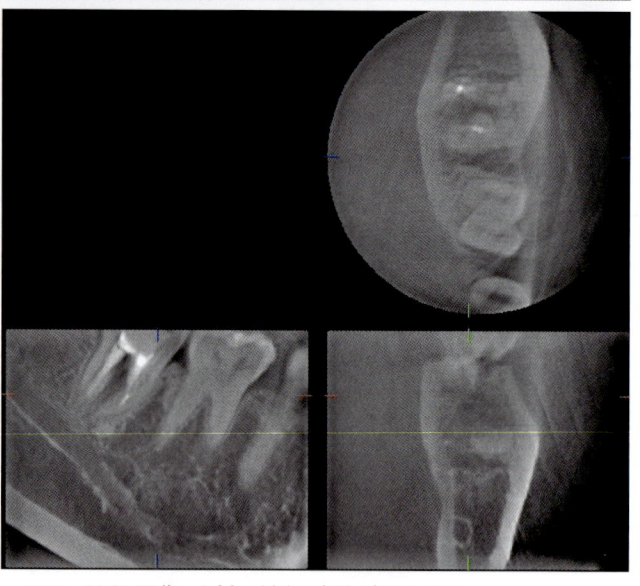

2-2　CBCT画像．近心舌側に穿孔が見られる

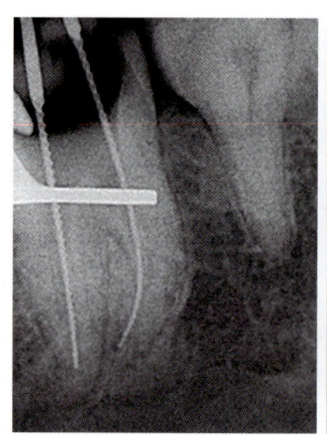

2-3　オリジナルの根管を見つけ出し，主根管を形成する

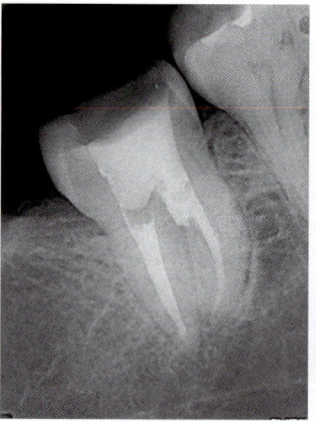

2-4　穿孔部をMTAセメントにて修復後，根管充填

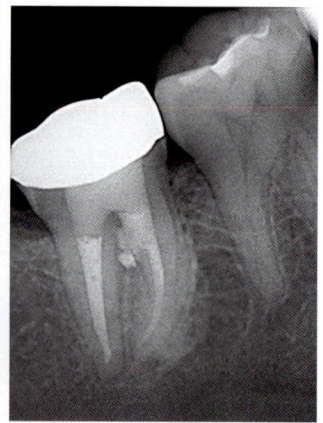

2-5　クラウン装着後1年．問題なく経過している

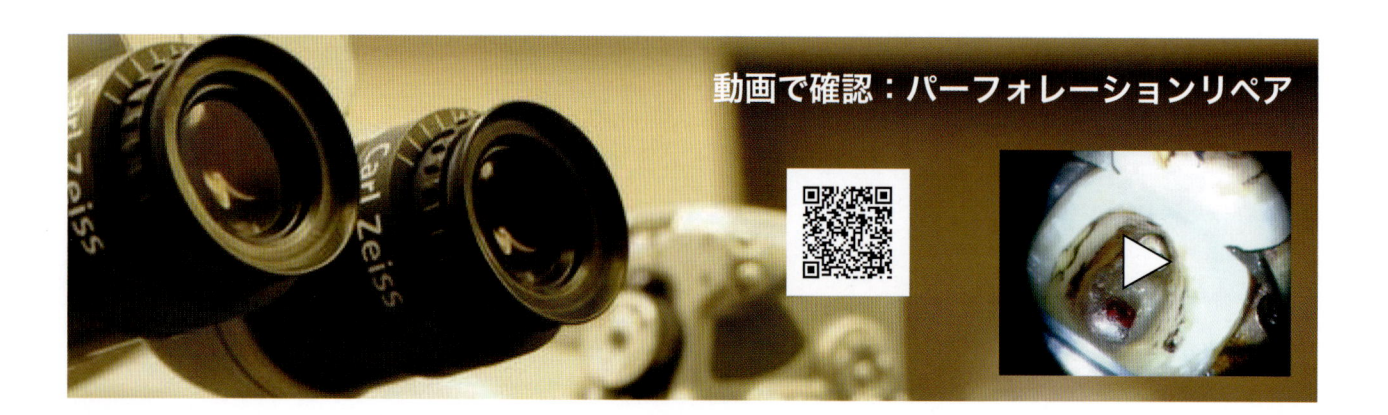

動画で確認：パーフォレーションリペア

Case 3 破折ファイル確認中にパーフォレーションを起こした症例

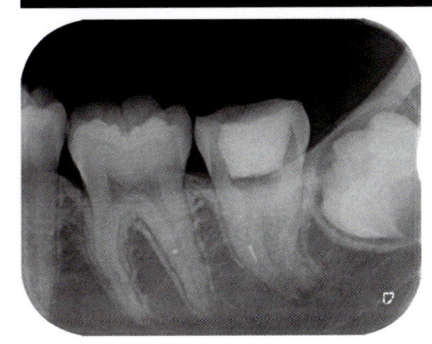

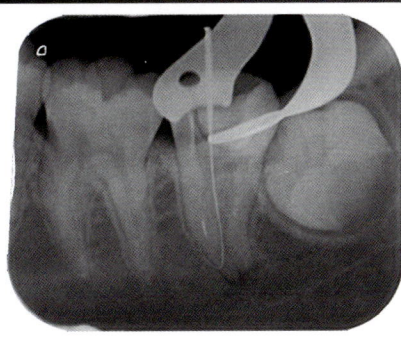

3-1 抜髄中にロータリーファイルが破折し，部位を確認しようと超音波チップで歯質を削除して，ファイルを挿入すると大量に出血してきたとのことで紹介され来院

3-2 破折ファイルと穿孔部の確認

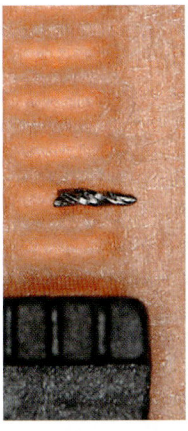

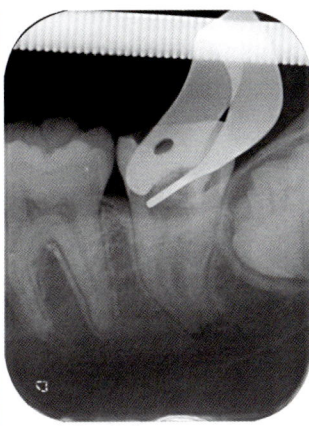

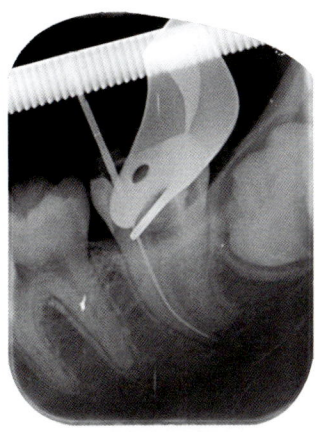

3-3 まずは破折ファイルを除去

3-4 除去後

3-5 近心根を形成

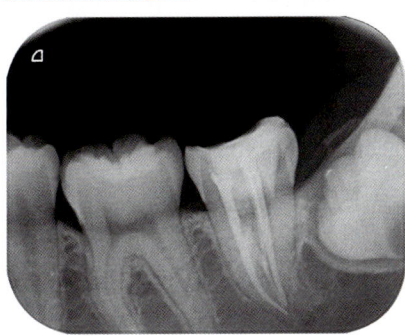

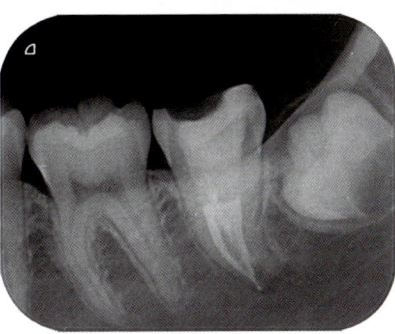

3-6 根管形成後に根管内にはガッタパーチャポイントを挿入しておき，穿孔部をMTAセメントにて修復.

3-7 根管充填後

　根管内器具操作は常に慎重に行う必要があり，特に臼歯ではアンチカーベチャーファイリングを意識しながら，歯質の薄いエリアにおいて過剰切削しないように心がける．リッジやブロック等の障害を越えるがために不用意な器具操作を行った結果，パーフォレーションを起こす場合もある．また，NiTi ロータリーファイルや GG バー等の回転切削器具の乱暴な使用は慎むべきである（*Case 2〜4*）．

　ポスト形成では，高速回転のハンドピースの使用による誤った長軸方向への過剰切削と大きなスクリューポストの選択がある．医原的パーフォレーションの半分はこのポスト形成が原因とも言われている（*Case 5*）．

　これらを予防する方法としては，表1に示した点に留意する．

Case 4　回転切削器具使用に伴うストリップパーフォレーション

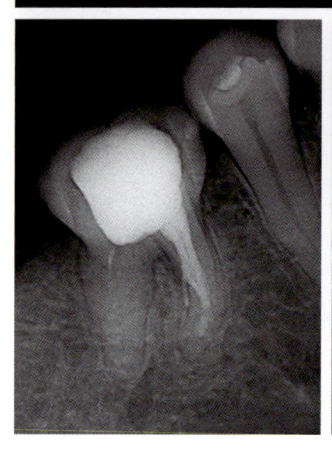

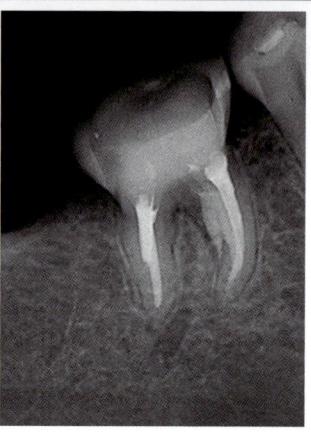

4-1 抜髄時にピーソーリーマーを根尖方向に深く使用したため，近心舌側根の内湾側を穿孔したとのことで，紹介にて来院

4-2 近心舌側根と穿孔部をすべてMTAセメントにて充填した

Case 5　ポスト形成でパーフォレーションを起こした症例

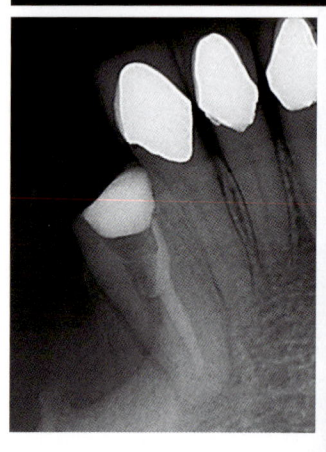

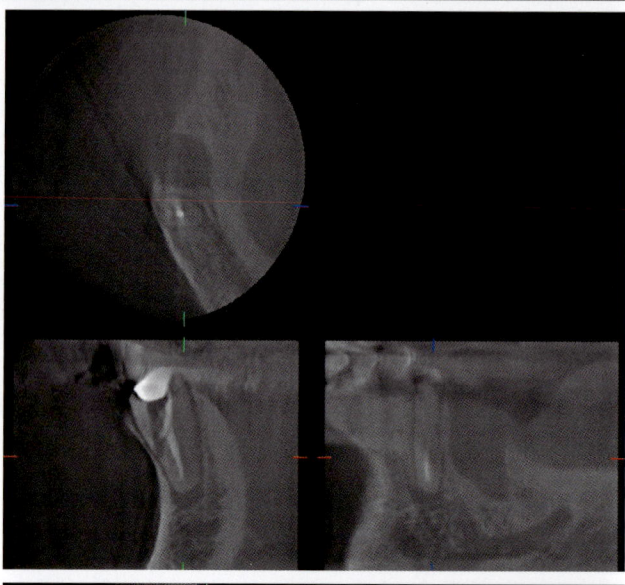

5-1 ポスト形成でパーフォレーションを起こしたため，紹介にて来院

5-2 デンタルX線写真ではわかりにくいが，CBCT画像では唇側に穿孔していることが確認できる

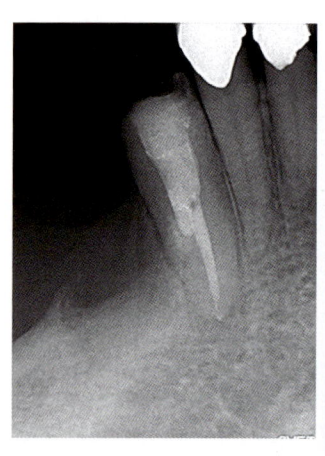

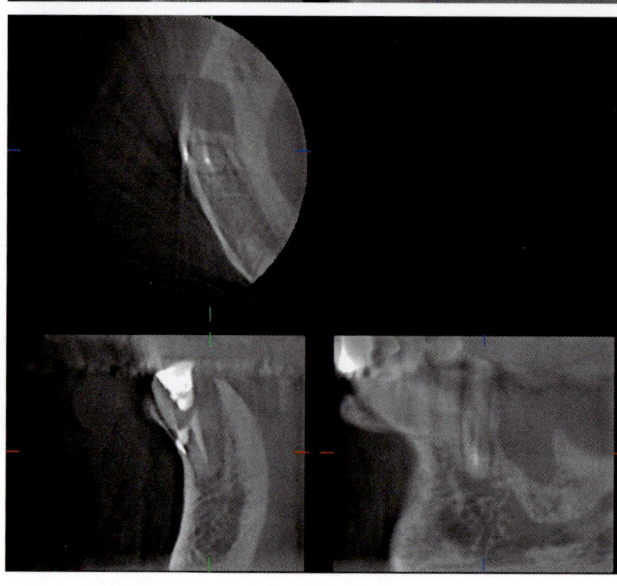

5-3 MTAセメントで穿孔部を修復した後，もう一度主根管を充填

5-4 MTAセメントで修復後のCBCT画像

表1　パーフォレーションを予防するための留意点

アクセス	根管内器具操作	ポスト形成が必要な場合
・十分なX線診査，歯根の触診 ・X線写真上で天蓋までのおおよその距離を計測しておく ・バーを口腔内で試適する ・天蓋除去後はバーを押さずに引く操作を加える	・プレカーブを付与する ・90°以上器具を回転させない ・順序を飛ばさない器具操作 ・根尖部には圧をかけない ・潤滑剤を使用する	・低速コントラを使用し，特に湾曲根管ではサイズが大きなピーソーリーマーは使用しない ・基本的にガッタパーチャはプラガー等で加熱して除去を行い，根管内壁の切削は最小限に行うべきである

パーフォレーションをどのように診断し，治療するか？

1．パーフォレーションの診断

　パーフォレーションと診断するためには，いくつかの方法で診査を行う必要がある．アクセスキャビティ中のパーフォレーションはおそらくミラーテクニックで直視可能であるが，それ以外ではマイクロスコープや歯科用CBCTがあれば診断しやすいはずである．また，デンタルX線，手指感覚，根管長測定器，治療中の突然の出血，処置後の持続的な症状等が，パーフォレーションを確定する診査方法および診断の目安となる．

2．パーフォレーションの治療

　具体的な治療法は，①非外科的修復法，②外科的修復法，③両者を組み合わせた方法があげられる．これらの選択決定において器具到達性，視認性，大きさ，歯周病の状態，根管治療そのものの質，口腔衛生状態，術者の技術と経験，歯の重要性を考慮してアプローチする必要がある．

（1）治療法の選択

　歯冠側1/3で，歯肉縁上の場合は通常のV級窩洞修復に準じて，歯肉縁下・骨縁上の場合はフラップオペを行い，そして修復する．歯肉縁上・骨縁下および中間部1/3でアクセス可能なストリップパーフォレーションは後述の非外科的修復法を選択する．また，中間部1/3でアクセス不可能なストリップパーフォレーションやリペア失敗症例は非外科的‐外科的修復法の組み合わせを選択する．根尖部1/3では外科的修復が妥当である．

（2）その他の治療法

　解剖学的な制約や歯根形態，器具到達性，予知性を考えると，ルートアンプテーション，ヘミセクション，意図的再植，矯正的挺出，そして抜歯という決断をせざるをえないこともある．いずれにしても的確な診査診断が重要であり，かつ患者さんとよく話し合って方向性を決定する必要がある．

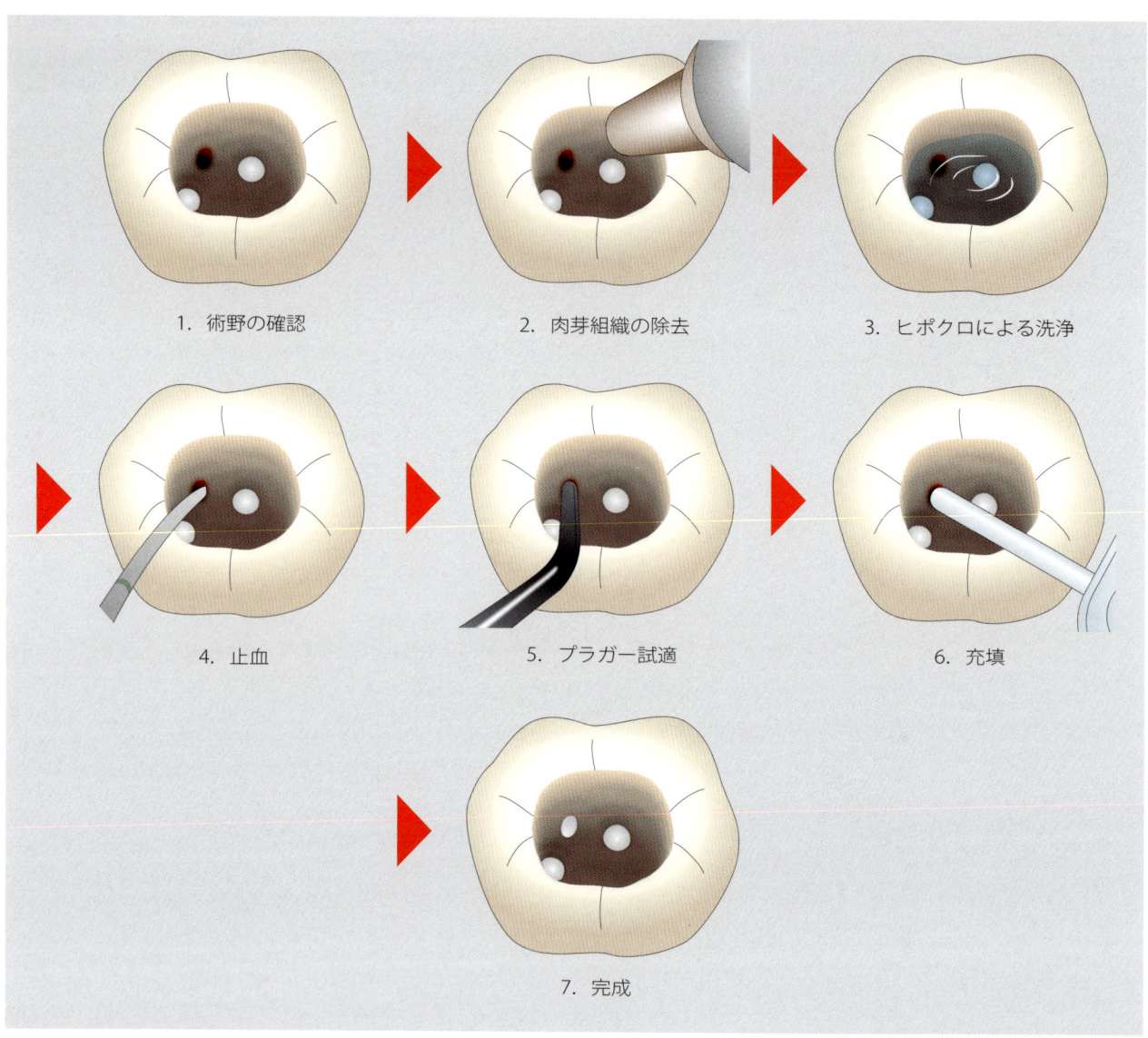

1. 術野の確認　　2. 肉芽組織の除去　　3. ヒポクロによる洗浄

4. 止血　　5. プラガー試適　　6. 充填

7. 完成

図3　非外科的修復法

（3）実際の治療手順（非外科的修復法, 図3）

① パーフォレーションの位置と大きさを確認し，器具操作が可能か確かめる．
② 水酸化カルシウム，電気メス，炭酸ガスレーザー等で根管内に侵入している肉芽組織を除去する．なお，筆者は炭酸ガスレーザーを使用している（図4）．
③ 丁寧に次亜塩素酸ナトリウム（ヒポクロ）を用いて洗浄し止血を行うが，完全止血する必要はない．
④ 使用するプラガー（S-Kondenser）の選択と試適を行う（図5）．
⑤ MTAセメントをキャリアにてすくい取って穿孔部に充填し，プラガー（S-Kondenser）でゆっくりと圧接する（図6）．これ以外にも小さなアマルガムキャリアのような器具で充填することも可能である（図7）．
⑥ 充填完了後，湿らしたコットン綿球をMTAセメントの上に置き，水硬性セメントで仮封する．

3 パーフォレーションに遭遇したら，どうするか？

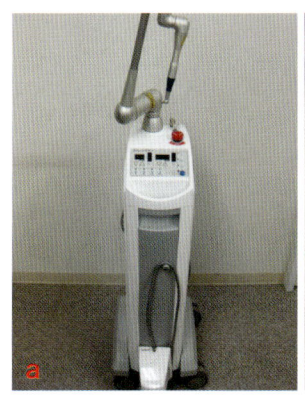

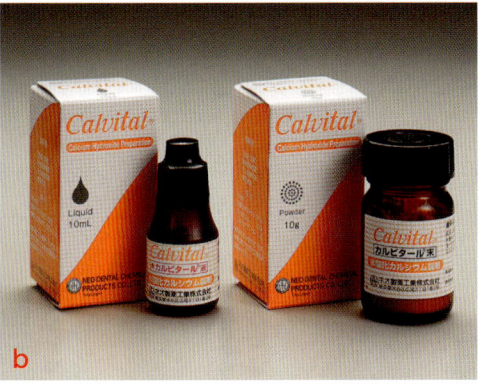

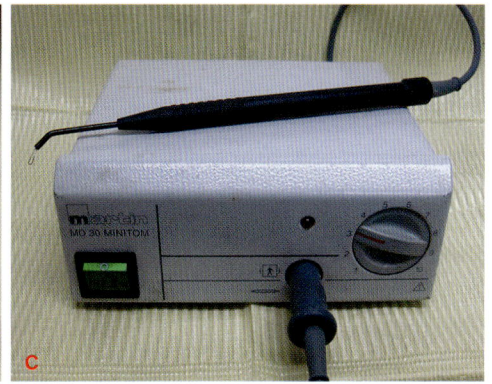

図4 肉芽組織を除去する方法
a 炭酸ガスレーザー
b 水酸化カルシウム製剤（カルビタール等）の長期作用
c 電気メス

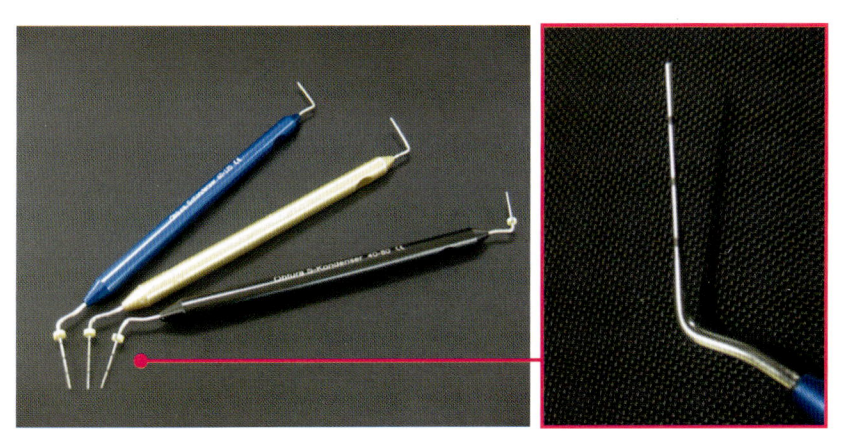

図5 S-Kondenser
S-Kondenser は両頭で，一方はステンレススチール製，もう一方は NiTi 製である．細いほうの NiTi 製は 5mm 間隔で黒い印が入っている

⑦ 次回の来院時に綿球を除去し，MTA セメントの硬化確認を行う．この時に硬化していなければすべて除去し，もう一度 MTA セメントを再度充填する．また，綿球の繊維が MTA セメントに入り込んでいる場合が多く，超音波チップで同部を除去する．

まとめ

　パーフォレーションに遭遇した場合はパニックにならずに落ち着いて，早い段階に無菌的アプローチで的確な処置を最適な材料にて行い，予後を診ていく必要がある．自身で起こしてしまった時はなおさらのこと，早期に修復しその歯の生命を助けるべきである．もちろん，予防が一番であるが，いざという場合にこのような処置が定着し，少しでも修復可能歯の抜歯が避けられればと筆者は考える．

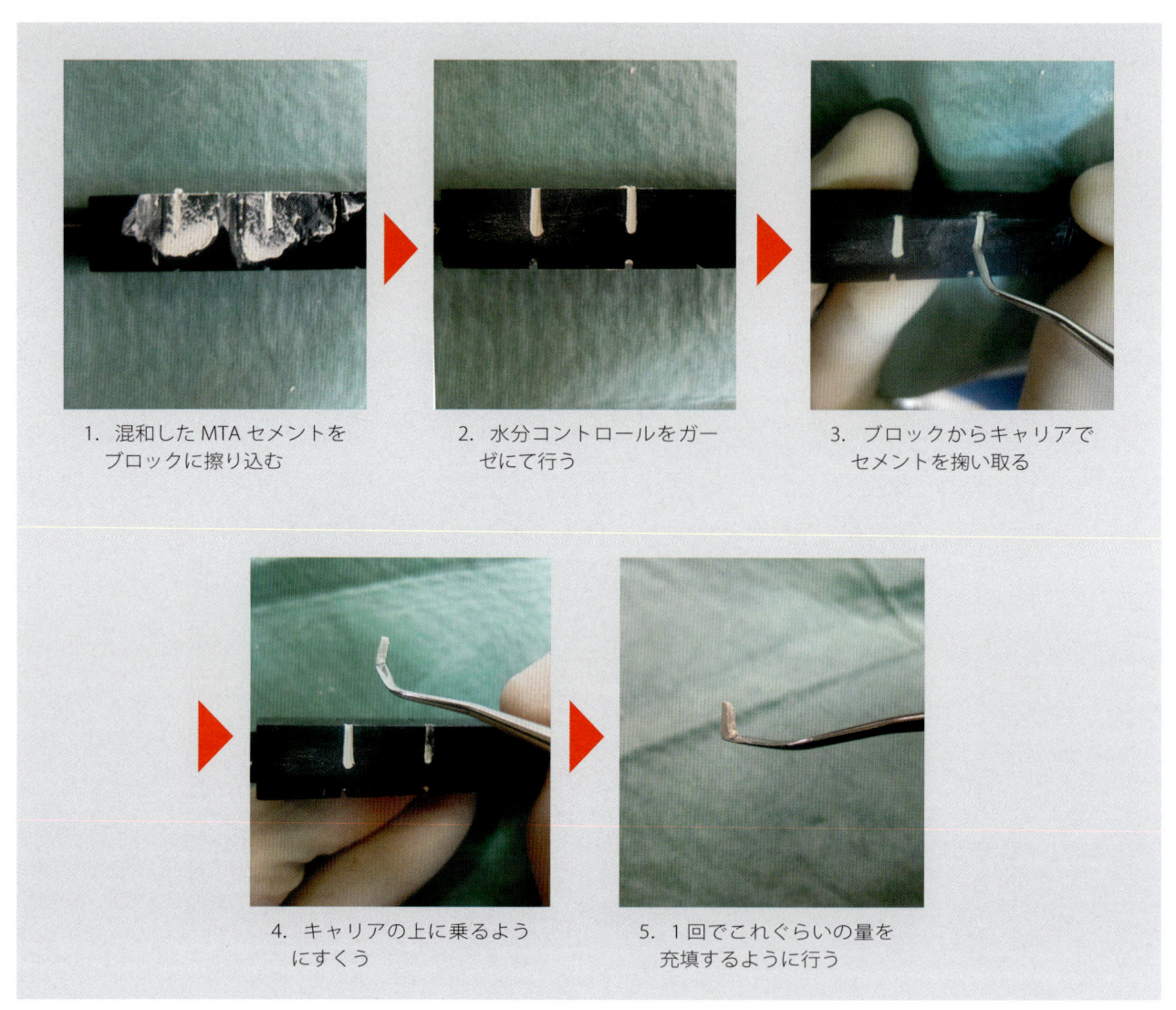

1. 混和したMTAセメントをブロックに擦り込む
2. 水分コントロールをガーゼにて行う
3. ブロックからキャリアでセメントを掬い取る
4. キャリアの上に乗るようにすくう
5. 1回でこれぐらいの量を充填するように行う

図6 MTAセメントの充填方法

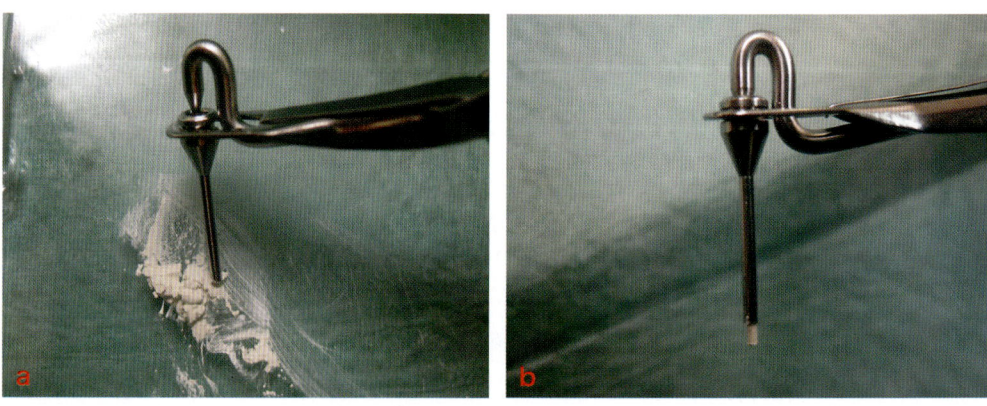

図7 その他の充填方法
a 小さなアマルガムキャリアのような器具でも充填できる
b ニエットキャリア．外径が1.2mmで，内径が0.8mmである

文　献

1) Ingle JI. A standardized endodontic technique utilizing newly designed instruments and filling materials. *Oral Surg Oral Med Oral Pathol.* 1961; **14**: 83-91.
2) Seltzer S, Bender IB, Smith J, Freedman I, Nazimov H. Endodontic failures—an analysis based on clinical, roentgenographic, and histologic findings. I. *Oral Surg Oral Med Oral Pathol.* 1967; **23**(4): 500-516.
3) Seltzer S, Bender IB, Smith J, Freedman I, Nazimov H. Endodontic failures—an analysis based on clinical, roentgenographic, and histologic findings. Ⅱ. *Oral Surg Oral Med Oral Pathol.* 1967; **23**(4): 517-530.
4) Alhadainy HA. Root Perforations. A review of literature. *Oral Surg Oral Med Oral Pathol.* 1994; **78**(3): 368-374.
5) Beavers RA, Bergenholtz G, Cox CF. Periodontal wound healing following intentional root perforations in permanent teeth of Macaca mulatta. *Int Endod J.* 1986; **19**: 36-44.
6) Lantz B, Persson PA. Periodontal tissue reactions after root perforations in dog's teeth. A histologic study. *Odontol Tidskr.* 1967; **75**(3): 209-237.
7) Fuss Z, Trope M. Root perforations: classification and treatment choice based on prognosis factors. *Endod Dent Traumatol.* 1996; **12**(6): 255-264.
8) Lemon RR. Nonsurgical repair of perforation defects. Internal matrix concept. *Dent Clin North Am.* 1992; **36**(2): 439-457.
9) Balla R, LoMonaco CJ, Skribner J, Lin LM. Histological study of furcation perforations treated with tricalcium phosphate, hydoroxylapatite, amalgam, and Life. *J Endod.* 1991; **17**(5): 234-238.
10) Jew RC, Weine FS, Keene JJ Jr, Smulson MH. A histologic evaluation of periodontal tissues adjacent to root perforations filled with Cavit. *Oral Surg Oral Med Oral Pathol.* 1982; **54**(1): 124-135.
11) ElDeeb ME, ElDeeb M, Tabibi A, Jensen JR. An evaluation of the use of amalgam, Cavit, and calcium hydroxide in the repair of furcation perforations. *J Endod.* 1982; **8**(10): 459-466.
12) Sluyk SR, Moon PC, Hartwell GR. Evaluation of setting properties and retention characteristics of mineral trioxide aggregate when used as a furcation perforation repair material. *J Endod.* 1998; **24**(11): 768-771.
13) Nakata TT, Bae KS, Baumgartner JC. Perforation repair comparing mineral trioxide aggregate and amalgam using an anaerobic bacterial leakage model. *J Endod.* 1998; **24**(3): 184-186.
14) Alhadainy HA, Himel VT, Lee WB, Elbaghdady YM. Use of a hydroxylapatite-based material and calcium sulfate as artificial floors to repair furcal perforations. *Oral Surg Oral Med Oral Pathol Oral Radiol Endod.* 1998; **86**(6): 723-729.
15) Weldon JK Jr, Pashley DH, Loushine RJ, Weller RN, Kimbrough WF. Sealing ability of mineral trioxide aggregate and super-EBA when used as furcation repair materials: a longitudinal study. *J Endod.* 2002; **28**(6): 467-470.
16) Yildirim T, Gençoğlu N, Firat I, Perk C, Guzel O. Histologic study of furcation perforations treated with MTA or Super EBA in dogs' teeth. *Oral Surg Oral Med Oral Pathol Oral Radiol Endod.* 2005; **100**(1): 120-124.
17) Baek SH, Plenk H Jr, Kim S. Periapical tissue responses and cementum regeneration with amalgam, SuperEBA, and MTA as root-end filling materials. *J Endod.* 2005; **31**(6): 444-449.
18) Mente J, Hage N, Pfefferle T, Koch MJ, Geletneky B, Dreyhaupt J, Martin N, Staehle HJ. Treatment outcome of mineral trioxide aggregate: repair of root perforations. *J Endod.* 2010; **36**(2): 208-213.
19) Ferris DM, Baumgartner JC. Perforation repair comparing two types of mineral trioxide aggregate. *J Endod.* 2004; **30**(6): 422-424.
20) Deutsch AS, Musikant BL. Morphological measurements of anatomic landmarks in human maxillary and mandibular molar pulp chambers. *J Endod.* 2004; **30**(6): 388-390.

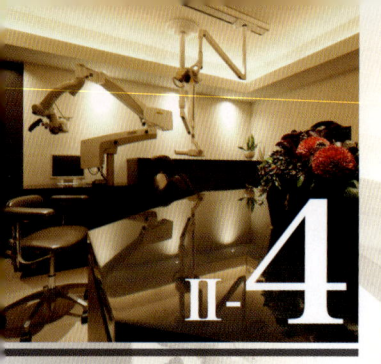

II-4 ファイルが進まなくなった，目詰まり？ リッジ？

　根管治療中に洗浄を怠るとファイルが進まなくなり，あげくの果てには違うところに人工根管を作ることになるので，治療中は必ずこまめに洗浄を行い，根管内を乾燥状態にせず，洗浄液を貯留させた状態で器具操作を行うように務める．単なる目詰まりであれば良いが，すでにリッジになっていると困るので，できるだけ早い段階で気づき回避する必要がある．

ブロック

　細い根管や太い根管でも，根管形成を急ぐあまり，目詰まり（以下，ブロック）を起こしてしまった経験が一度や二度はあるだろう．これはひとえに根管内をよく洗浄せずに，ひたすら根尖を目がけて形成し，根管内に入るファイルの長さが多少短くなっても，おかまいなくグリグリとファイル操作（きりもみ動作）をした結果，起こる現象である．

　根管形成時は，根管内を常に湿潤状態にし，削片が出れば必ず洗い流すという習慣をつける必要がある．つまり，根管内には根管洗浄液（次亜塩素酸ナトリウム；ヒポクロ）を満たしながら器具操作を行い，2～3番手大きなファイルまで拡大すれば当然，削片も出るので根管洗浄液で洗い流し，ブロックを起こさないためにもクリーニングファイル（通常は#10のKファイル）で穿通を確認しながら次の番手のファイルに備えるといった配慮が必要である．

　しかし運悪くブロックを起こしてしまったら，焦らずにまずはどの位置でブロックしているかをX線写真で確認し，EDTA（キレート剤で無機質脱灰作用を有している）で一度洗浄し，その後はEDTAを根管内に1分間貯めておき，超音波装置でアジテーションを行う．そして，もう一度EDTAで根管内を洗い流し，#06のCプラスファイルの先端に潤滑剤（RC-Prep, Glide, ファイリーズ等）を少量付けて，きりもみ動作で少し根尖方向に力を加えながらファイルを進めていく．

　この時に注意する点は，無理やりグリグリと操作しないことである．少しでも抵抗感が感じられれば，大きな番手のファイルではなく，小さな番手のファイルに下げてファイリングする．もしも#10のCプラスファイルが進まなければ，#06のCプラスファイルに戻ってもう一度始めからやり直す．これはリッジやその後のアピカルリッジを防ぐためである（*Case 1*）．

Case 1 近遠心根ともにブロックを起こしている症例

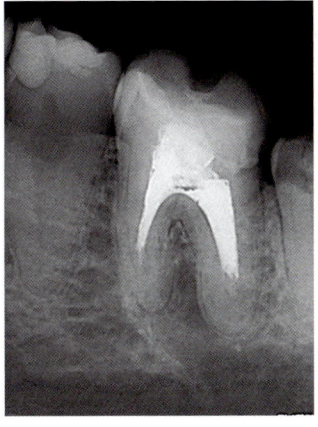

1-1 近心根は単にアンダーな根管充填だけのように見えるが…

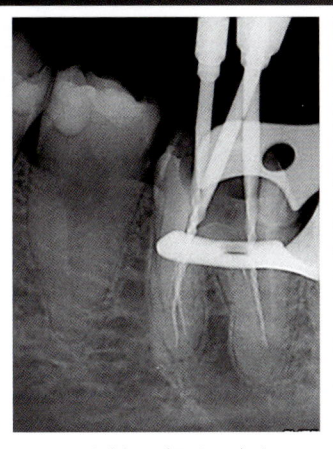

1-2 近心2根はS字カーブである

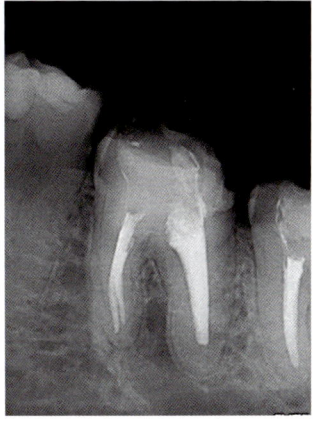

1-3 根管充填後

Case 2 遠心舌側根がリッジになっている症例

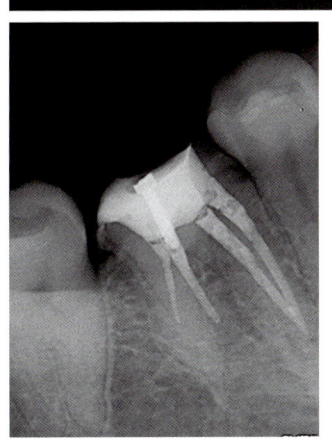

2-1 下顎第一大臼歯では偏心撮影を行う場合，通常は偏近心撮影を行うが，この場合は偏遠心撮影を行っているため，遠心舌側根は一番左端に位置する

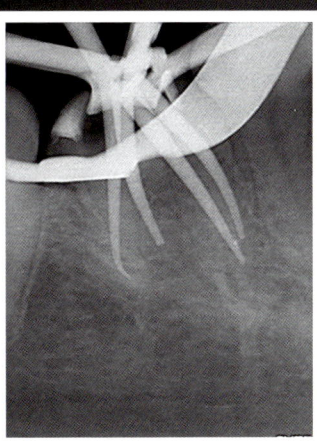

2-2 コーンフィットのX線写真

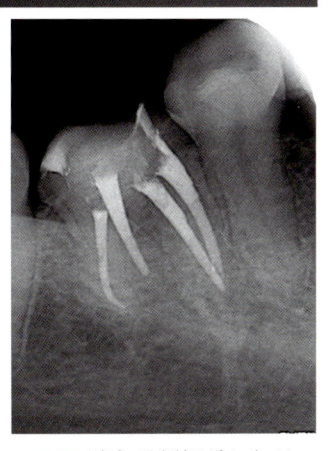

2-3 遠心舌側根がかなり頬側に湾曲しているのがわかる

リッジ，アピカルリッジ

　湾曲根管において，湾曲の手前やその途中で外湾側にファイルが強く当たり形成してしまうと，その部分でオリジナルとは違う方向に形づけられてしまう場合がある（*Case 2*）．始めは単なるブロックでも，湾曲根管ではこれがリッジとなってくる．根尖部よりも少し歯冠側で起こり，これがそのままどんどん違う方向に直線的に形成してしまい，本来の根尖孔とは逸脱したところでファイルが抜けてしまったものを根尖部パー

Case 3　近心根にファイルを挿入すると真直ぐに進む？

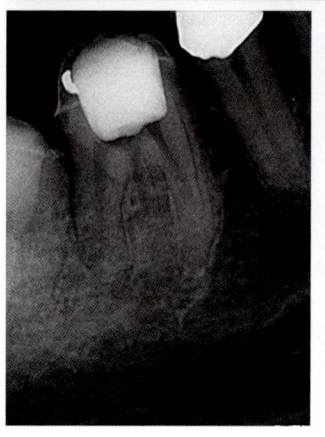

3-1　「近心根にファイルを挿入すると，真直ぐ入ってしまう」とのことで，紹介され来院

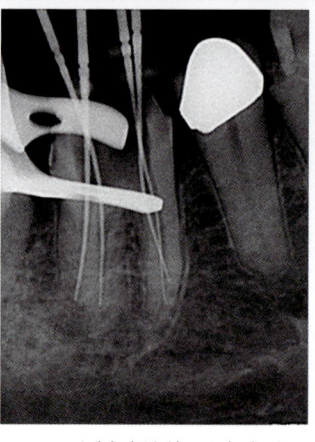

3-2　近心頬側根は真直ぐ入り，穿孔しかけている

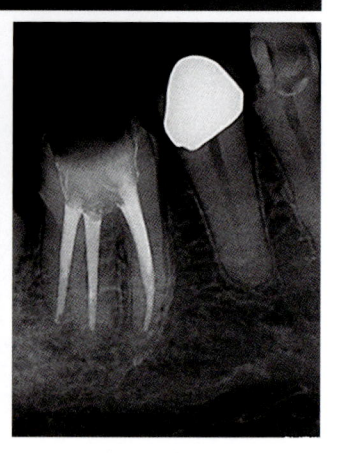

3-3　湾曲に追従するように形成し，充填を行った

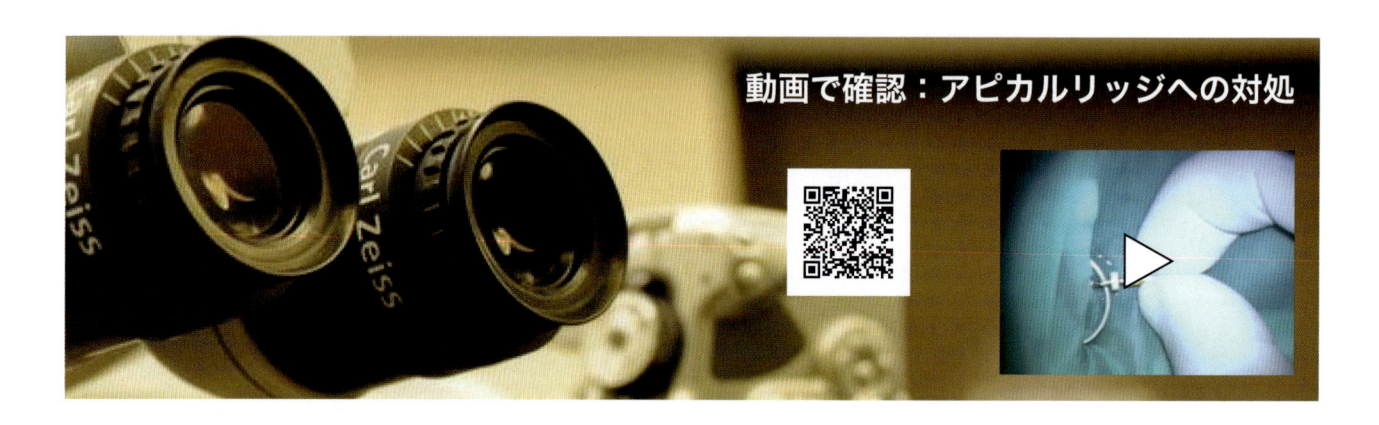

動画で確認：アピカルリッジへの対処

フォレーションと呼ぶ．また，根尖付近でリッジが起こり，根尖孔が移動してしまったものをアピカルリッジと呼ぶ（Case 3）．そして，その都度違う位置でどんどんリッジができてしまい，根尖孔がジグザグした状態をジップと呼ぶ．これらは大臼歯のみならず，前歯部でも根尖部に急な湾曲があると起こりうるため，決して安易な器具操作はせず，慎重に根管形成を行う（図1）．

1. リッジの要因

　リッジの要因には，器具操作，歯根の湾曲，歯の種類，根管の位置等があげられるが，特に20°以上の湾曲ではリッジを起こす割合が増え[1]，30°以上では極端にその頻度が増加する[1〜15]．また，長い根管で根尖が小さい場合は特に注意する必要がある[16]．

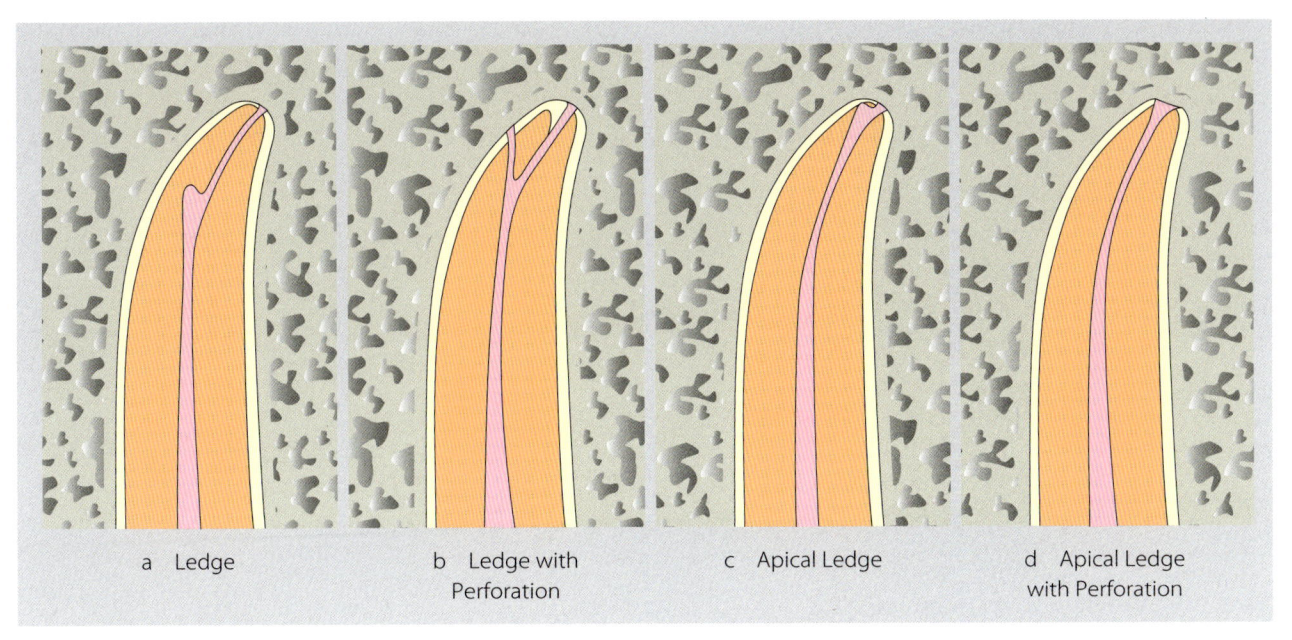

4 ファイルが進まなくなった，目詰まり？ リッジ？

| a Ledge | b Ledge with Perforation | c Apical Ledge | d Apical Ledge with Perforation |

図1 リッジの種類

2．リッジを予防するには？

　予防が最も重要で，アクセスからストレートラインアクセスを確実に行い，正確な作業長を測定して注意深い器具操作を行う．手用器具では特にPassive Step Back Technique，Balanced Force Technique（99頁「マスターすべき器具操作」参照）は器具操作を行ううえで，リッジを避ける形成法として適している[16, 17]．また，手用ファイルにはプレカーブを付与し[17]，リーミングを避け[18]，十分な洗浄と潤滑剤の使用は必要である[16]．

　ステンレススチール製Kファイルは#30以上になると，極端に弾性が劣り，直線化してしまう危険性があるので，根尖部の形成にはNiTiの手用Kファイル（器具操作はBalanced Force Technique）またはNiTiロータリーファイル（ライトスピードまたは02テーパーのロータリーファイル）での形成をお薦めする．

3．リッジの頻度はどれくらいか？

　Bergenholtz[5]は再治療症例の11％でリッジが原因による根尖病変が確認できたと，Greene & Krell[1]は歯学生が治療した症例の46％でリッジが見られたと報告している．また，Kapalas & Lambrianidis[3]は通常の根管治療で33％，再治療では41％でリッジが起こっていたと報告している．

4．対処法

　基本的には，オリジナルの根管はリッジ部よりも内湾側に存在するはずであるから，この部を探索することが必要である（図2）．リッジもアピカルリッジも，まずは非外科的歯内療法でこの障害を乗り越えてオリジナルの根管にアクセスすることを試みるべ

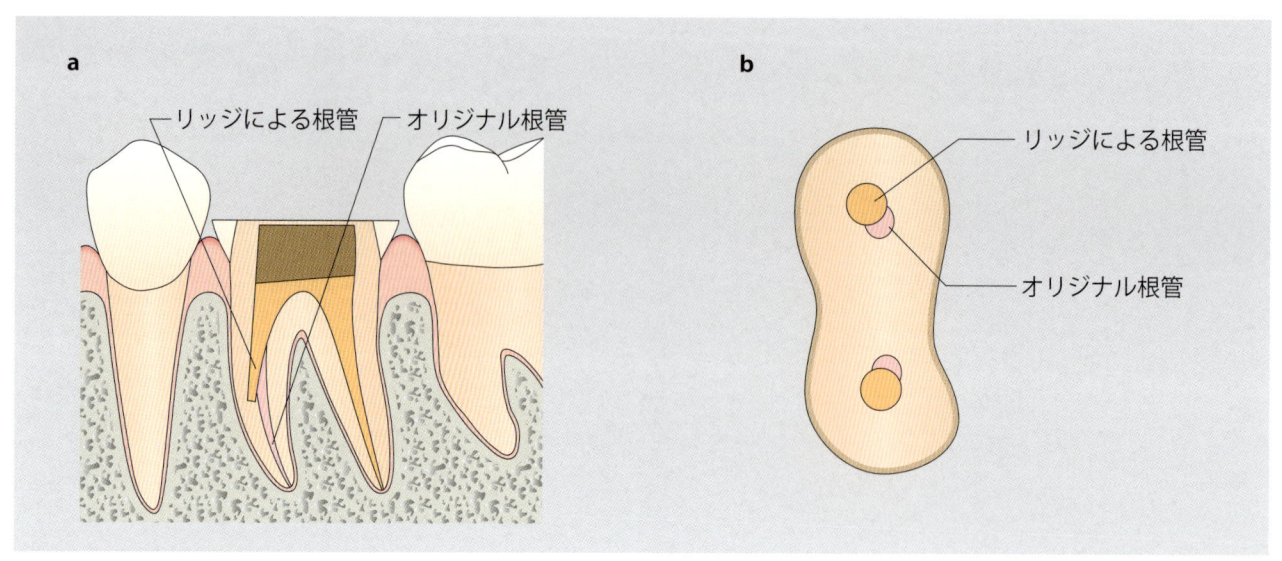

図2 オリジナル根管とリッジの関係
　a　近心の湾曲している根管に多い
　b　間違いの根管の遠心側で，内湾側にオリジナルの根管が残存している可能性が高い

Case 4　遠心舌側にリッジができている症例

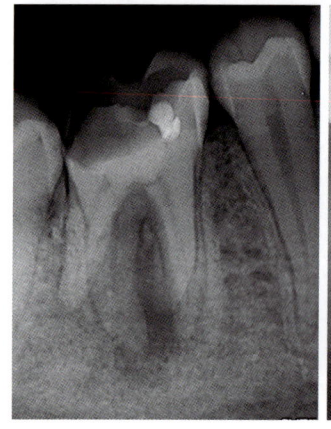

4-1　根管治療後そのまま放置したため，サイナストラクトが発生し，疼痛も出現

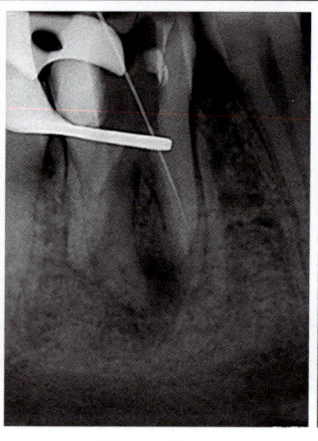

4-2　近心舌側根はファイルが進まない？

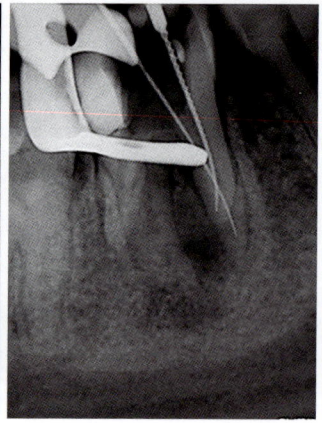

4-3　近心2根が無事に形成できた

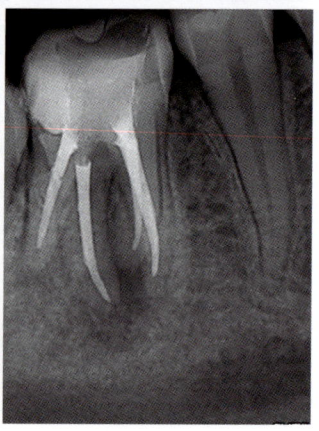

4-4　根管充填後

きである．その際，湾曲根管に追従するようにファイルをプリベンドして使用するが（*Case 4*，図3），やはり限界があるので無理をして二次的なアクシデントを招かぬように引き際は肝心であり，いたずらに時間を費やすことなく外科的に克服する（根管形成ができたところまで根管充填を行い，その後は経過観察に移行し，症状等の問題が発生すれば歯根端切除術を施行する）．また，これらのことは患者さんに事前に説明すべきである．

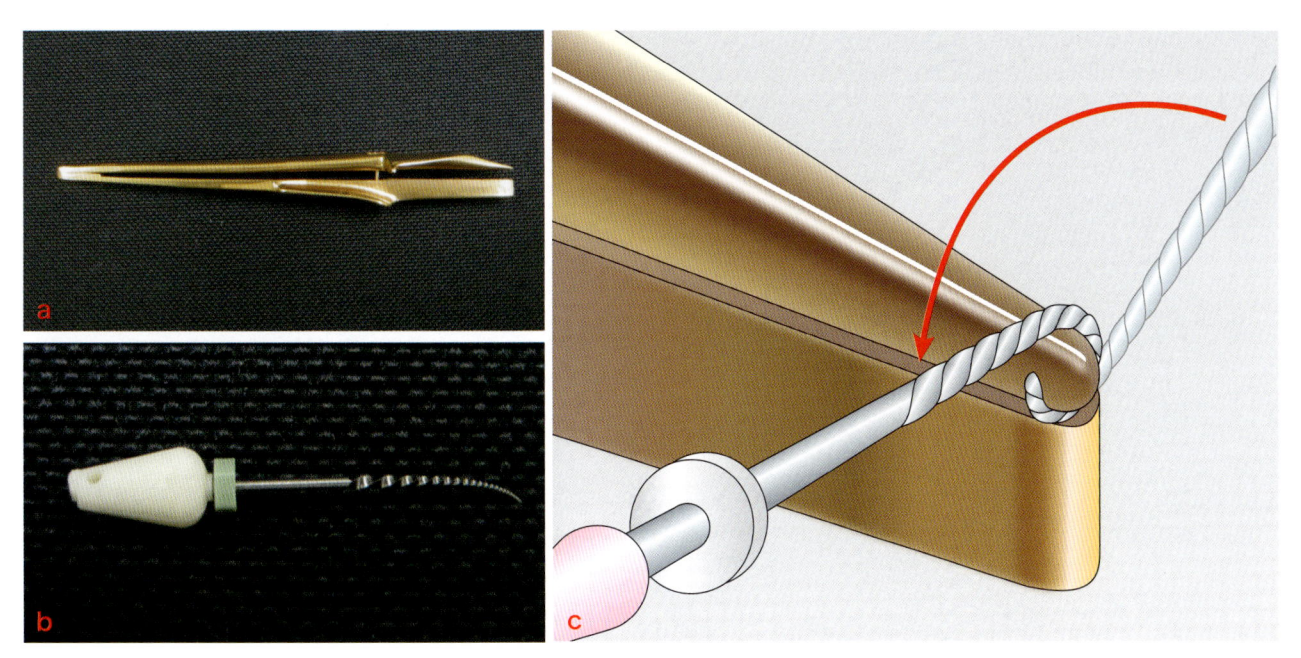

図3 ファイルのプリベンド
　エンドベンダー（a）でプリベンド（c）したNiTiロータリーファイルや手用NiTiグレーターテーパーファイル（b）を根管内壁に向けて手用にてペッキングモーションを行い，根管に食い込むかを確認し，バインドすればプリベンド手用ファイル（SS#10，#15）に変えてファイリング

（1）手順

① 多くの場合，湾曲根管の内湾側にオリジナルの根管が取り残されているため，この部分にまずプリベンドした手用NiTiファイル（手用GTファイル），または余っているNiTiロータリーファイルを根管内壁に向けて手用にてペッキングモーションを行い，根管に食い込むかを試してみる．バインディングポイントがあれば，その方向にラバーストッパーを合わせて，再現性のあるファイリングが可能か試してみる[19]．

② 再現性のあるファイリングが確認できれば，細いスプレッダータイプの超音波チップをP-Maxに装着し，モードはE，パワーは8以下で，バインディングポイントの周囲の歯質を少し除去する．根管洗浄後にもう一度プリベンドしたNiTiファイルでブロックが起こっていないか，または先ほど探索した根管を見失っていないかを確認する．

③ NiTiファイルがバインドすれば，次いでプリベンドしたSSファイル（#10，#15）に持ち替え，ねじれの範囲内で器具操作を行う．そして，X線写真を撮影して，オリジナルの根管に挿入できているかを確認する．オリジナルの根管に入っていれば，徐々に号数を上げてファイリング操作のみで少しずつ拡大を行い，ある程度の号数（#20ぐらい）で道筋が確保でき，ルースファイリングが可能になれば，その後はロータリーファイルで拡大形成を行う．

Case 5　強い湾曲根管で，自分自身でリッジを起こしてしまった症例

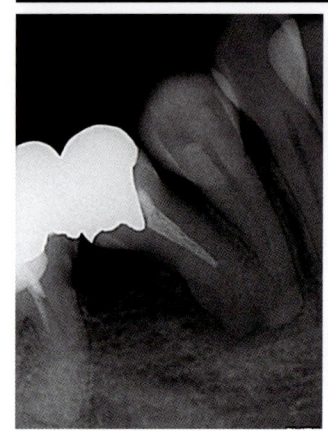

5-1 頬側にサイナストラクトがあり，歯軸がかなり遠心傾斜している

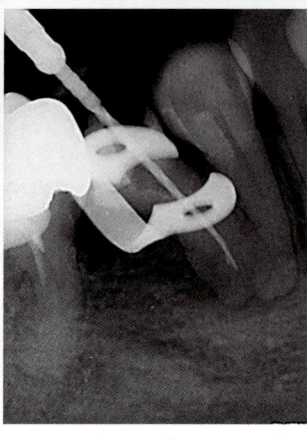

5-2 ガッタパーチャを除去しようとNiTiロータリーファイルを少し強く押してしまったため，リッジを引き起こしてしまった

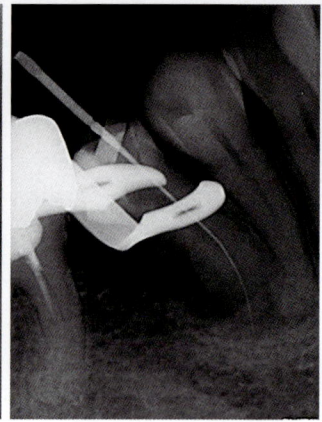

5-3 グレーターテーパーのNiTiファイルをプリベンドし，リッジを乗り越えオリジナルの根管に穿通した

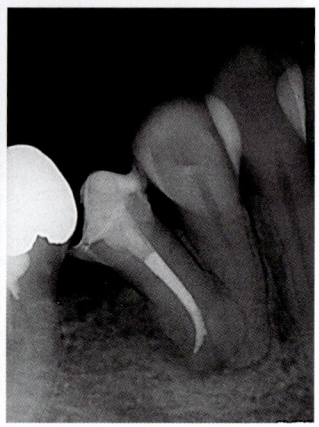

5-4 少し跡形が残っているが，何とかリッジをクリアできた

（2）この時の注意点は

- 自身でリッジから穿孔させないようにペッキング方向をラバーストッパーで確認する（*Case 5*）．
- スプレッダータイプの超音波チップ（ET25）を使用する際，ストリップパーフォレーションを起こさないよう，内湾壁を削除する時は過度に傾斜させて操作しない．
- リッジがクリアできなければ無理せず，根管形成は可能なところまで行い，根管充填し，症状が出れば外科的歯内療法に切り替える．

まとめ

　すでにリッジが生じていた症例でも，自分自身で起こしてしまった症例でも，まずは落ち着いて現状把握を行い，前述した方法でクリアできるかチャレンジし，できない場合は患者さんにその事実を説明する．この方法以外にも対処法はあるかもしれないが，どのような方法を採用するにしても問題解決できない場合は，患者さんに経過観察やその後の外科的な治療介入の必要性も含めて話す必要がある．恥ずかしいかもしれないが，患者利益を考えると当然のことであり，決して避けないでいただきたい．

文 献

1) Greene KJ, Krell KV. Clinical factors associated with ledged canals in maxillary and mandibular molars. *Oral Surg Oral Med Oral Pathol.* 1990; **70**: 490-497.
2) Nagy CD, Bartha K, Bernáth M, Verdes E, Szabó J. The effect of root canal morphology on canal shape following instrumentation using different techniques. *Int Endod J.* 1997; **30**: 133-140.
3) Kapalas A, Lambrianidis T. Factors associated with root canal ledging during instrumentation. *Endod Dent Traumatol.* 2000; **16**: 229-231.
4) Namazikhah MS, Mokhlis HR, Alasmakh K. Comparison between a hand stainless-steel K file and a rotary NiTi 0.04 taper. *J Calif Dent Assoc.* 2000; **28**: 421-426.
5) Bergenholtz G, Lekholm U, Milthon R, Heden G, Odesjö B, Engström B. Retreatment of endodontic fillings. *Scand J Dent Res.* 1979; **87**: 217-224.
6) Stadler LE, Wennberg A, Olgart L. Instrumentation of the curved root canal using filing or reaming technique–a clinical study of technical complications. *Swed Dent J.* 1986; **10**: 37-43.
7) Eleftheriadis GI, Lambrianidis TP. Technical quality of root canal treatment and detection of iatrogenic errors in an undergraduate dental clinic. *Int Endod J.* 2005; **38**: 725-734.
8) McKendry DJ, Krell KV, McKendry LL. Clinical incidence of canal ledging with a new endodontic file (abstract). *J Endod.* 1988; **14**: 194-195.
9) Zmener O, Marrero G. Effectiveness of different endodontic files for preparing curved root canals: a scanning electron microscopic study. *Endod Dent Traumatol.* 1992; **8**: 99-103.
10) Calberson FL, Deroose CA, Hommez GM, Raes H, De Moor RJ. Shaping ability of GT TM rotary Files in simulated resin root canals. *Int Endod J.* 2002; **35**: 607-614.
11) Xu Q, Fan B, Fan MW, Bian Z. Clinical evaluation of ProTaper NiTi rotary instruments in management of curved root canals. *Zhonghua Kou Qiang Yi Xue Za Zhi.* 2004; **39**: 136-138.
12) Xu Q, Fan MW, Fan B, Ling JQ, Chen H, Wei X. Clinical evaluation of three nickel-titanium rotary instruments in preparation of curved root canals. *Hua Xi Kou Qiang Yi Xue Za Zhi.* 2005; **23**: 286-288, 291.
13) Xu Q, Lin JQ, Chen H, Wei X. Clinical evaluation of Nickel-titanium rotary instruments Hero 642 in root canal preparation. *Shanghai Kou Qiang Yi Xue.* 2005; **14**: 2-5.
14) Yoshimine Y, Ono M, Akamine A. The shaping effects of three nickel-titanium rotary instruments in simulated S-shaped canals. *J Endod.* 2005; **31**: 373-375.
15) Jafarzadeh H, Abbott PV. Ledge formation: review of a great challenge in endodontics. *J Endod.* 2007; **33**(10): 1155-1162.
16) Walton RE, Torabinejad M. Principles and practice of endodontics. 3rd ed. WB Saunders, 2002; 184, 222-223, 319-320.
17) IngleJI, Bakland LK. Endodontics. 5th ed. BC Decker, 2002; 412, 482-489, 525-538, 695, 729, 769, 776-785.
18) Weine F. Endodontic therapy. 5th ed. Mosby, 1996; 324-330, 545-547.
19) Cohen S, Burns RC. Pathways of the pulp. 8th ed. Mosby, 2002; 94, 242-252, 530, 870, 910-916.
20) Gutmann JL, Dumsha TC, Lovdahl PE, Hovland EJ. Problem solving in endodontics. 3rd ed. Mosby, 1997; 96-100, 117.
21) Cohen S, Hargreaves KM. Pathways of the pulp. 9th ed. Mosby, 2006; 992-994.

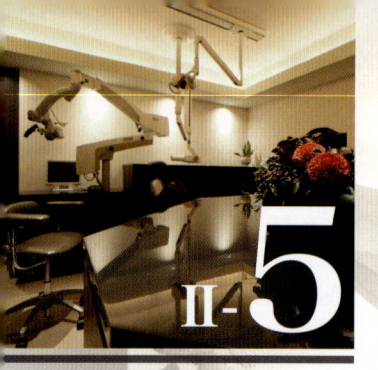

II-5 根尖破壊はどのようにリカバリーするのか？

　根完成歯での根管治療は，根尖部に最狭窄部が存在していることを前提に根管形成し充填を行うが，不用意な器具操作，または矯正治療や感染が原因の外部吸収により，根尖最狭窄部が破壊されて適切に根管充填できない場合がある．このような場合は，通常のイニシャルトリートメントの考え方が通用しないため，工夫する必要がある．

　本稿では，臨床で遭遇するであろう場面を想定して，その対応を考えていきたい．

自分自身で根尖破壊を起こしてしまった

1．根尖孔の大きさ

　Kuttler[1]の報告により，根尖孔の大きさは思った以上に大きいことがわかっており，ISOサイズ#25～#30ぐらいと言われている．また，根管洗浄の観点からも，最低でも#35以上拡大しなければ，洗浄剤が根尖孔付近まで届かないことも知られている．しかし，器具操作を間違えて自分自身で根尖孔を破壊してしまい，どうにもならなくなった経験をもつ歯科医師も少なくはないはずである．

　以前はステンレススチールファイルのみで器具操作を行っていたことから，若年者の抜髄症例や感染根管では根尖破壊を起こす危険性が高かった．現在ではNiTiロータリーファイルやNiTi手用ファイルの登場により危険性は減少したものの，それでも細心の注意を払う必要がある．Webber[2]は，ISO#80以上の根尖はアペキシフィケーションを考慮し対応すべきであると報告している．そこで，筆者もこの大きさを一つの基準として対応している．

2．根尖破壊の原因

　根尖破壊を引き起こす原因として，作業長のエラーと根尖部での器具操作の2つが考えられる．

（1）作業長のエラー

　特に湾曲根管では湾曲が修正されれば，その長さは短くなる傾向があるため，注意する必要がある．また，ラバーストッパーの劣化による不適切な作業長設定や，作業長決定時の基準点の不確実さも関与する．ラバーストッパーがルーズな時は速やかに新品に変更し，基準点についても再現性のある平面のところに設定するように心がける．

　根管長測定器（ルートZX）についてはApexのほうが0.5よりも信頼性があるので，臨床ではApexを測定し，そこから実寸で0.5～1.0mmを短くした距離を作業長とす

Case 1　MTAセメントによるアピカルプラグ1

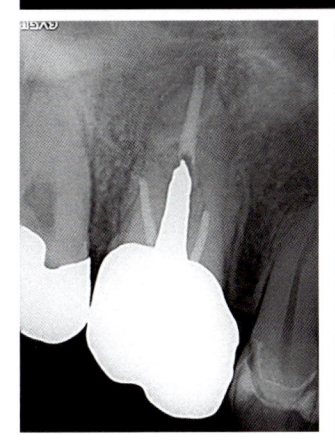

1-1　咬合痛にて来院．6⏌の口蓋根からガッタパーチャが根尖より飛び出ている

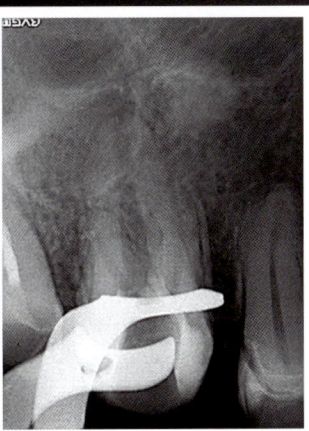

1-2　クラウンおよびポスト除去を行い，ガッタパーチャを除去

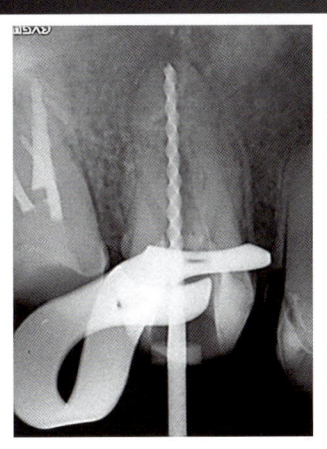

1-3　口蓋根のIBF（Initial Binding File）は#90であった

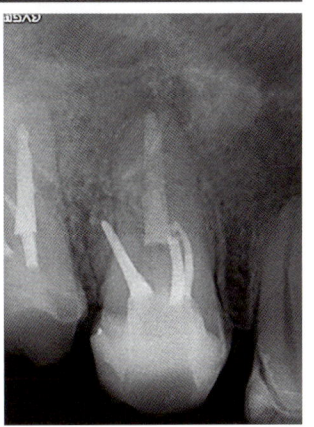

1-4　口蓋根のみMTAセメントにてアピカルプラグを行い，その他の根管はガッタパーチャとシーラーにて根管充填を行った

べきであり，決して器機の0.5という位置を過信すべきではない[3]．近年の報告では，0.5という位置は根尖孔により近づいているとも言われている[4]．

（2）根尖部での器具操作

次いで問題となるのが根尖部での器具操作である．できるかぎり根尖部の拡大形成はステンレススチールファイルではなく，NiTiロータリーファイルまたはNiTi手用ファイルを用いてBalanced Force Technique（99頁「マスターすべき器具操作」参照）で行うべきである．この理由は，Balanced Force Techniqueは形成中心が維持され，逸脱しにくい特徴を有しているからである[5]．ロータリーファイルについてはライトスピードまたは02テーパーのものが適している．

術前から根尖部が破壊され，ガッタパーチャが根尖から飛び出ている

再治療の際，術前から根尖孔外にガッタパーチャが飛び出している症例に遭遇することがあり，これらは根管内から一塊にして除去できればよいが，いつもそう簡単にいくとはかぎらない．除去を試みて上手く取れればよいが，間違って根尖孔から押し出してしまうこともあり，ロータリーファイルや手用ファイルで除去する際は決して強く押さないよう慎重に行う必要がある（*Case 1*）．

また，X線レベルで根尖部に透過像がなく，症状もない場合は，本当に除去する必要があるのかを吟味し，意思決定をする．むやみに除去を行い，術前よりも悪い環境に導かないように注意する．根尖部から飛び出しているガッタパーチャポイントを除去する際には，外科的に除去することも術前に説明しておくべきである．

Case 2　MTAセメントによるアピカルプラグ2

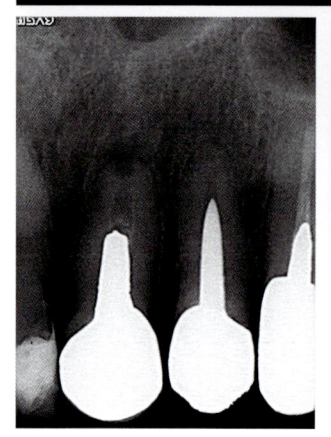

2-1 1| には太いポストと根尖部の吸収が見られる

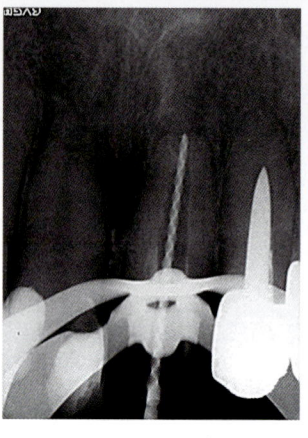

2-2 超音波チップを使用してポストを除去し，作業長を測定したところIBFが#80であった

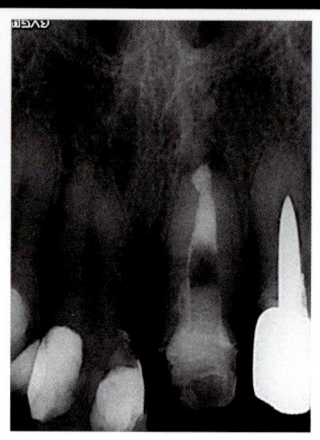

2-3 MTAセメントにてアピカルプラグを行った

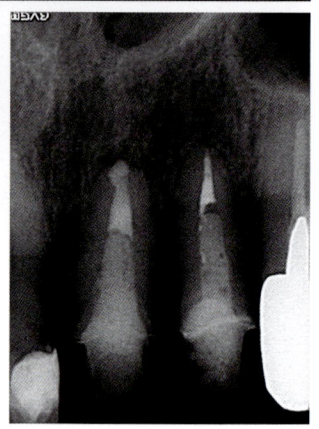

2-4 術後3カ月

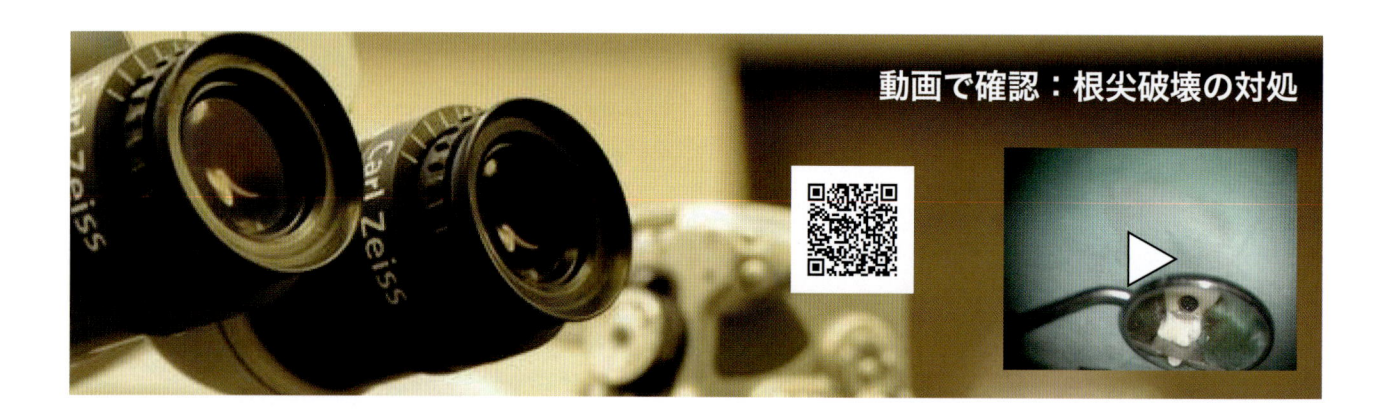

動画で確認：根尖破壊の対処

術前から根尖部に外部吸収が存在する

　根管内に残存した細菌やコロナルリーケージ等で感染が長期間慢性的に起こった結果，根尖部にバイオフィルムが形成されて外部吸収が生じたり，または矯正治療によって根尖部が吸収し最狭窄部が消失することがある．特に矯正治療による前歯部の歯根吸収は高頻度に現れる．Benderら[6]は，抜髄すると歯根吸収を促進している神経ペプチドを取り除くことになり，歯根吸収を比較的抑制できると報告しているが，抜髄という犠牲を払わなければならないことを忘れてはならない（Case 2）．

根尖破壊への対処法

根尖部に最狭窄部，すなわちアピカルストップがないので，垂直加圧根管充填では充填材が根尖から飛び出して予後に影響を及ぼすため，できるだけそうならない方法を選択する必要がある．では，このような症例に対して側方加圧根管充填を用いて処置するとどうなるのであろうか？　残念ながらその場合はシーラー層がかなり厚くなり，また残存歯質の厚みが希薄であることも予想され，歯牙破折も考慮すると不向きである．そこで，ストップを組織誘導で作るか[7]，ストップを作らずにその形態に適合するポイントを作って充填する処置[8]，または作業長を短めに設定してその位置で充填するショートフィリングでの対応が考えられる[9]．

つまり，対処法は大きく分けて以下の3つがある（図1）．

① アペキシフィケーション（水酸化カルシウムまたはMTAセメントにてアピカルプラグ）
② カスタムコーンを作製して根管充填する方法
③ 作業長を短くしたショートフィリング

筆者がよく行う方法はMTAセメントによるアピカルプラグであり，次いでカスタムコーンによる充填である．また，これら以外に外科的に行う方法も選択肢として存在するが，こちらは外科的治療の稿で解説する．

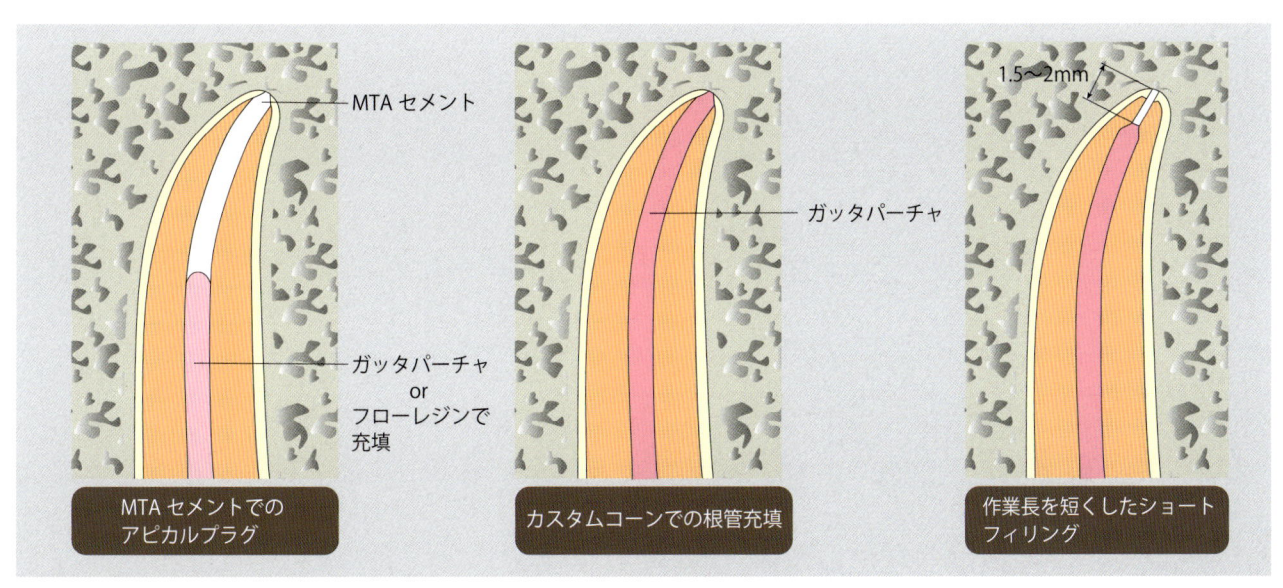

図1　根尖破壊への対処法

Case 3 MTAセメントによるアピカルプラグ3

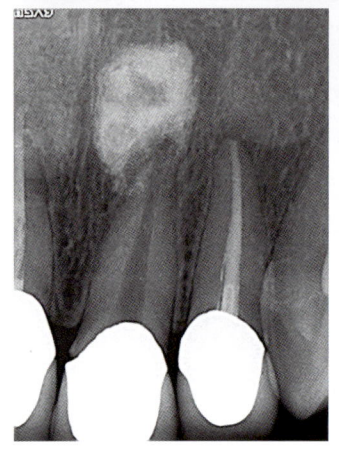

3-1 ⌊1 の根尖部には大きな不透過像が見られる

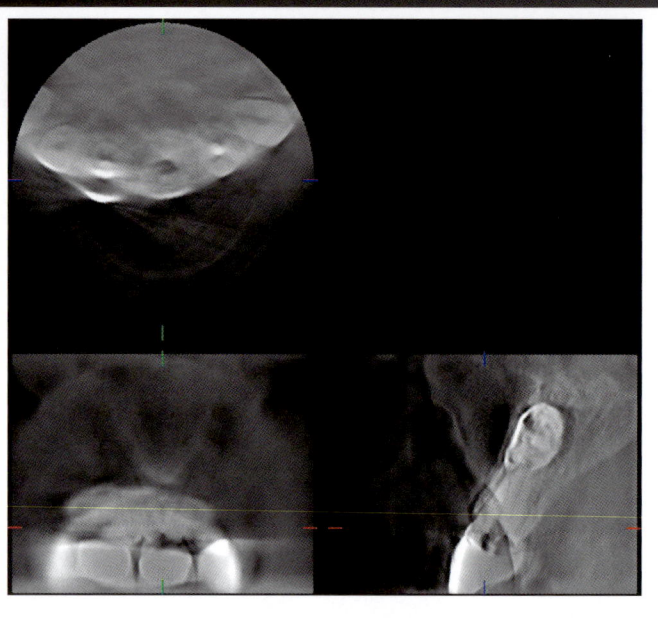

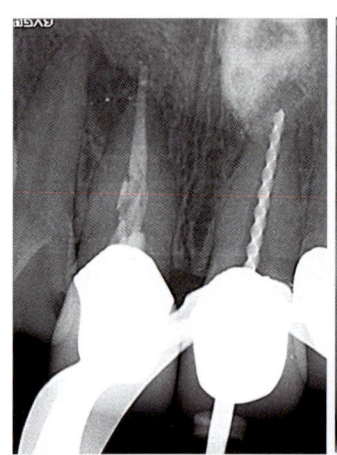

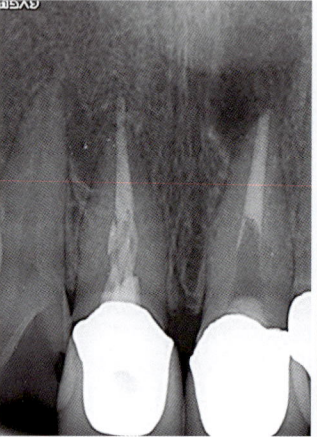

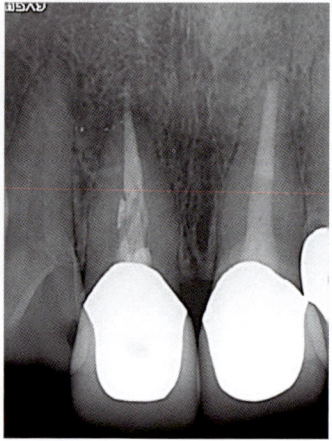

3-2 根尖部の歯肉が白くなり，ヒリヒリするとのことであった．紹介元の先生からカルシペックスを根管内から根尖孔外に押し出して貼薬したところ，激痛が出たとの報告を受けていた．CBCTを撮影すると，根尖病変の中にカルシペックスが充満している状態であった

3-3 作業長決定のデンタルX線写真

3-4 根管内をよく洗浄し，ワンビジットアペキシフィケーションを行った

3-5 術後1年のX線写真．治癒しているようである

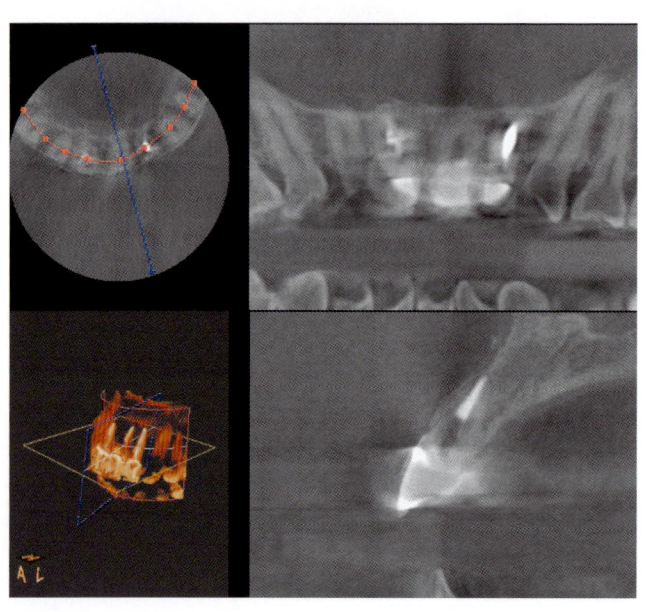

3-6 術後1年のCBCT画像．根尖部は完全に治癒していた

Case 4　カスタムコーン

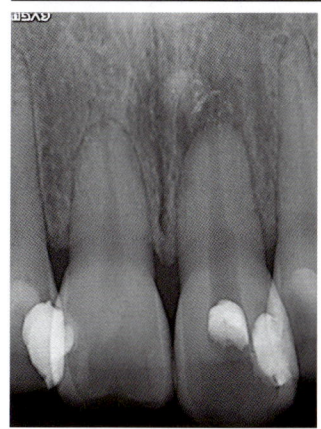

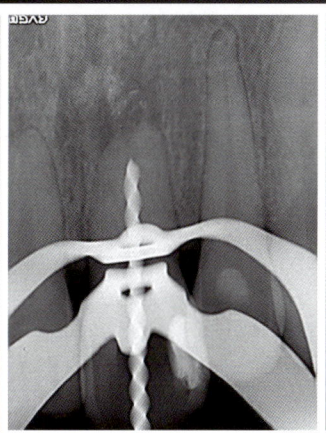

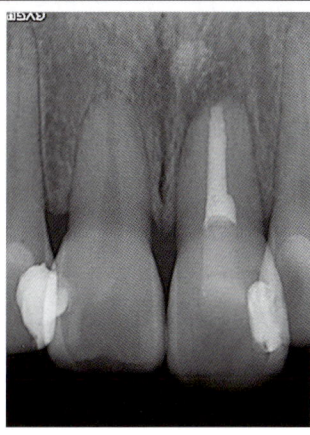

4-1 　|1 の根尖は破壊されているようである
4-2 　IBF はすでに #100 であった
4-3 　カスタムコーンにて根管充填

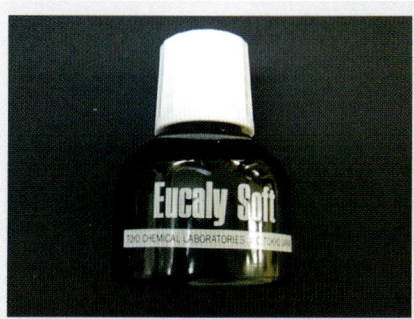

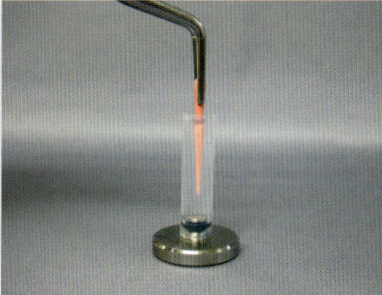

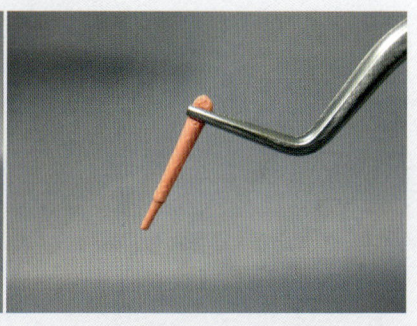

a　カスタムコーン作製に必要な溶媒
b　溶媒にガッタパーチャポイントを数秒間つける
c　少し揮発させた後に根管内に挿入し根管の形に合うように圧痕を付与する

図2　カスタムコーンの作製

1．アペキシフィケーション

　Rotstein ら[10]によると，以前から根完成歯であっても未完成歯と同様に，水酸化カルシウムを用いたアペキシフィケーションが行われており，結果も良好であることが報告されている．しかし，期間や象牙質の脆弱化[11〜13]を危惧して，最近ではMTAセメントによるワンビジットアペキシフィケーションのようなアピカルプラグを根尖部に作製する方法が広く採用されている[14]．Mente ら[15]はその治療成績を報告しており，2000 年から 2006 年までの間に治療した 72 症例（78 歯）において治癒率は 84％で，術前に根尖病変がある場合は成績が 78％に低下したと述べている（Case 3）．

2．カスタムコーンによる充填

　Keane ら[16]は，ガッタパーチャを有機溶媒等で軟化して根管内と根尖部に適合するポイントをカスタマイズする充填法は，根尖部の封鎖性が効果的に向上したと述べている．この充填法は極端に短い根管でなければ適応することも多い．ただし，充填時には加圧をしないように注意する（Case 4，図2）．

Case 5　ショートフィリング

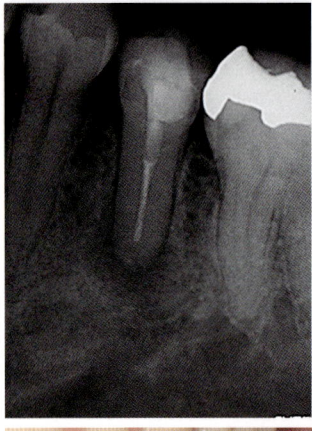

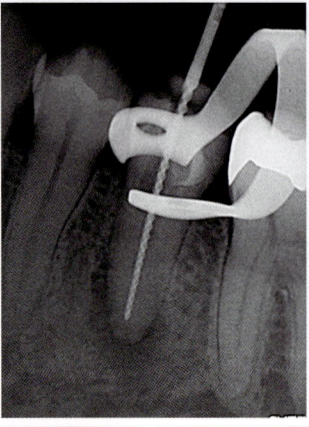

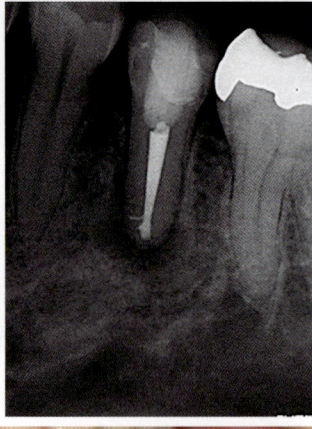

5-1 「5はセラミッククラウンが装着されており，根尖病変が認められる
5-2 作業長決定
5-3 作業長を短くしてのショートフィリング
5-4 初診時．可動粘膜から瘻孔ができている 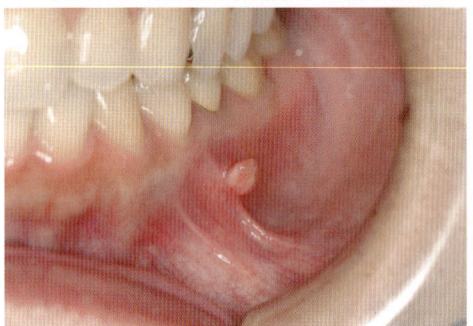 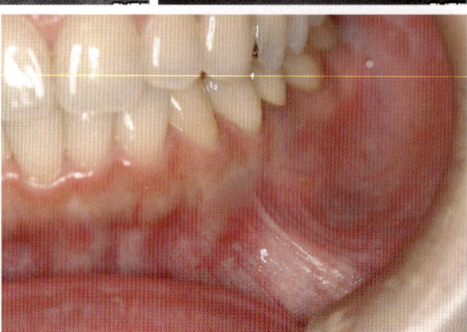
5-5 充填後1週間で瘻孔は消失している

3．ショートフィリング

　Gutmannら[9]によると，作業長を1〜2mm短くして根尖部に象牙質片をコルク栓のように詰めた後，ガッタパーチャポイントで充填すると述べているが，根管内象牙質が汚染されている場合は，MTAセメントを代用すべきであると説明している．ショートフィリングは一見良さそうに思えるが，湾曲根管ではリッジになる可能性が高くテクニックセンシティブな治療法であり，実際の臨床ではあまり適応することはないかもしれない（Case 5）．

まとめ

　根管形成が佳境に入り，あともう少しのところまできても，ほんの少しの気の緩みが根尖破壊を招くことがある．特に作業長に関わる問題が発生した場合は，そのまま進むのではなく，X線写真を撮って確認することを忘れてはならない．また，時間がないからといって，形成をスキップしたり，洗浄を怠ったり，乱暴な器具操作を行うことは，根尖部をあっという間に潰してしまうことになりかねない．つまり，生物学的なアプローチを無視するような根管治療は慎むべきである．

文　献

1) Kuttler Y. Microscopic investigation of root apexes. *J Am Den Assoc.* 1955; **50**: 544-552.
2) Webber RT. Apexogenesis versus apexification. *Dent Clin North Am.* 1984; **28**(4): 669-697.
3) Ounsi HF, Naaman A. *In vitro* evaluation of the reliability of the Root ZX electronic apex locator. *Int Endod J.* 1999; **32**(2): 120-123.
4) Jung IY, Yoon BH, Lee SJ, Lee SJ. Comparison of the reliability of "0.5" and "APEX" mark measurements in two frequency-based electronic apex locators. *J Endod.* 2011; **37**(1): 49-52.
5) Roane JB, Sabala CL, Duncanson MG Jr. The "balanced force" concept for instrumentation of curved canals. *J Endod.* 1985; **11**(5): 203-211.
6) Bender IB, Byers MR, Mori K. Periapical replacement resorption of permanent, vital, endodontically treated incisors after orthodontic movement: report of two cases. *J Endod.* 1997; **23**(12): 768-773.
7) Pitts DL, Jones JE, Oswald RJ. A histological comparison of calcium hydroxide plugs and dentin plugs used for the control of Gutta-percha root canal filling material. *J Endod.* 1984; **10**(7): 283-293.
8) Beatty RG, Zakariasen KL. Apical leakage associated with three obturation techniques in large and small root canals. *Int Endod J.* 1984; **17**(2):67-72.
9) Gutmann J, Lovdahl P. Problem solving in endodontics. 5th ed. Mosby, 2011; 200-208.
10) Rotstein I, Friedman S, Katz J. Apical closure of mature molar roots with the use of calcium hydroxide. *Oral Surg Oral Med Oral Pathol.* 1990; **70**(5): 656-660.
11) Andreasen JO, Farik B, Munksgaard EC. Long-term calcium hydroxide as a root canal dressing may increase risk of root fracture. *Dent Traumatol.* 2002; **18**(3): 134-137.
12) Andreasen JO, Munksgaard EC, Bakland LK. Comparison of fracture resistance in root canals of immature sheep teeth after filling with calcium hydroxide or MTA. *Dent Traumatol.* 2006; **22**(3): 154-156.
13) Doyon GE, Dumsha T, von Fraunhofer JA. Fracture resistance of human root dentin exposed to intracanal calcium hydroxide. *J Endod.* 2005; **31**(12): 895-897.
14) Witherspoon DE, Ham K. One-visit apexification: technique for inducing root-end barrier formation in apical closures. *Pract Proced Aesthet Dent.* 2001; **13**(6): 455-460.
15) Mente J, Hage N, Pfefferle T, Koch MJ, Dreyhaupt J, Staehle HJ, Friedman S. Mineral trioxide aggregate apical plugs in teeth with open apical foramina: a retrospective analysis of treatment outcome. *J Endod.* 2009; **35**(10): 1354-1358.
16) Keane KM, Harrington GW. The use of a chloroform-softened Gutta-percha master cone and its effect on the apical seal. *J Endod.* 1984; **10**(2): 57-63.

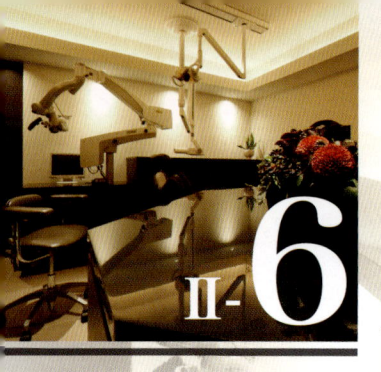

II-6 見落としの根管はありませんか？

　抜髄や再根管治療を行っても痛みが消失しない場合があり，その原因としては残髄，パーフォレーション，根尖破壊，クラックや歯根破折，根尖孔外感染など（侵害受容性の疼痛以外では，筋・筋膜性疼痛，神経因性疼痛，心因性疼痛等），さまざまなものがあげられるが，見落とし根管も多くの場合に関与していると考えられる (*Case 1*)．
　そこで，本稿では見落とし根管が起こる原因とその対処法を考えていきたい．

考えられる原因とは？

1．アクセスが不適切

　アクセスのアウトラインからストレートラインアクセスの形成が不適切であれば，隠れている根管が見えないばかりでなく，器具操作や根管洗浄の効率も低下する．大学で学習していた頃と比べて，現在ではその外形が少し変化してきているので再確認する必要がある．
　また，マイクロスコープの普及により間違った情報も蔓延している．すなわち，「小さなアクセス窩洞でもマイクロスコープがあれば，根管治療ができますよ」といった言い回しで，あたかもそれが上手くてカッコイイかのごとく伝わっていることもあるが，本当にそうであろうか？　確かに大きすぎる外形は過剰切削となり，歯牙破折の原因になりかねないので注意しなければならないが，あまりに小さすぎると治療するのに時間や手間がかかり，治療しづらくて確実な治療ができないことも多い．特に外形は大きす

Case 1　MB2 の存在

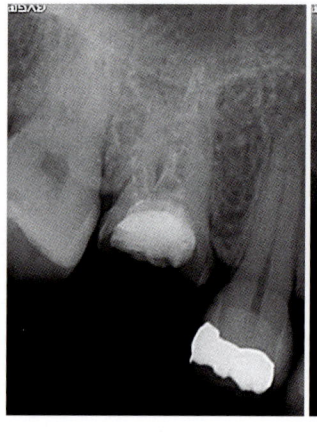

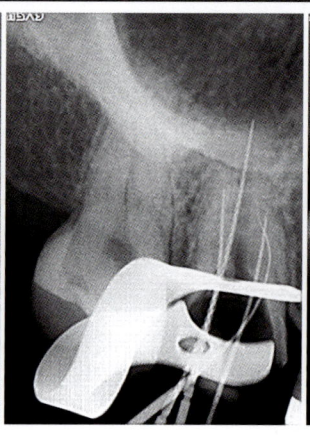

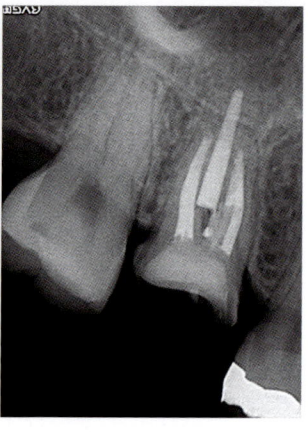

1-1　根管治療を 5 回もやり直しているが，痛みが消失しないとのことで来院
1-2　近心内湾側の穿孔と，やはり MB2 が存在していた
1-3　穿孔は MTA にて修復し，その他はガッタパーチャとシーラーにて充填．痛みは消失している

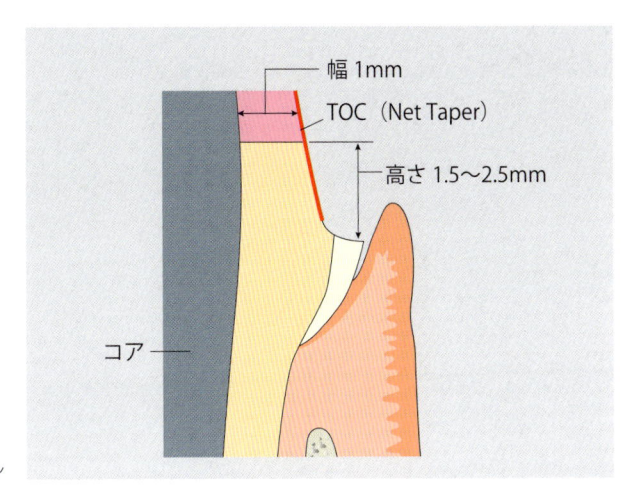

図1 三次元的フェルール

ぎず小さすぎず，一方向からミラーですべての根管が確認できる大きさにすべきである．

なお，再治療では三次元的フェルールコンセプト（Vertical component：1.5〜2.5mm，Dentine girth：1mm 以上，Total occlusal convergence）や PCD（Pericervical dentine）を考慮したアクセスが必要である[1]（図1）．特にポスト除去する際は残存歯質を過剰切削せず，フェルールが残っている症例ではできるだけ保存するように務める．

2．解剖学的形態に先入観がある

歯根形態や歯根数に術者自身の先入観が強すぎると，"この歯はこうだ！"と決めつけてしまい，探索すらしなくなる．歯もいろいろな歯根形態や歯根数があるので，強い思い込みは禁物である．大臼歯は複根管であるため，その傾向が強い．特に上顎第一大臼歯の近心根は 2 根管性が多いことがわかっているが，その開口部にはいろいろなバリエーションがあり，お決まりのパターンばかりではないため，"常にこの位置"ということは一概に言えない（*Case 2*）．また，扁平根管ではイスムスやフィンも多く存在するため，問題解決が難しくなる．

それゆえ，根管口の探索が必要となるが，見える範囲でしか処置が行えないため，できるかぎり形成と洗浄を行ってエンド三角（コロナルオーバーハング）を除去するように心がける必要がある．また術前の X 線写真による診査も重要であり，臼歯部では特に一方向からのデンタル X 線写真だけではなく，少なくとも正方線撮影と偏心撮影を行い，複数枚の二次元の X 線写真から三次元的考察ができるようにトレーニングすべきである．この時にぜひ，バッカルオブジェクトルール[2]を思い出してほしい．

3．裸眼で見るか？　拡大して見るか？

歯科治療のなかでも特に根管治療は内部を見ないと治療ができないため，拡大と照明はなくてはならない．以前は裸眼にてミラーテクニックを駆使して治療を行っていたが，現在ではルーペやマイクロスコープの登場により，かなり細部まで見えるようになってきている[3]．裸眼では見える範囲がかぎられており，拡大して根管を観察することを推奨する．

Case 2　近心に独立した3つの根管

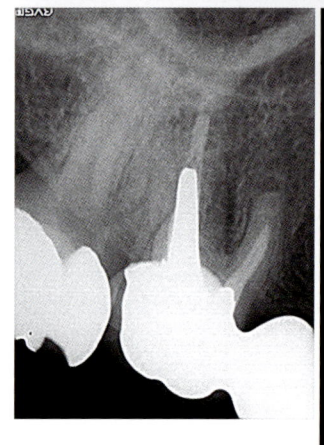

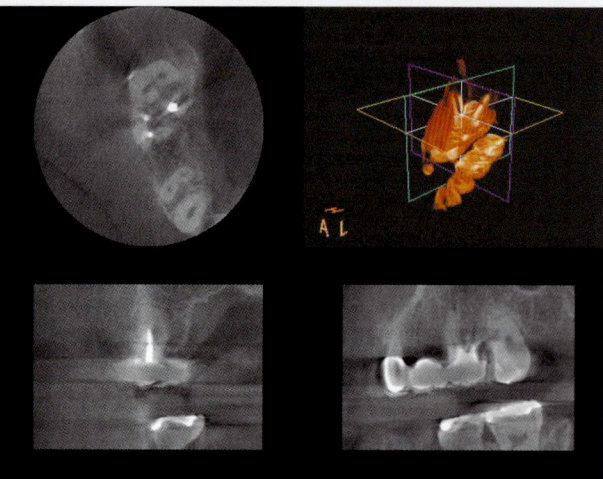

2-1 学生時代に根管治療を受けたが，違和感が出現
2-2 術前のCBCT．外科的治療も考慮する必要があるので，撮影すると近心根のみに病変が見られた
2-3 近心根に3本のファイルが挿入されている
2-4 3つの独立した根管
2-5 根管充填後

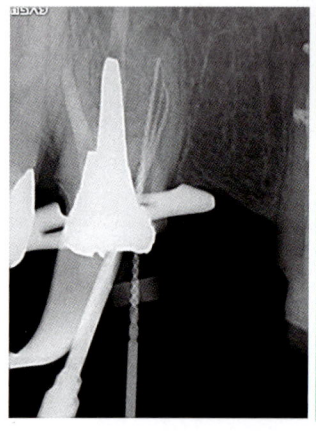

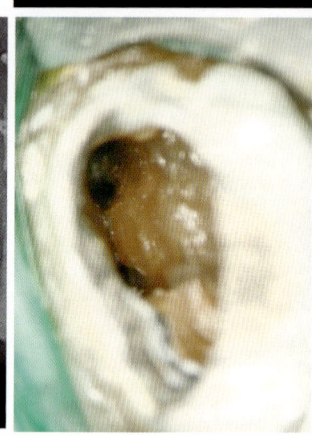

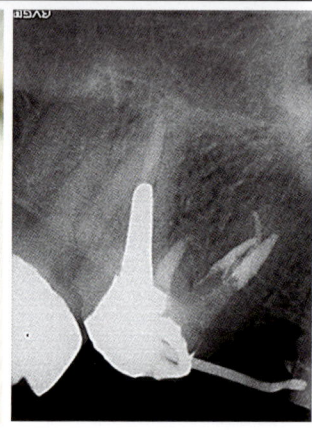

原因別の対処法

1. 不適切なアクセス → どのようにアクセスするのか？

　適切なアクセス窩洞を理解することが重要で，まずはアクセス窩洞の外形を再確認していく．上顎前歯は逆三角形，上顎犬歯は逆三角形または楕円形，下顎前歯は小さな長楕円形，下顎犬歯・上下顎小臼歯は楕円形，上下顎大臼歯は変形四角形（台形や菱形になることもあるが，以前のような三角形ではない）となる．上顎前歯では舌側部のリンガルショルダーを上手く除去するようにし，下顎前歯部でも舌側部の歯質を上手く除去しなければ，舌側根の開口部は確認できない[4]（図2）．

　基本的にはすべての根管が一方向から確認できるようにアクセス窩洞の外形を決定する．また，アクセスとストレートラインアクセスは行ったり来たりしながら形成を仕上げていくようなイメージで行い，一度にすべてを完了してから次の段階に進むというわけではない．外形が大きすぎたり小さすぎると，器具操作を行う時のガイディングパスが付与されず，根管口の探索にも影響する．特に臼歯では外形が近心や遠心の辺縁隆線を越えると，歯の破折を招く危険性があるので注意すべきである．小さい外形が美学ではなく，確実な臨床を実践する必要がある．

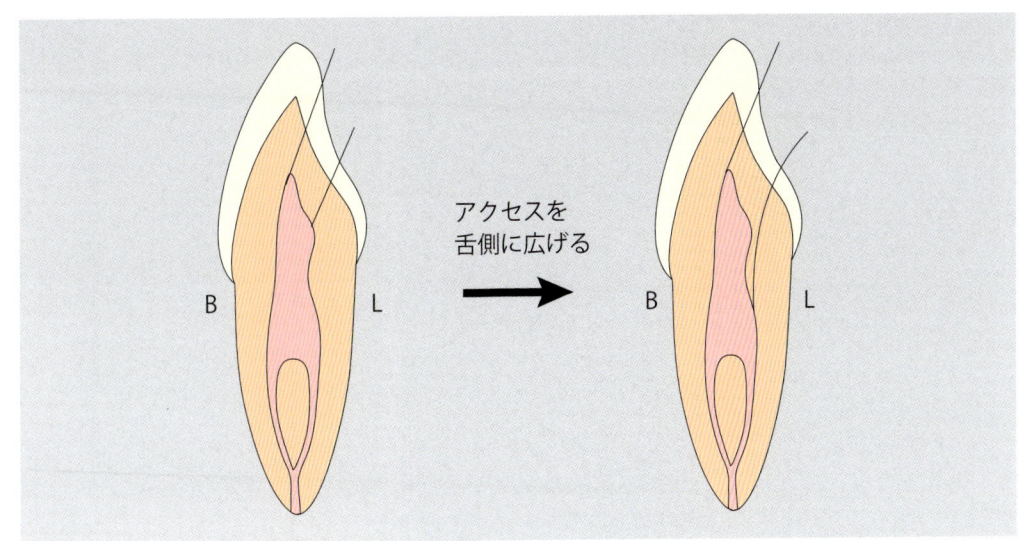

図2 下顎前歯
リンガルショルダーを落としてアクセスを舌側に少し広げると，唇側根と舌側根を一方向から見ることができる

2．解剖学的形態への先入観 → なくすための臨床的アドバイス！

　上顎第一大臼歯の近心頬側根の2根管，下顎前歯の2根管，下顎第一小臼歯の2～3根管，下顎第一大臼歯の近心3根管と遠心舌側根，下顎第二大臼歯の樋状根，扁平根のイスムスやフィンをよく頭に入れておくと臨床上便利である（*Case 3*）．

（1）複根管

　Stropko [5] は，上顎第一大臼歯のMB2の発現率は93％で，上顎第二大臼歯でも60.4％であったと報告しており，またGorduysusら [6] のMB1とMB2の距離は平均で約2mmであったとの研究もある（*Case 4, 5*）．Kartalら [7] は下顎前歯の約20％が2根管であったとし，Cleghornら [8] によると下顎小臼歯の2根管性は第一小臼歯で約25％，第二小臼歯では約10％であったと述べている．そのほか下顎第一大臼歯の遠心舌側根は，偏近心撮影すると近心頬側根と遠心頬側根の間にしっぽのように写ってくるので，注意深く観察する必要がある．また，正方線撮影だけでは遠心根が重なって写し出されて判断しづらい場合もあるので，偏心撮影を行って頭の中で立体視しながら考えるようにする．

（2）イスムス

　von Arx [9] は，上顎第一大臼歯の近心頬側根や下顎第一大臼歯の近心頬側根では根尖側4mmのところにイスムスが高頻度（上顎第一大臼歯で30～50％，下顎第一大臼歯で約80％）で発現すると述べており，Hsu & Kim [10] もこれらイスムスを5つのパターンに分類し，その複雑性を説明している．

（3）樋状根

　われわれアジア人の下顎第二大臼歯は特徴的な形態をしており，樋状根が特に顕著で，Fan [11] によると5つに分類され，なかでもType 2が多いと報告している．また，Minら [12] によるとアジア人の約45％は樋状根であるとの報告もあり，そのような形態が多いであろうと術前のX線写真で予測をつけておくべきである．

Case 3 近心3根管

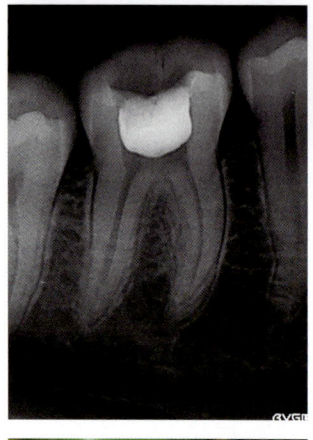

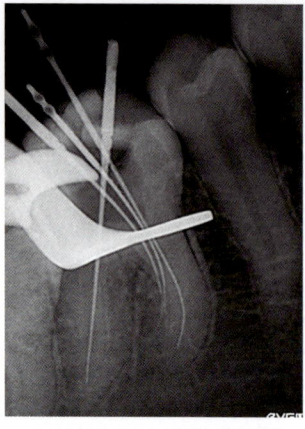

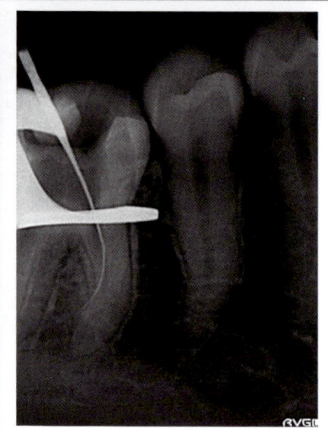

3-1 術前．抜髄されたが，打診痛が取れないので紹介にて来院
3-2 術中．遠心根は楕円形の1根管，近心根は頬側2根と舌側1根管にファイルが挿入できた
3-3 近心頬側2根と舌側根の間にもう1根管が確認された
3-4 術中マイクロ画像．右から近心頬側2根，中間根，そして近心舌側根 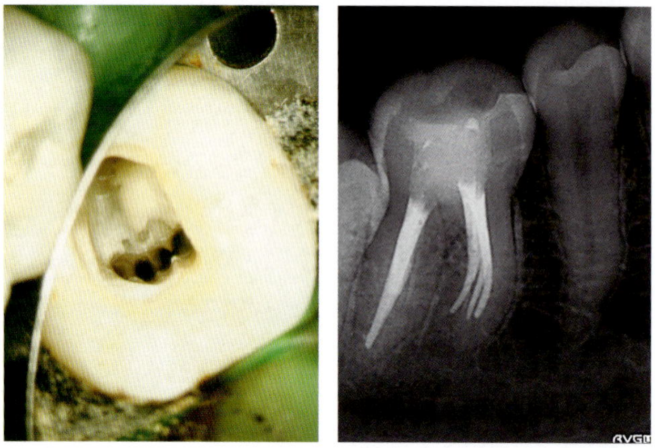
3-5 術後．近心根は，頬側2根が根尖部で1根管に癒合していたので，デンタルX線写真では独立した3根管に充填されている

Case 4 4根管

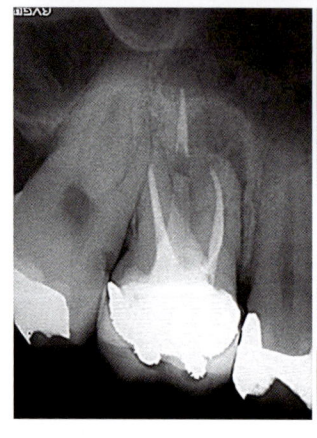

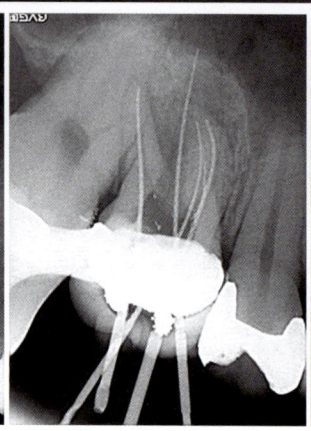

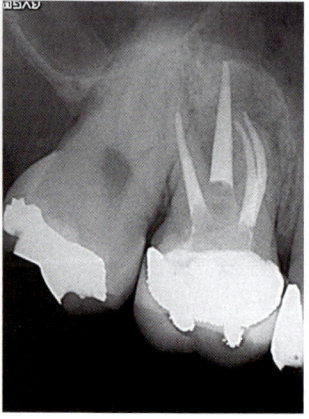

4-1 頬側にサイナストラクトが存在し，軽度の打診痛もある
4-2 やはり4根管であった
4-3 根管充填後

（4）根管性

　根管は1根管性から2根管性，そして3根管性などさまざまであり，Vertucci[13]はこれらを8つに分類し，Gulabivala[14]は7つに分類している．このように根管系は想像以上に複雑であるが，臨床で用いるには少し分類が多すぎるので，実際にはWeine[15]の分類を用いて根管性を理解すると便利である（**図3**）．つまり，入り口が1つで出口

86

Case 5 5根管

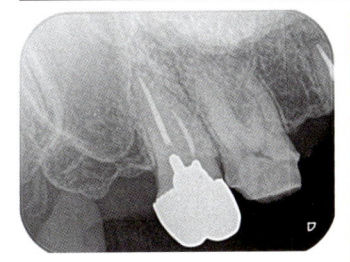

5-1 咬むと違和感があり，一度診てほしいとのことで紹介にて来院

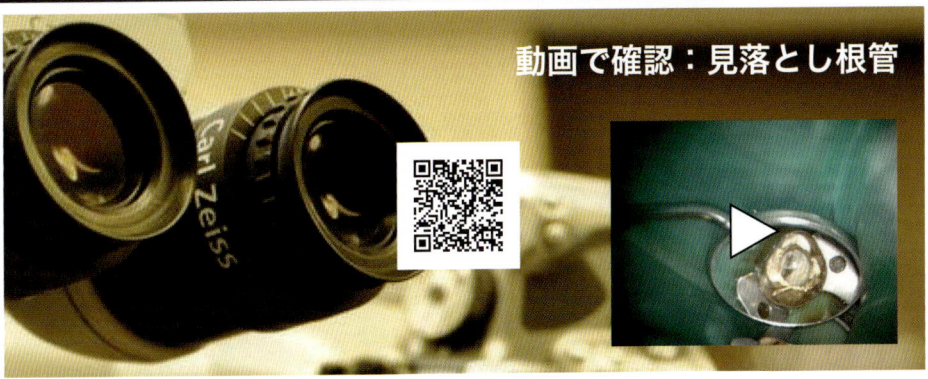

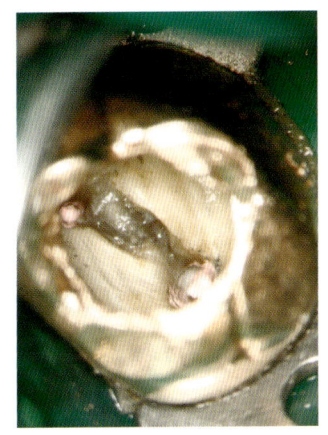

動画で確認：見落とし根管

5-2 クラウンに穴をあけてコアを除去すると，2カ所に充填材が見られた

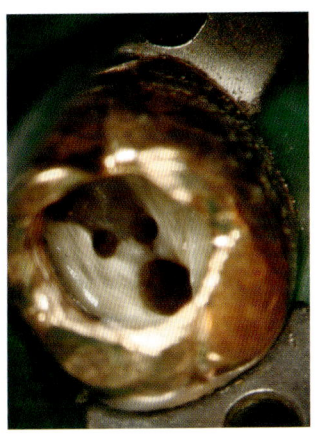

5-3 超音波チップで近心部の象牙質を除去するとMB2が見られ，遠心部にももう1根管が開口

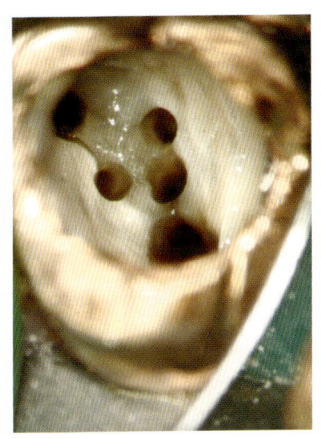

5-4 その後，遠心部の第2根管が発見され，合計で5根管であった

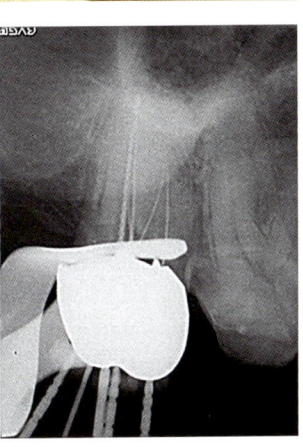

5-5 ファイルが5本も根管内に挿入されているのがわかる

も1つ（Type Ⅰ），入り口が2つで出口が1つ（Type Ⅱ），入り口2つで出口も2つ（Type Ⅲ），入り口1つで出口が2つ（Type Ⅳ）の4つのパターンを臨床に応用する．

(5) 超音波チップによる根管の探索

根管を探索するには超音波チップが欠かせない．以前は回転切削器具を用いて行っていたが，過剰切削を起こす危険性があるため，現在では本目的には使用していない．アクセスからストレートラインアクセスまでは主にバーを用いて形成するが，それ以降の根管口やイスムスの探索および形成には超音波チップを使用して保存的な形成を心がける．この時に大臼歯では，特にDeutsch[16]らのランドマーク（CEJと天蓋はほぼ一致し，髄床底から骨組織までは約3mm等）が参考になる（図4）．

超音波チップもメーカーによって各種あり，その設定も異なる部分があるため，使用方法については一概には言えない．そこで，筆者が用いているP-max（Satelec）の使用方法について簡単に述べる．主に使用するチップはBDチップ（エンドサクセス，白水貿易）とE7D（NSK，ナカニシ）で，ともにエンドモードで使用する（図5，6）．これら先端が先細りしたチップはスケーリングモードのような周波数で使用すると容易にチップ先端が破折してしまうため，この周波数では決して使用してはならない．ま

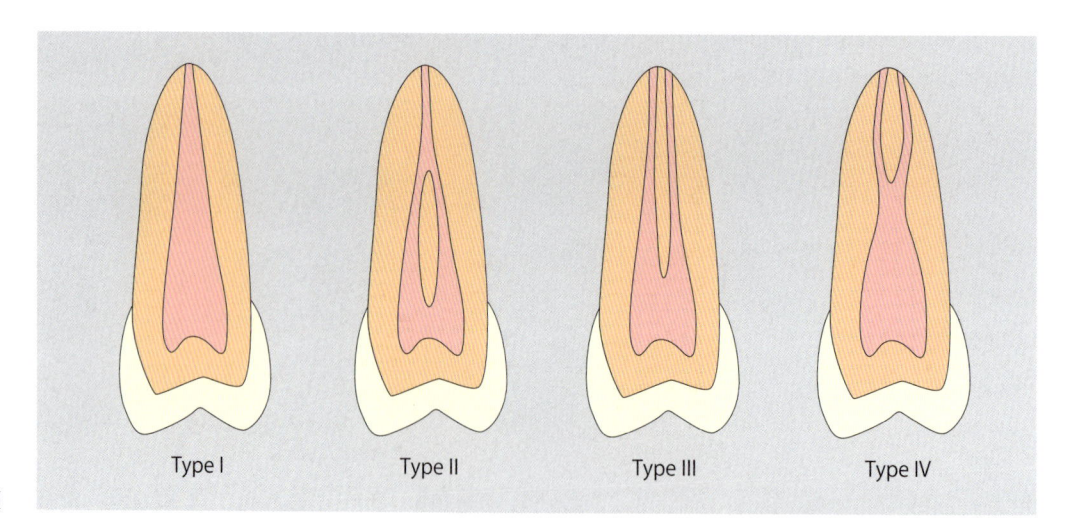

図3　Weine の分類

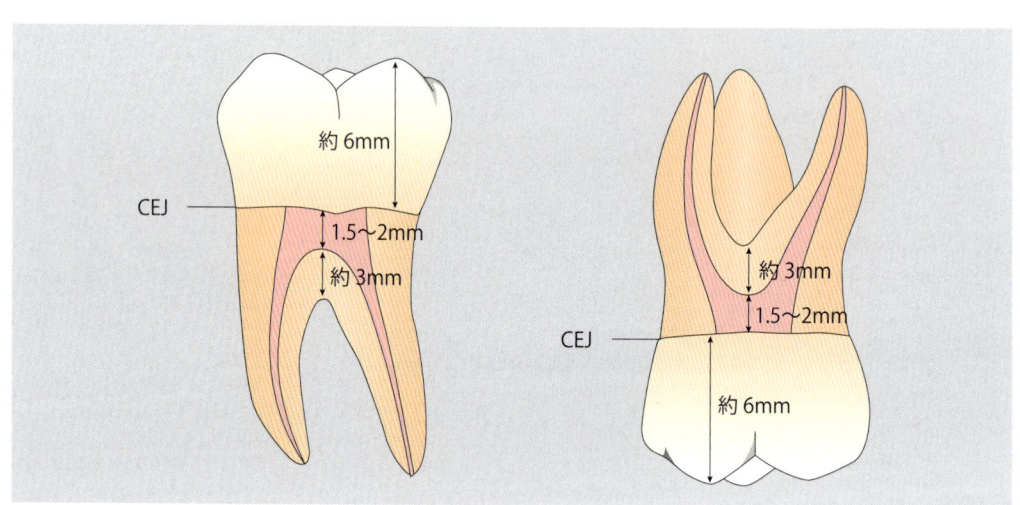

図4　アクセスでのランドマーク

た，使用開始時はパワー5以下で使用し，徐々に5ぐらいまで出力を上げていく．最高でも8を限界にしておいたほうが無難である．高出力でいきなり使用したり，最高出力の10で長時間操作すると，チップ先端が破折する可能性があるので十分注意して使用する．象牙質を削除する場合，まずは無注水で数十秒間使用した後，注水下での使用に切り替えて削片を洗い流しながら歯の冷却を行う．この冷却を怠ると歯周組織にかなりのダメージ（歯肉壊死や骨壊死を起こすこともある）を与えることになるので十分注意する[17]．

3．ルーペを用いるか？　マイクロスコープを用いるか？

　当然ながら，拡大するほうがよく見えるに違いない．ルーペは光源が視軸と同軸上に設置できないので影ができてしまうため不利ではあるが，価格が安価で持ち運びも便利なためアクセス窩洞形成時の使用は推奨できる．しかし，根管の探索にはやはりマイクロスコープに軍配が上がる．根管の確認は高倍率で，探索と形成は低倍率から中倍率で行う．以前までのブラインドでの治療から，マイクロスコープを用いた見える治療への変化は想像以上に効果的であり[18]，ますます普及すると思われる．

図5　P-Max

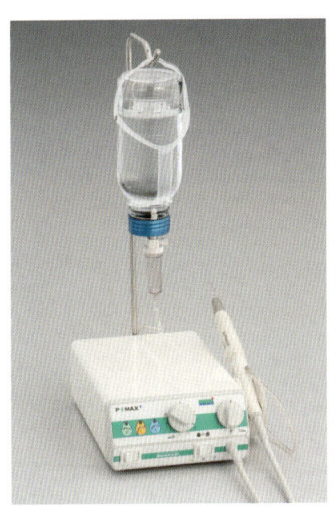

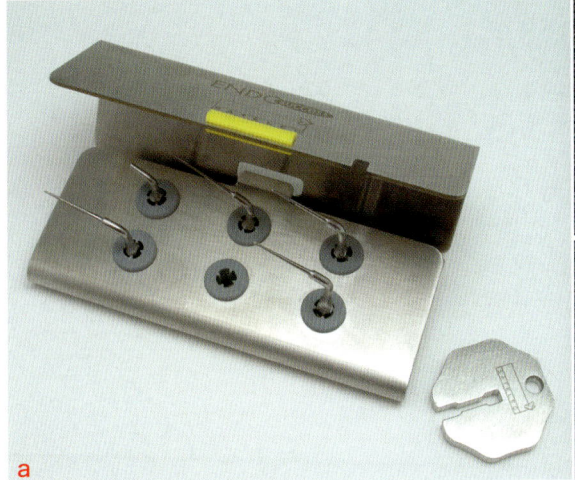

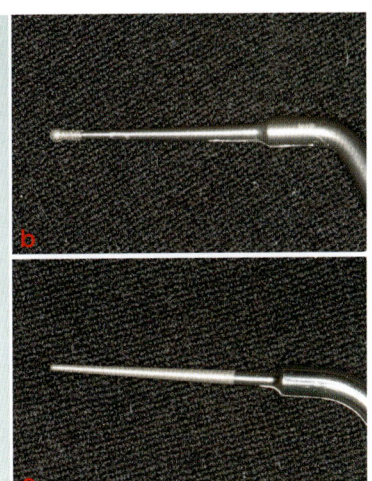

図6　超音波チップ
　a　エンドサクセスキット
　b　エンドサクセス ET-BD
　c　E7D

文　献

1) Clark D, Khademi J. Modern molar endodontic access and directed dentin conservation. *Dent Clin North Am.* 2010; **54**(2): 249-273.
2) Goerig AC, Neaverth EJ. A simplified look at the buccal object rule in endodontics. *J Endod.* 1987; **13**(12): 570-572.
3) Ruddle CJ. Micro-endodontic nonsurgical retreatment. *Dent Clin North Am.* 1997; **41**(3): 429-454.
4) Hargreaves KM, Cohen S. Cohen's pathways of the pulp. 10th ed. Mosby, 2010; 136-222.
5) Stropko JJ. Canal morphology of maxillary molars: clinical observations of canal configurations. *J Endod.* 1999; **25**(6): 446-450.
6) Görduysus MO, Görduysus M, Friedman S. Operating microscope improves negotiation of second mesiobuccal canals in maxillary molars. *J Endod.* 2001; **27**(11): 683-686.
7) Kartal N, Yanikoğu FC. Root canal morphology of mandibular incisors. *J Endod.* 1992; **18**(11): 562-564.
8) Cleghorn BM, Christie WH, Dong CC. The root and root canal morphology of the human mandibular second premolar: a literature review. *J Endod.* 2007; **33**(9): 1031-1037.
9) von Arx T. Frequency and type of canal isthmuses in first molars detected by endoscopic inspection during periradicular surgery. *Int Endod J.* 2005; **38**(3): 160-168.
10) Hsu YY, Kim S. The resected root surface. The issue of canal isthmuses. *Dent Clin North Am.* 1997; **41**(3): 529-540.
11) Fan B, Cheung GS, Fan M, Gutmann JL, Bian Z. C-shaped canal system in mandibular second molars: Part I—Anatomical features. *J Endod.* 2004; **30**(12): 899-903.
12) Min Y, Fan B, Cheung GS, Gutmann JL, Fan M. C-shaped canal system in mandibular second molars Part III : The morphology of the pulp chamber floor. *J Endod.* 2006; **32**(12): 1155-1159.
13) Vertucci FJ. Root canal morphology and its relationship to endodontic procedures. *Endod Topics.* 2005; **10**: 3-29.
14) Ng YL, Aung TH, Alavi A, Gulabivala K. Root and canal morphology of Burmese maxillary molars. *Int Endod J.* 2001; **34**(8): 620-630.
15) Weine FS. Endodontic therapy. 5th ed. Mosby, 1996; 243.
16) Deutsch AS, Musikant BL. Morphological measurements of anatomic landmarks in human maxillary and mandibular molar pulp chambers. *J Endod.* 2004; **30**(6): 388-390.
17) Plotino G, Pameijer CH, Grande NM, Somma F. Ultrasonics in endodontics: a review of the literature. *J Endod.* 2007; **33**(2): 81-95.
18) Selden HS. The dental-operating microscope and its slow acceptance. *J Endod.* 2002; **28**(3): 206-207.

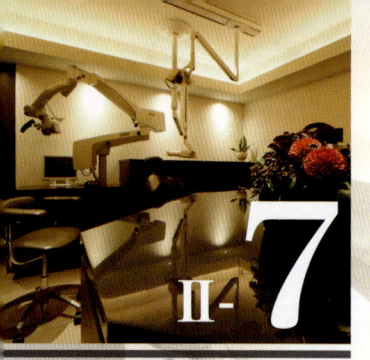

II-7 開かない根管，それは石灰化根管？

　日々の根管治療で，アクセス後に根管口がどこにあるのか全くわからない症例に遭遇した場合，どのように対処すべきか判断に迷うことが以前は多くあった．しかし，現在ではそのようなことはほとんどなく，自信をもって臨床に臨むことができる．その理由は，状況ごとでの意思決定が明確になっているからである．

　そこで，本稿ではそのポイントについて述べていく．

石灰化根管とは？

　われわれが対象としている歯の半数は少なくとも石灰化している可能性があり，その程度もまちまちである[1]．しかし，実際の発現頻度としては4～25％程度であることが報告されている[2～5]．また，石灰化しているような場合でも意外と簡単にファイルが挿入できることもあれば，歯髄腔がX線写真では見えているもののファイルがなかなか挿入できない場合もある．

　根管が石灰化するには，外傷による石灰変性（Calcific Metamorphosis, *Case 1*），あるいは加齢的な変化による異栄養性石灰変性（Dystrophic Calcification, *Case 2*）が起こるとされている[1]．これら2つはともに歯髄腔内への硬組織の堆積という点では同じであるが，前者は歯髄腔が閉塞した状態であり，後者は歯髄結石または象牙粒による石灰化を意味する．発生機序については，各種刺激に対する象牙芽細胞の合成と分泌に異常をきたした結果として生じるという考え方や，神経血管系への供給障害による硬組織形成の加速化など，いろいろな仮説がある[6, 7]．

　硬組織の堆積に関しては誤解が生じるといけないので補足しておく．象牙質・歯髄複合体は周囲からの刺激に対して，さまざまな反応を示すユニークな組織である．歯髄の主な機能は象牙質を形成することであるが，歯髄内に存在する分泌細胞を刺激する敏感な感覚機能も持ち合わせている．

　歯根形成までの象牙質を第一象牙質，その後に歯髄腔内壁にゆっくりと添加された象牙質を第二象牙質とよび，第二象牙質は継続的に形成される．これに対して，各種刺激に対する反応として歯髄腔内壁の一部に添加されたものを第三象牙質とよぶ．これには反応性象牙質と修復象牙質が含まれる．反応性象牙質はすでに分化した象牙芽細胞の生き残りから形成されたものであり，修復象牙質とは一次および二次象牙質を形成した象牙芽細胞がある程度の刺激により死滅し，その後に新たに分化した象牙芽細胞様細胞によって形成された象牙質を意味する．

Case 1　Calcific Metamorphosis

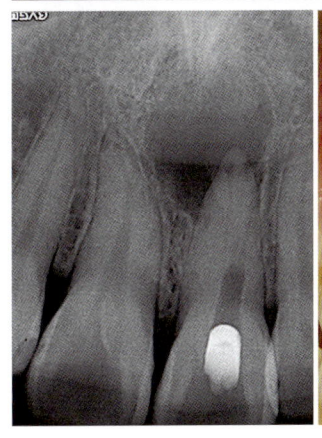

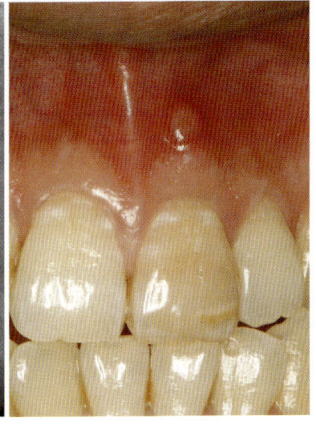

1-1　37歳，男性．腫脹のため近医で治療を開始したが，根管が見当たらないとのことで当院に来院．1｜は歯髄腔が明確であるが，｜1 ははっきりとしない

1-2　小学生の頃に外傷の既往があり，｜1 は変色し，可動粘膜部にサイナストラクトも見られる

Case 2　Dystrophic Calcification

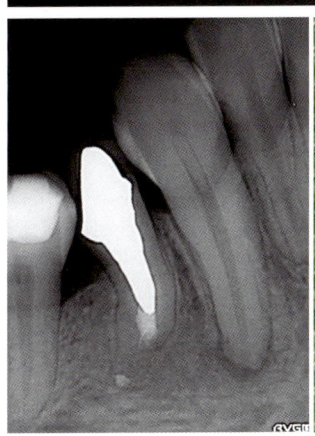

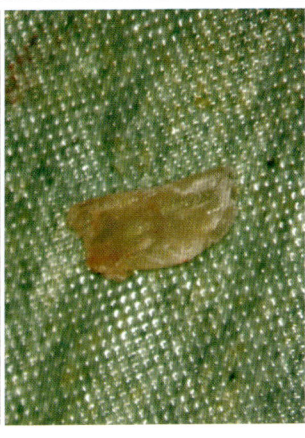

2-1　3｜の歯頸部に長い象牙粒があり，根尖部には病変も見られる

2-2　除去した象牙粒をみるとかなり大きく，このようなものが存在すると器具操作の妨げとなる

石灰化の起こる素因とは？

1．加齢や摩耗

　石灰化が起こる素因として最初に思い浮かぶのは加齢や摩耗である．この加齢や摩耗に対する反応の結果として生じる細管内象牙質の沈着は，細管内径をだんだん減少させ，それが続くようであれば細管の形は消失する．このメカニズムに関して，Torneck[7]はこれらの機構を以下の3つの可能性で説明している．

①　はじめに管間象牙質から無機成分が細管内に受動的に移動し，細管壁に再配置する
②　次に象牙芽細胞突起の一部に活発な反応が生じ，有機質基質が象牙芽細胞の活動により活発な石灰化が起きる
③　そして管間象牙質から無機成分が再配給され，それにより象牙芽細胞が石灰化する有機質基質を産生する

　しかし，象牙芽細胞突起の先端が収縮するか短くなるかして，象牙芽細胞突起のなくなったところに細管内象牙質が沈着するというのが結論のようである．加齢とともに増

加する硬化象牙質は根尖部 1/3 に多く見られ，透過性は減少して歯髄の生命力を延ばす可能性も考えられる．

2．その他の素因

加齢や摩耗以外の素因としてカリエスや修復材料による場合もあり（*Case 3*），これらに関しては以前より多くの研究者が述べている[8〜11]．特に根未完成歯における歯髄保存療法（直接・間接覆髄，アペキソゲネーシス等）では，治癒後に歯髄腔が狭窄して石灰化を起こす場合がある[12]．そして，外傷による石灰化もよく遭遇する[13, 14]．これは外傷により一度途絶えた血流が毛細血管の増殖により再度開始され，歯髄由来の細胞で組織が修復される．この時，歯髄腔側壁から中心に向かって骨様象牙質が添加され，急速に石灰変性が起こる．これを歯髄腔閉塞（Pulp Canal Obliteration）とよぶ．しかし Andreasen[14] は，外傷によりすべてが石灰化を起こすわけではなく，歯根吸収や歯髄壊死に至る場合も多いと述べている．また，歯周病や矯正治療が石灰化を起こす可能性も少なからず考えられると報告されている[15〜17]．

これら局所素因のほか，全身的疾患も関与することがある．心疾患，エーラーダンロス症候群，象牙質形成不全症があげられ，長期にわたるステロイド療法も歯髄を石灰化させるという報告もある[18〜23]．

3．本当に石灰化根管？

開かない根管はすべて石灰化根管であろうか？　上記にあげた素因により石灰化している場合があるが，実は根尖部で急激な湾曲があるためにファイルが進まなくなったり，根尖部でセメント質の添加による治癒が起こり，開かない根管と勘違いしている場合も多い（*Case 4*）．つまり，治療を開始するにあたり意思決定を行う際は，開けないといけない根管なのか，そうではないのかを判断すべきである．これらの場合には，感染の有無と臨床症状，そして審美的な問題の有無がキーワードとなる．このように治療の介入には科学的な根拠がなければ始めるべきではない．もしも判断が困難であれば，少し経過を観察すべきである．

Case 3　カリエスによる石灰化根管

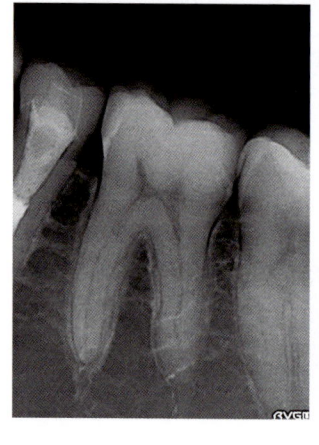

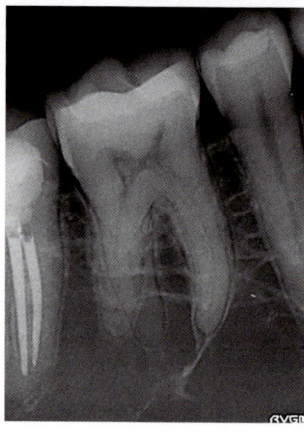

3-1　カリエスが大きかったであろう遠心部分の髄角は低くなり，歯髄腔全体が白く霞がかかっているように見える
3-2　歯冠部歯髄には歯髄結石のようなものが見られる

Case 4 湾曲根管

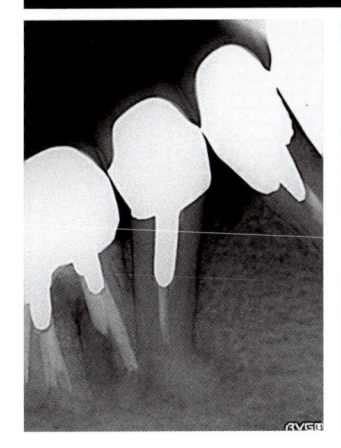

4-1 根管治療されているが，根尖部まで処置されておらず，根尖部付近の歯髄腔は見えない

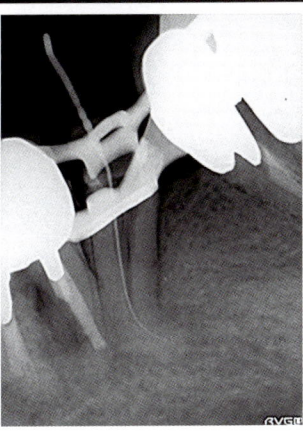

4-2 歯冠側の障害物を除去し，Cプラスファイルにて道筋をつけ，その後02テーパーのKファイルをより根尖側に進める

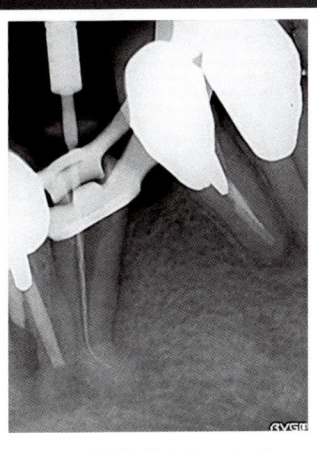

4-3 湾曲が大きいため，NiTiロータリーファイルをエンジンで使用する前に，一度根管内にあまり抵抗なく挿入できるか確認する

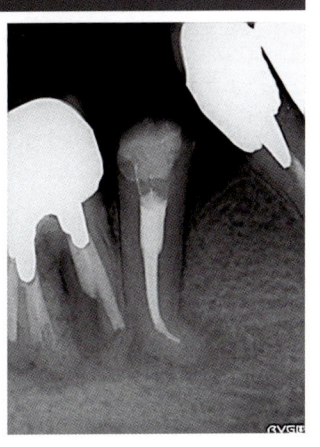

4-4 直線化傾向を起こさず，湾曲どおりに根管充填されている

臨床的対処法

　実際の臨床では開けるべき根管をどのように対処するのか？　そして，うまくいかなかった場合にはどのようにするのかが重要となる．

1. アクセス

　術前のX線写真で髄床底までのおおよそ距離を計測しておき，実際に使用するバーではどれくらいの深さまでが安全なのかを確認しておく．もちろん，歯軸傾斜の近遠心方向（Angulation）と頬舌方向（inclination）を視認することも忘れてはならない．また，マイクロスコープやルーペを使用して根管口の解剖学的位置関係や左右対称性，発育溝を探針などで探索する．天蓋の取り残しや歯髄結石はその後の器具操作の妨げになるため，超音波チップや小さなスプーンエキスカベーターで十分精査する．微細な歯髄結石を根管口内に押し込まないように，よく次亜塩素酸ナトリウム（ヒポクロ）で洗浄を行う．超音波チップは先端が円形のBDチップまたはE15Dを用い（**図1**），選択するモードはエンドモード以下で，パワーは徐々に上げながら5〜8までの範囲内で行う．特に大臼歯の場合，探索のための切削は髄床底から1〜1.5mmまでが限界で，それ以上は危険とされており，そのためのランドマークを忘れないようにする[24]（**図2**）．超音波チップでの切削は無注水で探索し，その後に冷却を行う．これを繰り返して行うが，決して冷却を怠らないように注意する．冷却をあまり行わずに切削を続けると，歯肉壊死や骨壊死を引き起こす可能性があるので留意する．

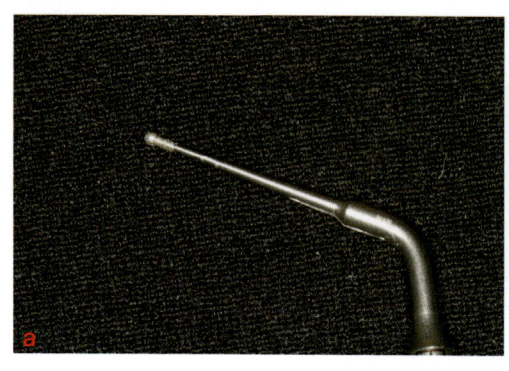

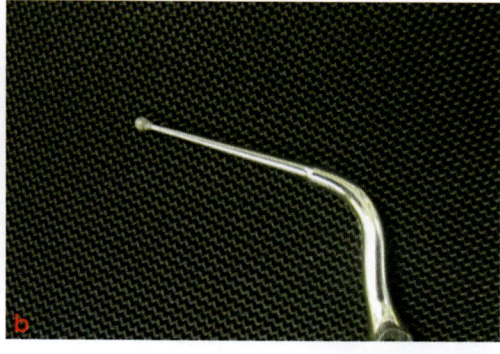

図1 アクセスに用いる超音波チップ
a エンドサクセスのBDチップ（白水貿易）
b バリオスのE15Dチップ（NSK）．BDチップよりも約2mm短いが，大臼歯には有効である

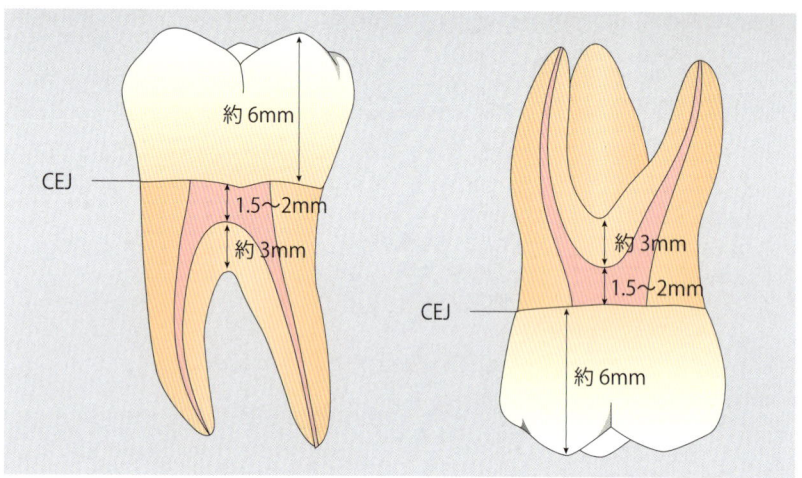

図2 CEJと天蓋の位置はほぼ同じであり，髄床底からは1〜1.5mmが切削限界かもしれない

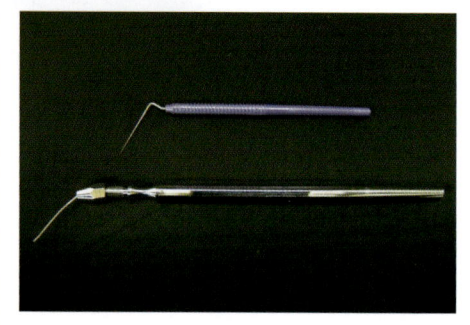

図3 マイクロファイル
上段：マイクロファイル（茂久田商会）．下段：自作のマイクロファイル（手用ファイルのハンドルをライターで焼き切り取り，それをブローチホルダーに接続して作製）

2．根管口明示

　根管口の明示には，メチレンブルーを使用して色素で染色されているところがあるかを確認するか，またはエンド用探針やマイクロファイル（図3）での探索，ヒポクロでのバブルテストを行い，根管の入り口を探る．少しファイルの食い込むところが発見できれば，その都度，X線写真を撮影してオリジナルの根管かもしくは逸脱しているのかを確認しながら進めるほうが安全である．

3．ネゴシエーション

　潤滑剤（RCプレップ，グライド，ファイリーズ等）を使用してWatch-Winding Motion（99頁「マスターすべき器具操作」参照）で器具操作を行うが，この時に穿通性の高いCプラスファイル（図4）を使用すると比較的ネゴシエーションしやすい．このファイルはテーパーが04〜05とユニークなデザインで，石灰化根管や狭窄している場合に用いられる．まずは，#6/Cプラスファイル → #6/02テーパーKファイル → #8/Cプラスファイル → #8/02テーパーKファイル → #10/Cプラスファイル → #10/02テーパーKファイル → #15/Cプラスファイル → #15/02テーパーKファイルで繰り返し器具操作を行いながら，ファイルを根尖方向に進める．

7 開かない根管，それは石灰化根管？

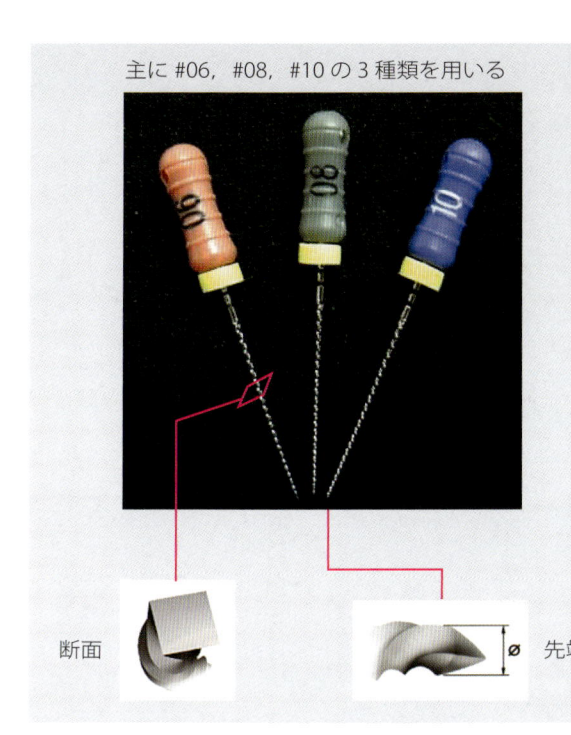

主に #06，#08，#10 の 3 種類を用いる

Cプラスファイルの特徴

- Kファイルと同じ四角形の断面で，先端が尖っている
- 先端部に大きなテーパーを付与しているので，先端の変形は少ない
- Kファイルに比べて垂直圧に対する抵抗が強く曲がりにくいため，先端方向に力が伝わりやすい

●テーパー

規格	先端から 4mm	4mm～16mm
# 6	5%	1%
# 8	4.5%	1%
# 10	4%	1%
# 15	4%	1%

断面　　先端

図4　Cプラスファイル（デンツプライ三金）

　"ネゴシエーションを行う際にEDTAを長時間使用すると，根管が開く"と思っている歯科医師もいるが，これは大きな間違いであり，器具操作をせずに根管内に液体を貯留させる場合は1分間を限度とし，それ以上は置かないことが大切である．長時間貯留させると過剰脱灰が起こり，象牙細管がびらん状態となり，ファイルがどこでも突き刺さる状態になるので危険である．ただし，器具操作を行いながら使用する場合はこのかぎりではない．

　ネゴシエーションには根管口付近と根尖部付近の2つがあり，根尖部付近ではファイルをプレカーブさせて使用し，根尖部の急な湾曲に対処するため360°回転させて根尖孔がどの方向か探索する（Case 5）．

4．根管拡大形成

　拡大形成には通常のクラウンダウン形成法を用いるが，最近の傾向として細いロータリーファイルから用いる形成法のほうがリッジやジップが発生しにくいと思われる．

5．うまくいかない場合の対処法

　もしもうまく開かなければ無理矢理に形成するのではなく，進まなくなったところまでを十分洗浄し，緊密に根管充填を行い，予後観察に移行する（Case 6）．そして，症状の改善や臨床的に治癒傾向を示さなければ，外科的（歯根端切除術または意図的再植）に対応する（Case 7）．無理にそのまま直線化形成を行ったり，パーフォレーションを起こすよりも生物学的にはこちらのほうが保存的である．

Case 5　石灰化根管

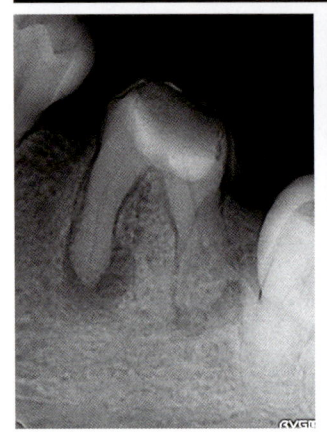

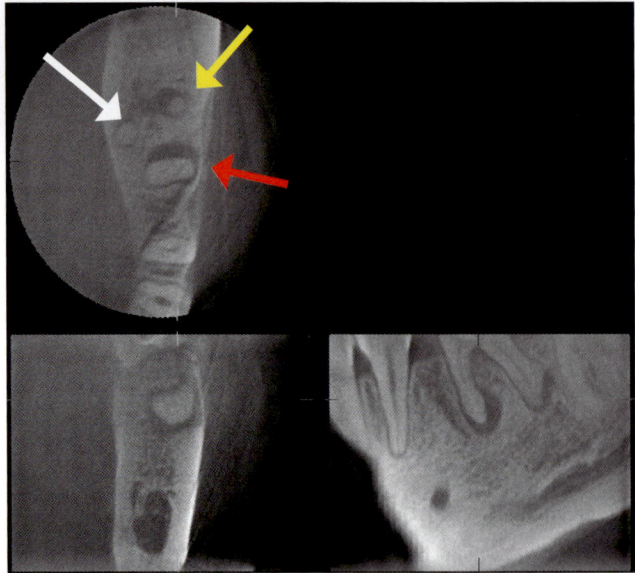

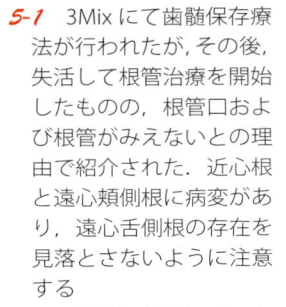

5-1 3Mixにて歯髄保存療法が行われたが，その後，失活して根管治療を開始したものの，根管口および根管がみえないとの理由で紹介された．近心根と遠心頬側根に病変があり，遠心舌側根の存在を見落とさないように注意する

5-2 外科も考慮していたため，術前にCBCTを撮影したところ，遠心頬側根から遠心舌側根に向かって病変が繋がっている（白色矢印：遠心舌側根，黄色矢印：遠心頬側根，赤色矢印：近心根）

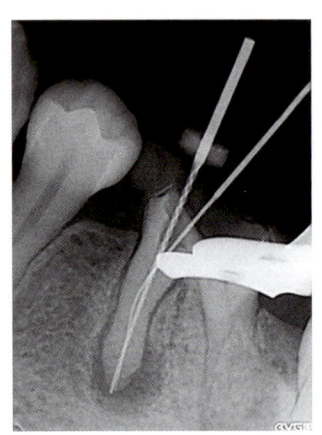

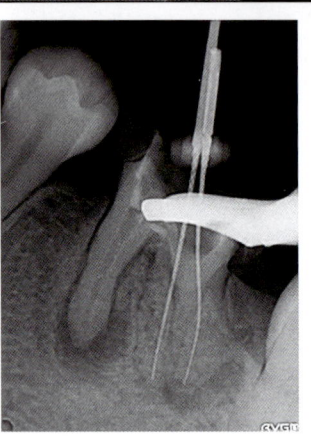

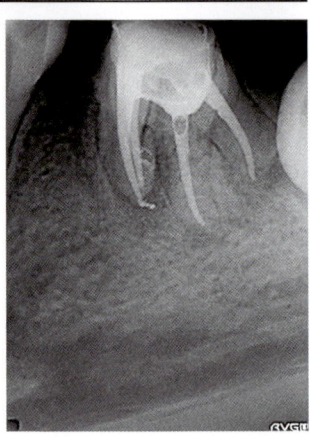

5-3 ボールタイプの超音波チップで象牙質を削除後，マイクロファイルにて根管口を確認し近心根のファイル試適を行った

5-4 遠心2根のファイル試適

5-5 根管充填後

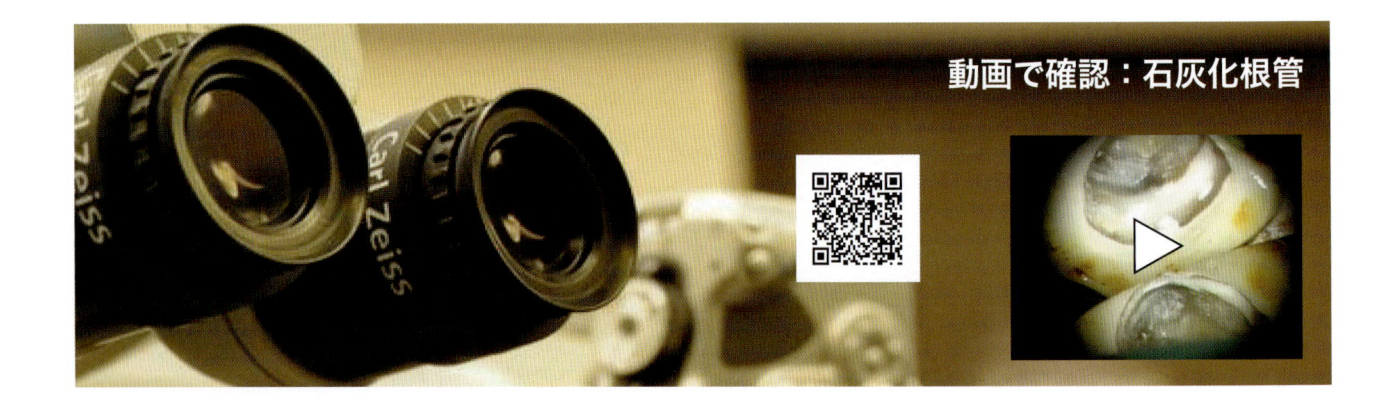

動画で確認：石灰化根管

7 開かない根管，それは石灰化根管？

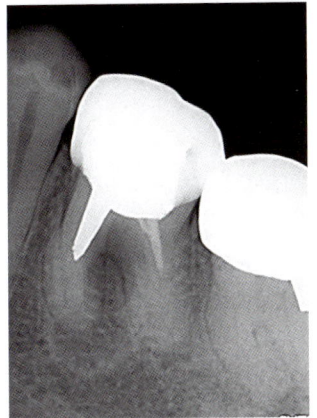

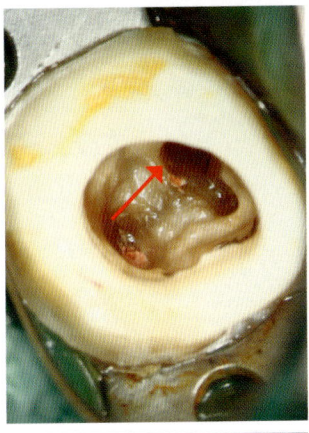

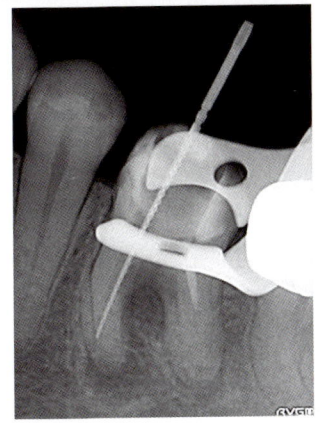

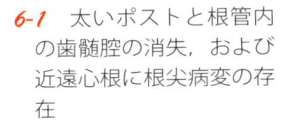

Case 6　石灰化根管

6-1 太いポストと根管内の歯髄腔の消失，および近遠心根に根尖病変の存在

6-2 太いポストを除去すると，近心の根分岐部にパーフォレーション（➡）が確認された

6-3 近心根は石灰化が著しいため，根尖部の湾曲に追従せず，直線的にしか形成ができなかった

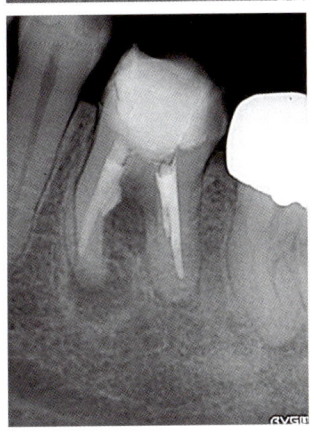

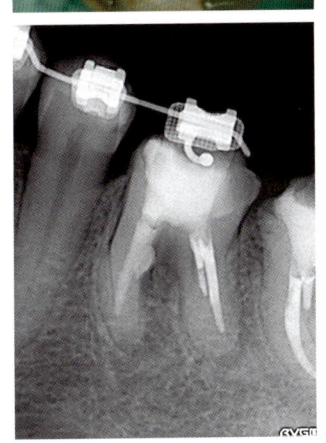

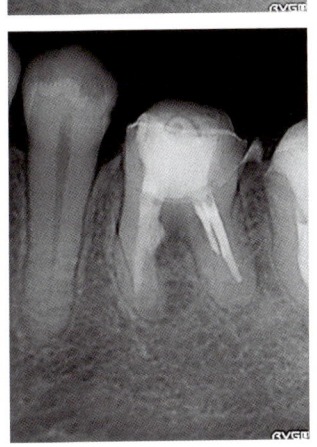

6-4 根管充填後のデンタルＸ線写真．パーフォレーション部も根管もMTAセメントにて充填

6-5 根管充填後6カ月で矯正治療が始まった

6-6 術後2年．根尖部まで形成ができなかったが，根尖病変は消失している

Case 7　外科的歯内療法による対処

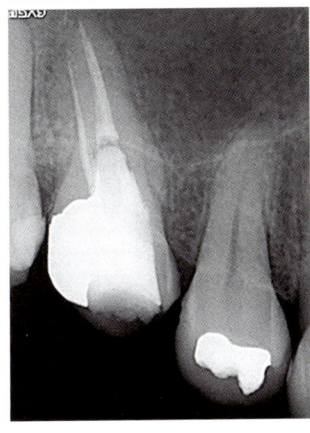

7-1 術前のＸ線写真．6|は自発痛を有し，近心頬側根は歯髄腔が全く見えない

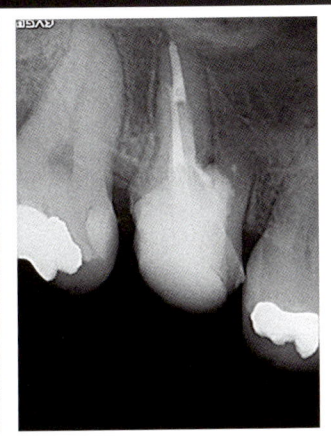

7-2 ポスト除去後に再治療を開始したが，近心頬側第2根（MB2）はやはり見つからないため，それ以外の根管を充填し，外科的歯内療法に移行

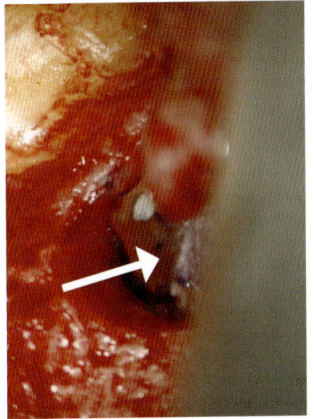

7-3 歯根を切断しメチレンブルーにて染色すると，根管は存在した（矢印の部分が染め出された根管で，その上部の白い部分は前医の治療で形成されていた空間をMTAセメントにて封鎖）

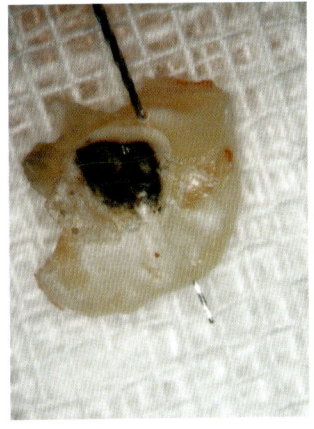

7-4 切除した根尖部にファイルを挿入すると穿通していた．歯冠側からの器具操作ができなくても根尖部にはやはり根管は存在する

まとめ

われわれ専門医は根管内の感染を可能なかぎり取り除くことにより，治癒に導く可能性があるということを知っている[25]．つまり，危険な賭け（見えないけれど闇雲に削り続ける行為）や無駄に時間を費やすこと（何回も何回も治療すること）がいかに愚かなことか再確認していただければ幸いである．

文　献

1) Cohen S, Hargreaves KM. Pathways of the pulp. 10th ed. Mosby, 2009; 494-497.
2) Holcomb JB, Gregory WB Jr. Calcific metamorphosis of the pulp: its incidence and treatment. *Oral Surg Oral Med Oral Pathol.* 1967; **24**(6): 825-830.
3) Moss-Salentijn L, Hendricks-Klyvert M. Calcified structures in human dental pulps. *J Endod.* 1988; **14**(4): 184-189.
4) Tamse A, Kaffe I, Littner MM, Shani R. Statistical evaluation of radiologic survey of pulp stones. *J Endod.* 1982; **8**(10): 455-458.
5) Torneck CD. The clinical significance and management of calcific pulp obliteration. *Alpha Omegan.* 1990; **83**(4): 50-54.
6) Andreasen JO. Atlas of replantation and transplantation of teeth. W.B.Saunders, 1992.
7) Torneck CD. Dentin-pulp complex. *In*: Oral histology: Development, structure and function. Ten Cate AR ed. Mosby, 1998; 169-217.
8) Bergenholtz G. Inflammatory response of the dental pulp to bacterial irritation. *J Endod.* 1981; **7**(3): 100-104.
9) Trowbridge HO. Pathogenesis of pulpitis resulting from dental caries. *J Endod.* 1981; **7**(2): 52-60.
10) Harris R, Griffin CJ. The fine structure of the mature odontoblasts and cell rich zone of the human dental pulp. *Aust Dent J.* 1969; **14**(3): 168-177.
11) Langeland K. Tissue response to dental caries. *Endod Dent Traumatol.* 1987; **3**(4): 149-171.
12) Mass E, Zilberman U. Long-term radiologic pulp evaluation after partial pulpotomy in young permanent molars. *Quintessence Int.* 2011; **42**(7): 547-554.
13) Jacobsen I, Kerekes K. Long-term prognosis of traumatized permanent anterior teeth showing calcifying processes in the pulp cavity. *Scand J Dent Res.* 1977; **85**(7): 588-598.
14) Andreasen JO. Luxation of permanent teeth due to trauma. A clinical and radiographic follow-up study of 189 injured teeth. *Scand J Dent Res.* 1970; **78**(3): 273-286.
15) Hattler AB, Listgarten MA. Pulpal response to root planing in a rat model. *J Endod.* 1984; **10**(10): 471-476.
16) Delivanis HP, Sauer GJ. Incidence of canal calcification in the orthodontic patient. *Am J Orthod.* 1982; **82**(1): 58-61.
17) Lantelme RL, Handelman SL, Herbison RJ. Dentin formation in periodontally diseased teeth. *J Dent Res.* 1976; **55**(1): 48-51.
18) Edds AC, Walden JE, Scheetz JP, Goldsmith LJ, Drisko CL, Eleazer PD. Pilot study of correlation of pulp stones with cardiovascular disease. *J Endod.* 2005; **31**(7): 504-506.
19) Maranhão de Moura AA, de Paiva JG. Pulpal calcifications in patients with coronary atherosclerosis. *Endod Dent Traumatol.* 1987; **3**(6): 307-309.
20) De Coster PJ, Martens LC, De Paepe A. Oral health in prevalent types of Ehlers-Danlos syndromes. *J Oral Pathol Med.* 2005; **34**(5): 298-307.
21) Pettiette MT, Wright JT, Trope M. Dentinogenesis imperfecta: endodontic implications. Case report. *Oral Surg Oral Med Oral Pathol Oral Radiol Endod.* 1998; **86**(6): 733-737.
22) Piattelli A, Trisi P. Pulp obliteration: a histological study. *J Endod.* 1993; **19**(5): 252-254.
23) Gold SI. Root canal calcification associated with prednisone therapy: a case report. *J Am Dent Assoc.* 1989; **119**(4): 523-525.
24) Deutsch AS, Musikant BL. Morphological measurements of anatomic landmarks in human maxillary and mandibular molar pulp chambers. *J Endod.* 2004; **30**(6): 388-390.
25) Fabricius L, Dahlén G, Holm SE, Möller AJ. Influence of combinations of oral bacteria on periapical tissues of monkeys. *Scand J Dent Res.* 1982; **90**(3): 200-206.

COLUMN
マスターすべき器具操作

　ファイリング（1～2mmの上下運動）やリーミング（90°時計回りに回転させて引き抜く）という2つの器具操作だけでは，実際の臨床では話にならない．以下に本書で紹介した器具操作を解説するが，そのほかにもさまざまなテクニックがあるので，ぜひ習得してほしい．

Watch-Winding Motion

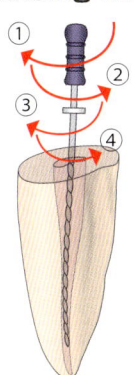

　90°時計回りに回転させた後，90°反時計回りに回転させるきりもみ状の器具操作で，ステンレススチールファイルを用いてネゴシエーション（根管の探索）を行う際によく使用する．

動画で確認：Watch-Winding Motion

Balanced Force Technique

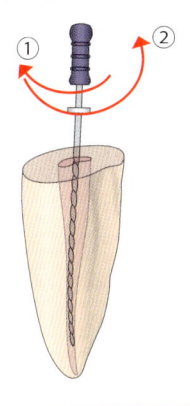

　90°時計回りに回転させた後，180～270°反時計方向に回転させる器具操作で，反時計回りに回転させる時に根管内壁を切削する．手用 NiTi ファイルで根尖部の選択的拡大やステップバック操作の時に用いる．

動画で確認：Balanced Force Technique

Passive Step-Back Technique

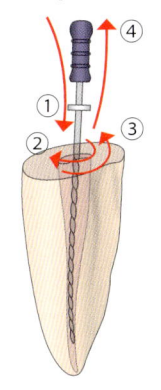

　この方法は通常の Step-Back Technique の変法で，MAF の決定後に次の大きなサイズのファイルをバインドするところまで挿入し，180～360°回転させて引き抜く．この器具操作を次のサイズのファイルでも行い，4～5サイズ大きくなるファイルまで行う．筆者はこの場合，手用 NiTi ファイルを使用し，回転操作は Balanced Force Technique を用いている．通常の Step-Back Technique に比べて，解剖学的形態を損なわない保存的なテーパー形成を可能にする．

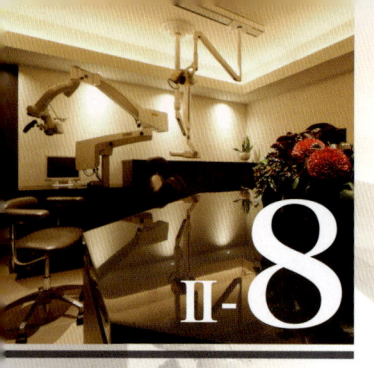

II-8 歯根端切除術のキーポイントとは？

　外科的歯内療法はなぜ多くの臨床家に敬遠されるのであろうか？　歯周治療では外科的治療と非外科的治療に幅はあるが、一定の基準があり、うまく棲み分けがなされている。歯内療法でも通常の根管治療と外科的歯内療法の2つに大きく分けられ、意思決定により決められる。しかし、日本の現状をみると必ずしもそのように行われているわけではなく、外科的歯内療法は否定的に考えられ、行われることなく抜歯に至る場合も少なくない。

　この背景には、これまでのドグマが先行し、この考え方が受け継がれている傾向があるように思われる。そこで本稿では、現在の再根管治療における外科的歯内療法の考え方とキーポイントを考えていきたい。

なぜ外科的歯内療法は必要なのか？

　無菌的な治療を行っても、複雑な根管系が原因で細菌が生息し、治癒に導くことが不可能な場合もある。抜髄根管でも根管内を無菌化することは不可能であり、再根管治療ではさらに困難をきわめる。われわれの行う根管治療には限界があり、その限界を補う治療が外科的歯内療法であり、歯を保存するためにはなくてはならない治療法である。

　では外科的歯内療法が必要な場合、つまり通常の根管治療を行っても根尖病変が治癒しない理由を考えていきたい。それには、以下のようなことがあげられる。

　① 根管内微生物による難治化（*E. feacalis* や *Candida albicans* 等の存在）[1,2]
　② 根尖部のバイオフィルム（*Actinomyces* の存在）[3]
　③ 異物反応 [7〜9]
　④ 歯根嚢胞 [10]
　⑤ 根管形態の複雑性（網状根管やイスムスの存在）[4,5]
　⑥ 根管内の医原性変化（パーフォレーションやトランスポーテーション等）[6]

①や②の難治化やバイオフィルム（*Case 1*）、⑤や⑥に関しては理解が得られるが、③と④に関しては意外と思われるかもしれない。異物反応としては、根尖孔外の組織内に細粒化したガッタパーチャポイントの存在、ペーパーポイントのセルロース、病変部に多数存在するコレステロール結晶が知られている [7〜9]。また Nair ら [10] によると、歯根嚢胞はわれわれが思っているほど多くなく、ほとんどのケースでは歯根肉芽腫であり、次いで根尖歯周膿瘍、そして歯根嚢胞の順となっている。臨床診断と病理診断は別である。

Case 1 （バイオフィルムのような）根尖孔外感染症例での歯根端切除術

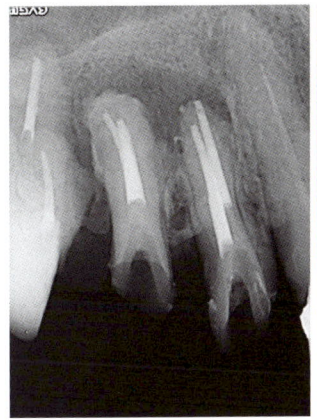

1-1 患歯は 6 5|

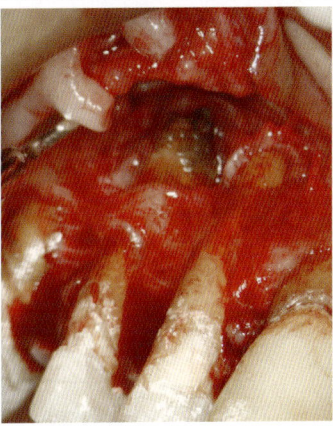

1-2 歯肉弁を剝離すると，5|の根尖に何かが付着している

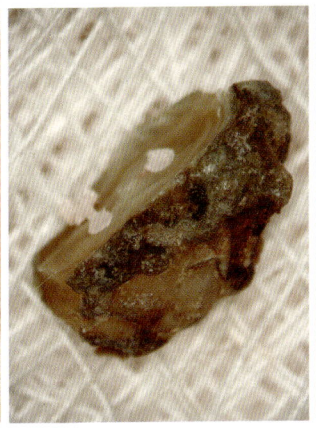

1-3 根尖切除してみると，歯石のようなものが付着していた

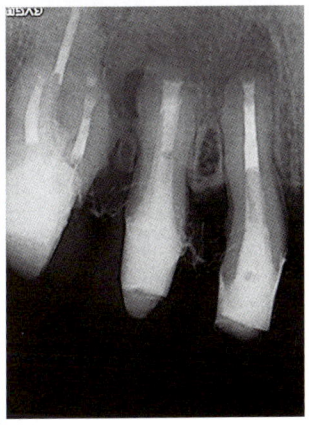

1-4 術後のデンタルX線写真．レジンコアの築造後，手術を行っている

Case 2 長いポスト症例における歯根端切除術

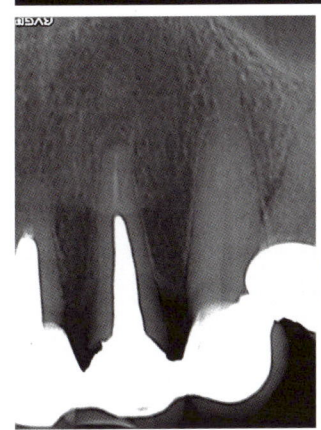

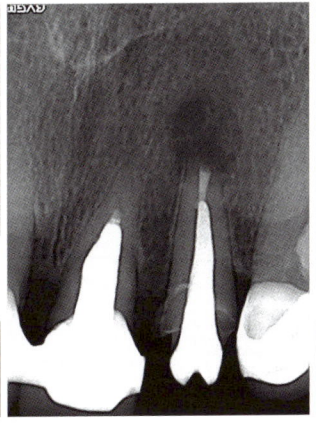

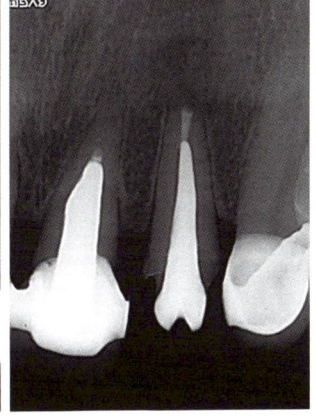

2-1 術前．患歯は|2 で，長いポストが装着されていたため，残存歯質を考えて外科的治療を選択した．クラウン除去後，ポスト周辺にセメント崩壊の有無を確認する

2-2 術直後．MTAセメントにて逆根管充塡を行った

2-3 術後4カ月．根尖部は治癒を示している

　また，通常の根管治療を行っても治癒に至らなかった場合に外科的歯内療法へと移行するのが最もよい手順であるが，非常に長いポストが装着されている場合や根尖孔部に破折器具がある場合，パーフォレーションリペアを根管内から行えない場合，または歯冠補綴をやり変えたばかり等の理由で外科的歯内療法を第一選択とすることもある[11]（*Case 2*）．

外科的歯内療法の成功率は低いのか

　Chapter Iでも解説したが，外科的歯内療法の成功の基準としては，Rudら[12]やMolvenら[13]の完全治癒と瘢痕を伴う不完全治癒を成功と定義し，不確実な治癒を失敗としている場合が多い．これ以外にPAI（Periapical Index）[14]を評価基準にしている論文も多いが，比較的AAEのガイドライン[15]が臨床的にわかりやすいように思われる．では，その成功率[16〜20]は実際どれくらいであろうか？

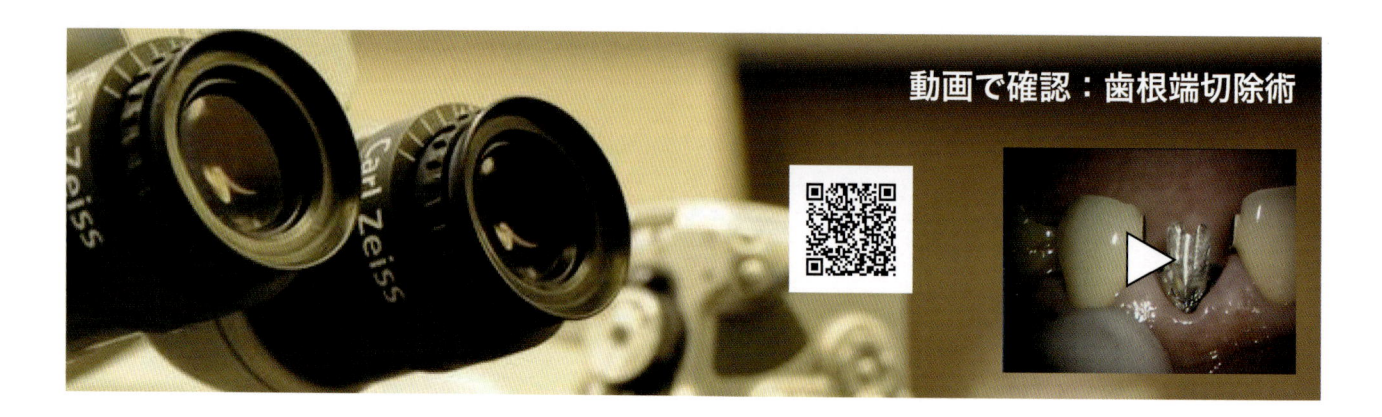

表1 従来型の術式とマイクロサージェリーの術式の比較

術式	従来型	マイクロサージェリー
根尖部の確認	困難	正確
骨切除の範囲	大きい（10mm）	小さい（＜5mm）
歯根表面の検査	なし	常に実施
切断面の傾斜	大きい（45°）	小さい（＜10°）
イスムスの確認	ほとんど不可能	容易
逆根管形成の精度	やや低い	高い
逆根管充填の精度	低い	高い

　Setzerら[21]は，1966〜2009年までの従来型の外科的歯内療法とマイクロスコープを使用したマイクロサージェリーを比較検討したところ，研究要件を満たす21本の論文（12本：従来型の外科的歯内療法，9本：マイクロサージェリー）が選出され分析した結果，従来型は59％の成功率で，マイクロサージェリーでは94％の成功率であったと報告している（**その他の文献の成功率については24頁参照**）．つまり，従来型の外科的歯内療法と現在のマイクロサージェリーとの間には大きな違いがあるが，この違いを理解されず旧態依然の成績が長年にわたって信じられてきた結果，外科的歯内療法が敬遠されてきたと思われる．また，根尖病変と歯周ポケットが交通しているケースでは77.5％と低下するが[27]，いずれにしても従来型の歯根端切除術よりも成績は良くなっており，これが今のスタンダードである[22]（**表1**）．

歯根端切除術の術式と必要な器具

1．必要な器具

　外科的歯内療法のなかでも歯根端切除術は代表的な処置であり，上下顎とも第一大臼歯の遠心根までは本術式を第一選択とする．歯根端切除術を行ううえで必要な器具は，歯周外科手術の場合とは少し異なり，特殊なものを一部用意しなければならない．マイクロスコープを必ず使用するため，それに準じてかなり小さめの器具（マイクロミラー，

マイクロコンデンサー，マイクロブレード等）が必要となる．そして，最も重要なのがリトラクターである．口腔外科手術や歯周外科手術で使用するリトラクターでは目的が達成されないので，やはり専用のものが必要となる（図1）．

2．術式

術式は以下の手順になる[22]．

① 切開・剥離
② 骨切除
③ 肉芽組織除去
④ 止血
⑤ 根尖切除
⑥ 切断面の診査
⑦ 逆根管形成
⑧ 逆根管充填
⑨ 縫合

切開・剥離を行う場合（図2），臼歯部では歯肉溝切開，前歯部ではPapilla-based flapを選択することが多いが[23]，前歯部でも審美的問題があまり関係ない場合は歯肉溝切開を行って歯頚部付近のクラックや破折の有無を確認すべきである[24]．骨切除はできるだけ最小限に止めるように行うが，もともと病変が大きい症例ではやむをえない．肉芽組織は可及的に除去し，舌側部での取り残しを起こさないように注意し，止血

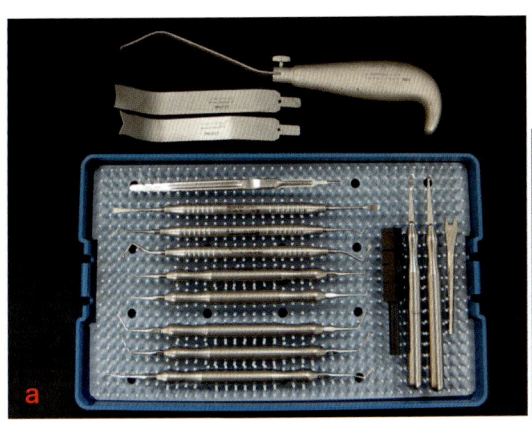

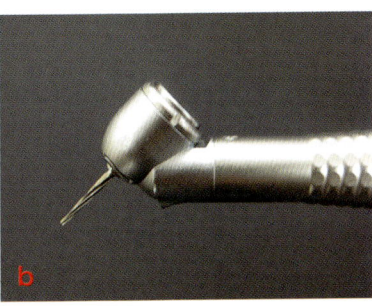

図1　歯根端切除に必要な器具
a　リトラクターとマイクロサージカルキット
b　45°に傾斜した根尖切除用ハンドピースとリンデマンバー

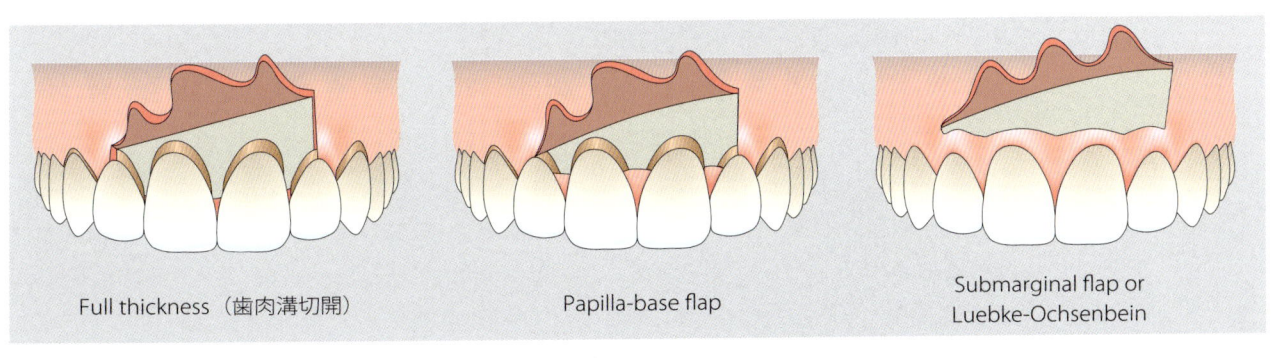

図2　切開法
Full thickness（歯肉溝切開）
Papilla-base flap
Submarginal flap or Luebke-Ochsenbein

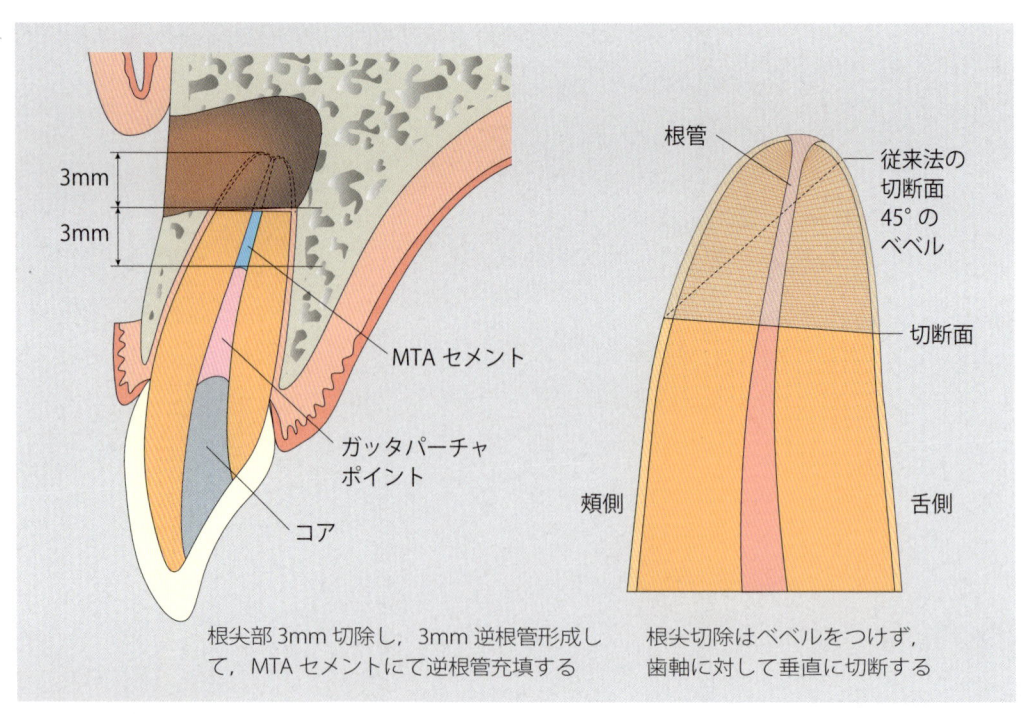

図3 逆根管充填

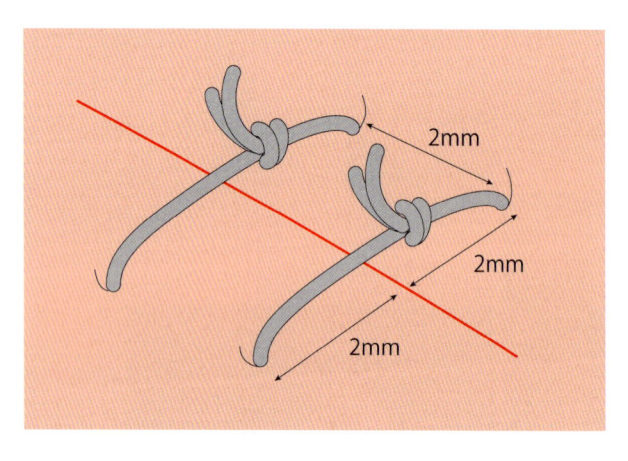

(左図ラベル) 3mm / 3mm / MTA セメント / ガッタパーチャポイント / コア
根尖部 3mm 切除し，3mm 逆根管形成して，MTA セメントにて逆根管充填する

(右図ラベル) 根管 / 従来法の切断面 45°のベベル / 切断面 / 頬側 / 舌側
根尖切除はベベルをつけず，歯軸に対して垂直に切断する

図4 縫合

を十分に行う．根尖部肉芽組織があれば皮質骨が穿孔しているので根尖の位置はわかるが，そうでない場合も多いので術前に CBCT を撮影して根尖までの距離，そして上顎洞や下顎管，オトガイ孔の位置を把握しておく必要がある．根尖切除（**図3**）は根尖から約 3mm 切除すると，同部での象牙細管の走行からほぼ平行となり，細管が露出することはない[22]．逆根管形成は超音波チップにて約 3mm 行うが，注水下で行わないと根尖部にクラックを引き起こすので，注水を決して忘れてはならない．また，その際，歯軸方向にチップの先端が向いているかを確認するために，マイクロスコープの倍率は必ず低倍率で行う[22]．逆根管充填（**図3**）には現在のところ MTA セメントが最も信頼できる充填材料であるが，操作性が悪く熟練が必要である[25]．縫合（**図4**）はできれば細いナイロン糸（5-0，6-0）で行い，術後 3〜4 日で抜糸する[22]（*Case 3*）．

CHAPTER II
8 歯根端切除術のキーポイントとは？

Case 3 大きな根尖病変でメンブレンを使用した歯根端切除術

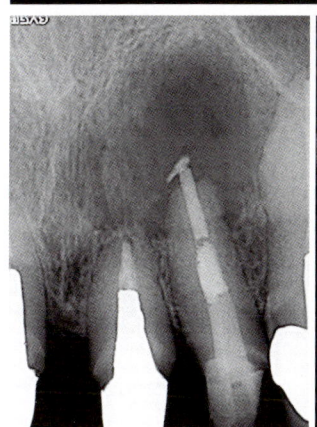

3-1 2⏌に大きな病変を有しており，外科依頼で来院された

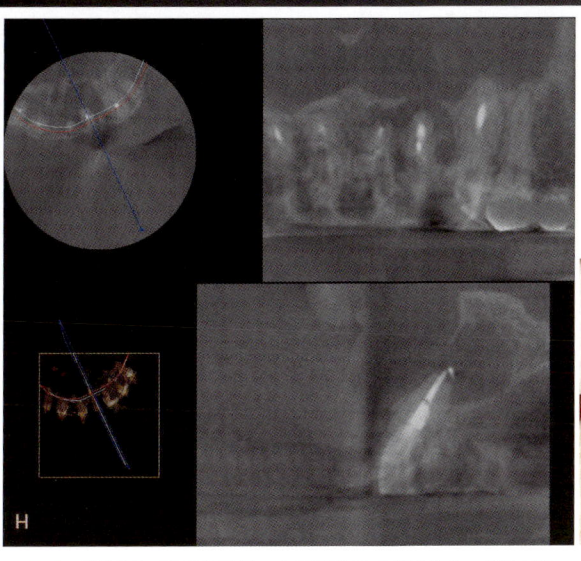

3-2 術前のCBCT画像．口蓋側の皮質骨の一部は吸収が始まっている

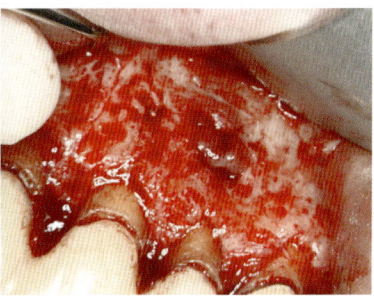

3-3 切開・剥離すると，根尖部に大きな肉芽組織が見られた

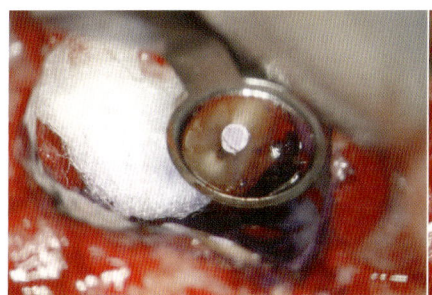

3-4 根尖切除後，メチレンブルーで染色．有機質の残骸が一部染色されている

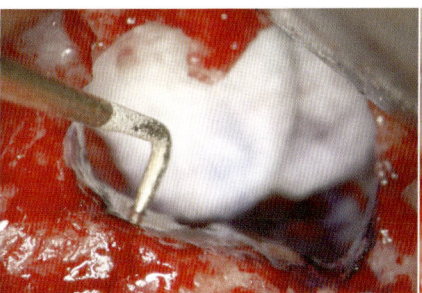

3-5 超音波チップで逆根管形成

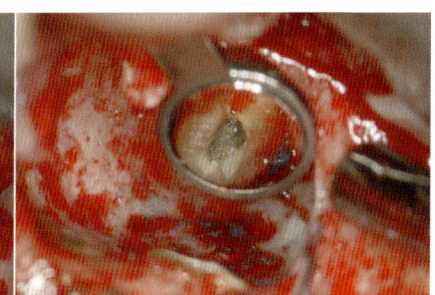

3-6 MTAセメントにて逆根管充填

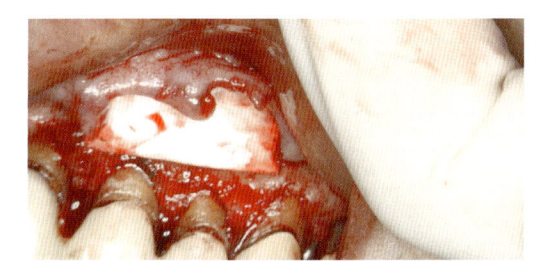

3-7 病変が大きいために吸収性メンブレンを使用

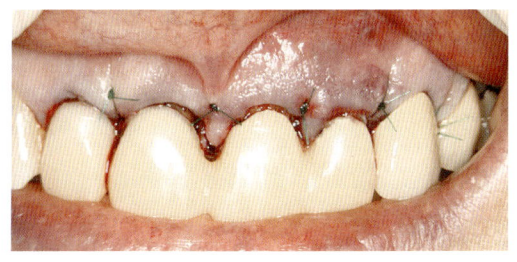

3-8 縫合後

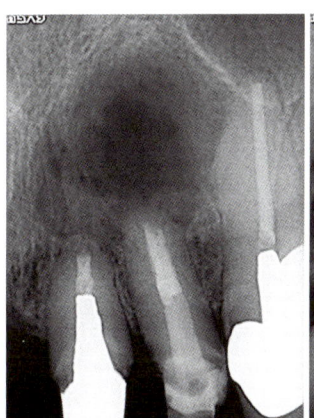

3-9 術後のデンタルX線写真

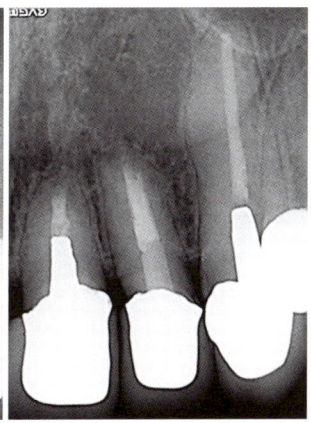

3-10 術後2年6カ月．治癒している

105

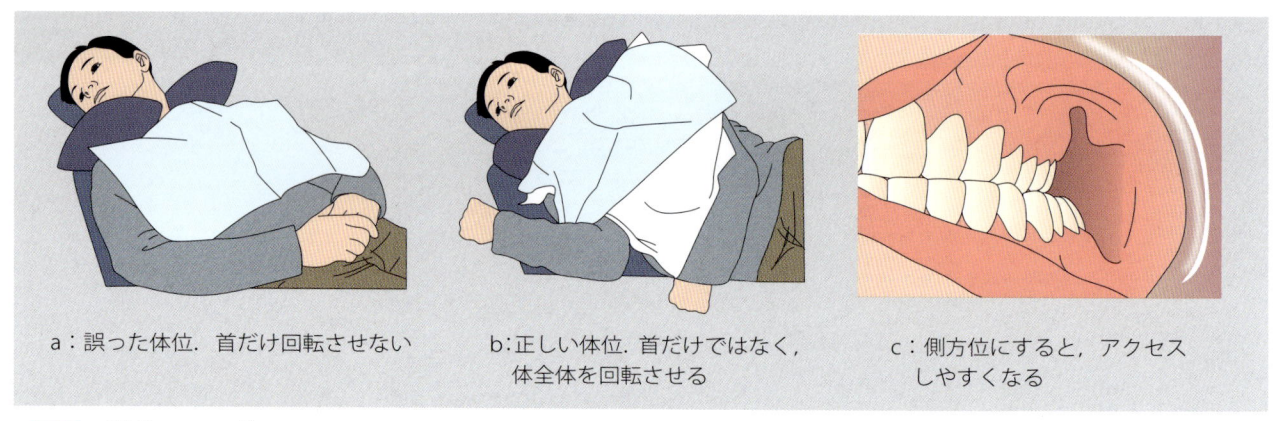

a：誤った体位．首だけ回転させない　　b：正しい体位．首だけではなく，体全体を回転させる　　c：側方位にすると，アクセスしやすくなる

図5　ポジショニング

リトラクターが把持できる溝を形成

オトガイ神経

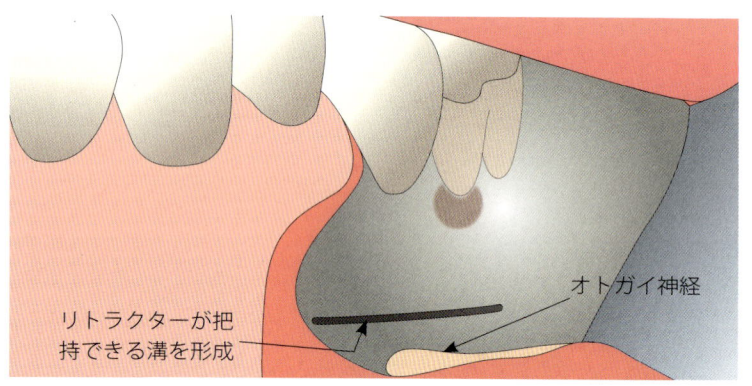

図6　リトラクターがずれないように工夫する

歯根端切除術のキーポイント

　歯根端切除術は一見簡単なように思われるかもしれないが，ルールを守らないと良い結果は得られない．そこで，成功させるためのキーポイントを以下にあげる．

1．ポジショニング

　患者さんの位置づけは重要で，臼歯部では術野が中心にくるように顔と体全体を回転してもらい，できるかぎり歯軸と床が平行になるように移動してもらう．特に下顎の場合は側方位をしてもらい，アクセスしやすいようにする（図5）．また術者のポジショニングは11〜12時の位置が基本となるが，右利きの場合は下顎右側の手術が最も困難となるので，9時の位置に変更することもある．そして，メインリトラクターを術者がもつのか，アシスタントがもつのかはケースバイケースで，臨機応変に対応する．特にオトガイ神経を損傷しないように注意し，できればオトガイ孔の出口上部に溝を形成しリトラクターがずれないように工夫する（図6）．最後にマイクロスコープの位置であるが，直接マイクロスコープで切断面を観察する場合と，ミラーテクニックで観察する場合では位置が異なるので，うまく使い分ける（図7）．また，切断面の診査の場合は高倍率で使用し，それ以外はほとんど中低倍率で行う[26]．

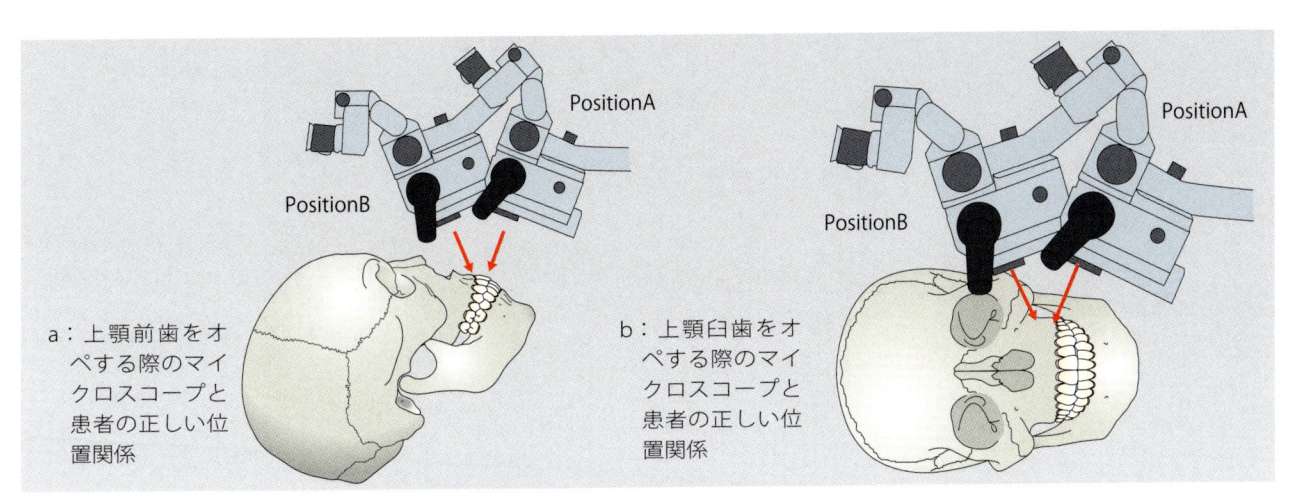

図7 オペ部位とマイクロスコープとの位置関係
Position A：根尖切除，マイクロミラー使用時．Position B：直接観察，逆窩洞形成，逆根管充填時

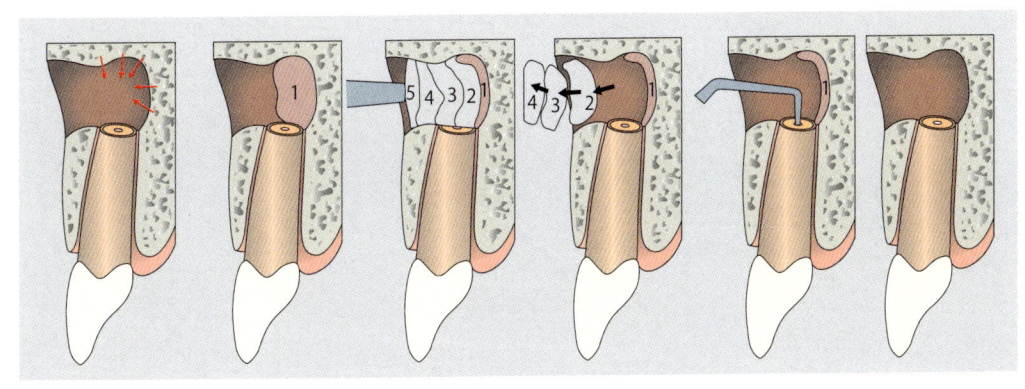

図8 圧迫止血
エピネフリン綿球を順番に押し込み，圧迫止血を行う．止血後は最初に入れた綿球のみを残して，逆根管形成や充填を行う

2．止血

止血では，術前と術中の止血が大きなポイントである．術前は，麻酔後に血管収縮剤が十分に作用するまで待つ必要があり，急いで手術を始めるのではなく，少なくとも20～30分は待って毛細血管が収縮してから行うべきである．術中は，エピネフリン綿球（ボスミン綿球）を骨窩洞内に挿入して行う圧迫止血が基本となり，多くの場合はこれで止血が可能である（図8）．それでも止血できない場合は，硫酸第二鉄（ビスコスタット，図9）をマイクロブラシで骨窩洞内に塗布して速やかに水洗し，止血を行う[22]．

3．切断面の診査

切断面にメチレンブルーをマイクロブラシで塗布し水洗してから診査するが，染め出す前に必ず切断面を乾燥させる必要がある．そうしなければメチレンブルーが染まらないので注意する．診査では微小漏洩，見落とし根管，石灰化根管，クラックや破折，イスムス等をよく観察する（図10）．特にイスムスは扁平根では高頻度で確認され，少なくとも染色されているところは超音波チップにて形成する[22]．

4．適応症

クラスA～Fまで分類されるが（図11），A～Cまでは予後はよいが，D～Fになるとペリオが関与してくるので予後に問題を抱えることになる[27]（*Case 4*）．

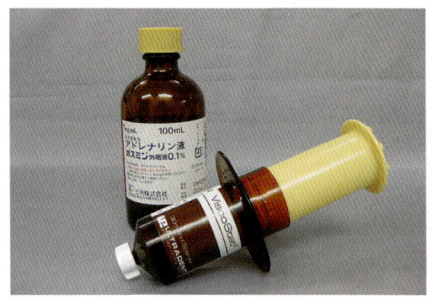

図9 止血用エピネフリンと硫酸第二鉄のビスコスタット

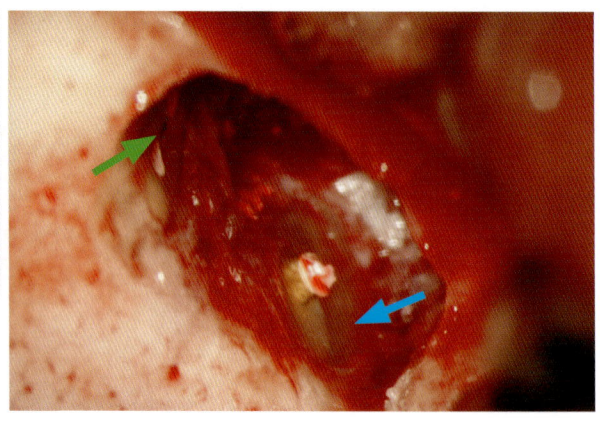

図10 近心根のイスムス(→)と遠心根にクラック(←)が見られる

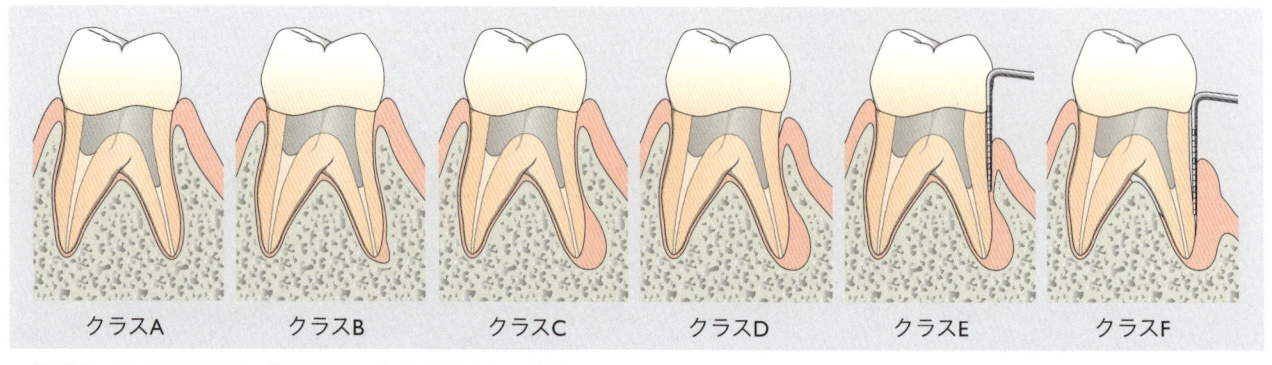

図11 歯根端切除術の術前診断における難易度の分類

Case 4 下顎大臼歯での歯根端切除術

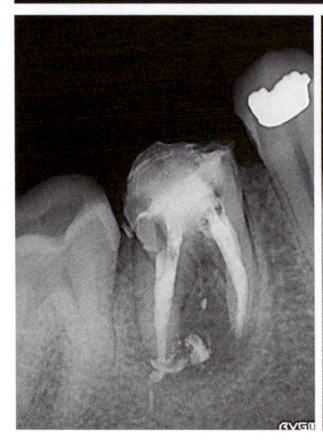

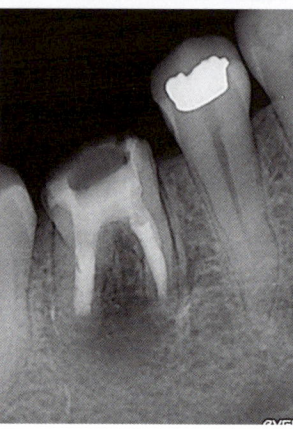

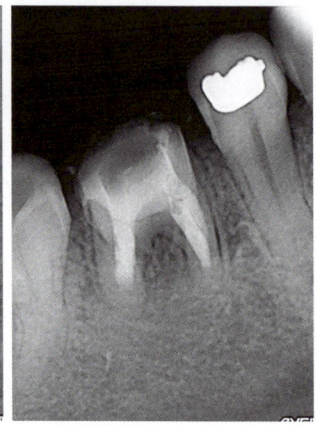

4-1 ６|の術前デンタルX線写真．アメリカで根管治療を受けたが，違和感があるため来院．遠心根から充填材が飛び出している

4-2 術直後．コアレジンで支台築造を行った後，近遠心根の両方を処置

4-3 術後6カ月．治癒傾向を示している

まとめ

　根尖性歯周炎の予防と治療のために歯内療法を行うが，通常の根管治療では限界があるため，外科的歯内療法を武器として必ずもっておく必要がある．従来型の外科的歯内療法の悪いイメージをもたずに，現在の情報を基に処置方針を拡大していくべきであ

る．マイクロスコープで歯冠側から見える範囲を無菌的に治療し，治癒しない場合や根管内からアクセスできないまたは見えないところを根尖側から治療することで，"歯牙全体をカバーする"というコンセプトをもっていただきたい．

文　献

1) Sundqvist G, Figdor D, Persson S, Sjögren U. Microbiologic analysis of teeth with failed endodontic treatment and the outcome of conservative re-treatment. *Oral Surg Oral Med Oral Pathol Oral Radiol Endod.* 1998; **85**(1): 86-93.
2) Orstavik D, Haapasalo M. Disinfection by endodontic irrigants and dressings of experimentally infected dentinal tubules. *Endod Dent Traumatol.* 1990; **6**(4): 142-149.
3) Tronstad L, Barnett F, Riso K, Slots J. Extraradicular endodontic infections. *Endod Dent Traumatol.* 1987; **3**(2): 86-90.
4) von Arx T. Frequency and type of canal isthmuses in first molars detected by endoscopic inspection during periradicular surgery. *Int Endod J.* 2005; **38**(3): 160-168.
5) Peters OA, Schönenberger K, Laib A. Effects of four Ni-Ti preparation techniques on root canal geometry assessed by micro computed tomography. *Int Endod J.* 2001; **34**(3): 221-230.
6) Gorni FG, Gagliani MM. The outcome of endodontic retreatment: a 2-yr follow-up. *J Endod.* 2004; **30**(1): 1-4.
7) Sjögren U, Sundqvist G, Nair PN. Tissue reaction to gutta-percha particles of various sizes when implanted subcutaneously in guinea pigs. *Eur J Oral Sci.* 1995; **103**(5): 313-321.
8) Sedgley CM, Messer H. Long-term retention of a paper point in the periapical tissues: a case report. *Endod Dent Traumatol.* 1993; **9**(3): 120-123.
9) Nair PN, Sjögren U, Sundqvist G. Cholesterol crystals as an etiological factor in non-resolving chronic inflammation: an experimental study in guinea pigs. *Eur J Oral Sci.* 1998; **106**: 644-650.
10) Nair PN. New perspectives on radicular cysts: do they heal? *Int Endod J.* 1998; **31**(3): 155-160.
11) Karabucak B, Setzer F. Criteria for the ideal treatment option for failed endodontics: surgical or nonsurgical? *Compend Contin Educ Dent.* 2007; **28**(7): 391-397; quiz 398, 407.
12) Rud J, Andreasen JO, Jensen JE. Radiographic criteria for the assessment of healing after endodontic surgery. *Int J Oral Surg.* 1972; **1**(4):195-214.
13) Molven O, Halse A, Grung B. Incomplete healing (scar tissue) after periapical surgery – radiographic findings 8 to 12 years after treatment. *J Endod.* 1996; **22**(5): 264-268.
14) Ørstavik D, Kerekes K, Eriksen HM. The periapical index: a scoring system for radiographic assessment of apical periodontitis. *Endod Dent Traumatol.* 1986; **2**: 20-34.
15) American Association of Endodontists. Guide to Clinical Endodontics. 4th ed. American Association of Endodontists, 2004.
16) Wang N, Knight K, Dao T, Friedman S. Treatment outcome in endodontics-The Toronto Study. Phases I and II : apical surgery. *J Endod.* 2004; **30**: 751-761.
17) Barone C, Dao TT, Basrani BB, Wang N, Friedman S. Treatment outcome in endodontics: the Toronto study – phases 3, 4, and 5: apical surgery. *J Endod.* 2010; **36**: 28-35.
18) Tsesis I, Faivishevsky V, Kfir A, Rosen E. Outcome of surgical endodontic treatment performed by a modern technique: a meta-analysis of literature. *J Endod.* 2009; **35**: 1505-1511.
19) Rubinstein RA, Kim S. Long-term follow-up of cases considered healed one year after apical microsurgery. *J Endod.* 2002; **28**(5): 378-383.
20) Torabinejad M, Corr R, Handysides R, Shabahang S. Outcomes of nonsurgical retreatment and endodontic surgery: a systematic review. *J Endod.* 2009; **35**(7): 930-937.
21) Setzer FC, Shah SB, Kohli MR, Karabucak B, Kim S. Outcome of endodontic surgery: a meta-analysis of the literature--part 1: Comparison of traditional root-end surgery and endodontic microsurgery. *J Endod.* 2010; **36**: 1757-1765.
22) Kim S, Kratchman S. Modern endodontic surgery concepts and practice: a review. *J Endod.* 2006; **32**(7): 601-623.
23) Velvart P, Peters CI. Soft tissue management in endodontic surgery. *J Endod.* 2005; **31**: 4-16.
24) Velvart P, Peters CI, Peters OA. Soft tissue management: flap design, incision, tissue elevation, and tissue retraction. *Endo Topics.* 2005; **11**:78-97.
25) Baek SH, Plenk H Jr, Kim S. Periapical tissue responses and cementum regeneration with amalgam, SuperEBA, and MTA as root-end filling materials. *J Endod.* 2005; **31**(6): 444-449.
26) Niemczyk SP. Essentials of endodontic microsurgery. *Dent Clin North Am.* 2010; **54**: 375-399.
27) Kim E, Song JS, Jung IY, Lee SJ, Kim S. Prospective clinical study evaluating endodontic microsurgery outcomes for cases with lesions of endodontic origin compared with cases with lesions of combined periodontal-endodontic origin. *J Endod.* 2008; **34**(5): 546-551.

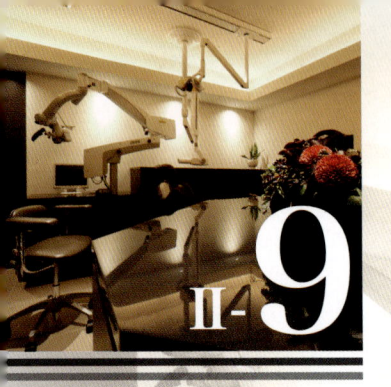

II-9 こんな時こそ意図的再植術

　マイクロスコープの登場で外科的歯内療法の成功率は向上し，その適応症も拡大され多くの症例がマイクロサージェリーによって問題解決されている．しかしながら，この方法のみですべてをカバーできるわけではない．やはり，適材適所でうまく術式を使い分ける必要がある．意図的再植術は，歯内療法外科において歯根端切除術に並ぶ二大看板のもう一つの術式であり，あまり脚光は浴びていないが非常に重要な術式であるため，臨床家としてはぜひ取り入れていただきたい術式の一つである．

　そこで，本稿では意図的再植術がどのような場合に威力を発揮するのかを考えていきたい．

どのような時に意図的再植術は有効か（適応症と禁忌症）

　歯内療法外科と言えば，まず思い浮かぶのが歯根端切除術であるが，意図的再植術もかなりポピュラーな術式である．しかしながら，適応を守らなければ良い結果は生まれない．

　では，どのような時に有効であるのかを考えていきたい．

1．適応症
（1）手術用外科器具が到達困難な場合

　上下顎第一大臼歯の遠心根までは歯根端切除術が可能であるが，それより後方の部位，つまり上下顎第二大臼歯においては上顎では頬骨弓，下顎では外斜線（頬棚）の存在が障害となり，外科用のバーが根尖部に届かないことや，根尖まで到達させるための過剰な骨削除量の必要性と骨火傷，そして口角の存在による視野確保の妨げが問題となる（図1）．

（2）解剖学的制約により手術困難な場合

　上顎洞やオトガイ孔，または下顎管などの解剖学的構造物と根尖とが近接しており，歯根端切除術が不可能な場合は，無理に計画せず意図的再植術を選択するほうが賢明である（図2）．

（3）外科的にアプローチできないパーフォレーションがある場合

　複根歯で，特に頬舌的に分岐している位置にパーフォレーションが存在する場合，骨組織や歯質をかなり削除しないとアプローチできない．したがって，このような症例では歯根端切除術の適応ではないため，意図的再植術を考慮する（図3）．

下顎では外斜線（頰棚）の存在が障害となる　　　　　上顎では頰骨弓が障害になり，歯根端切除術が不可能

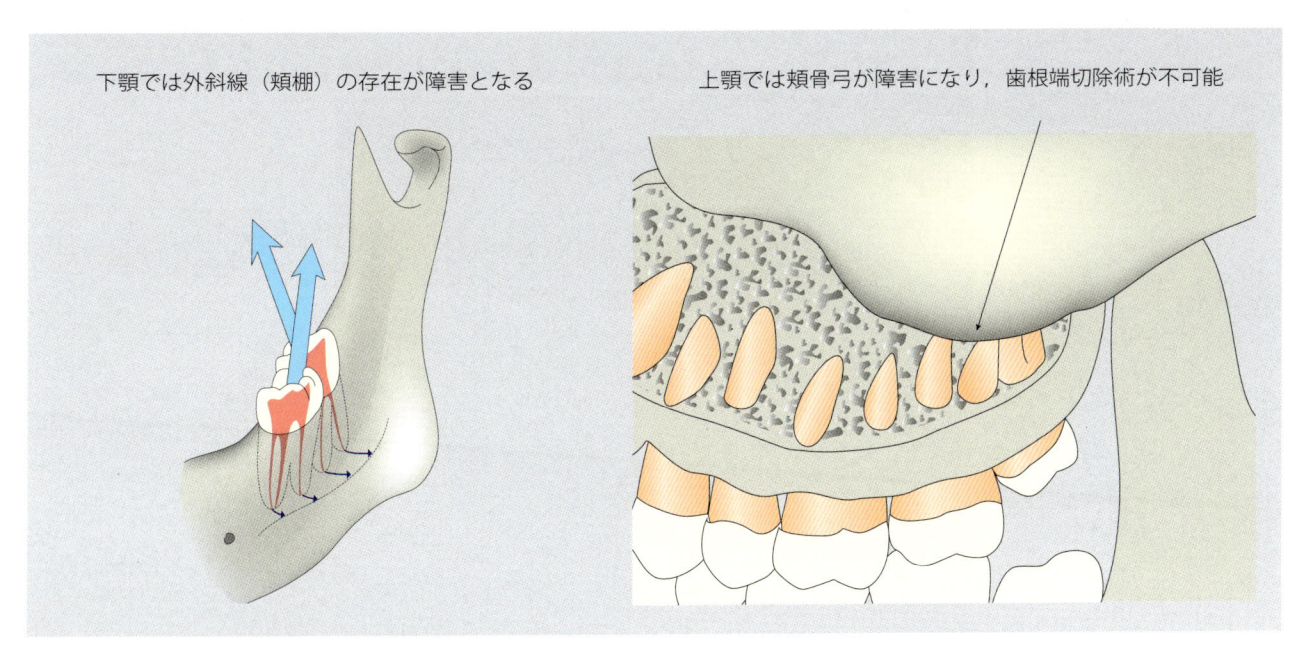

図1　第二大臼歯における手術用外科器具の到達性

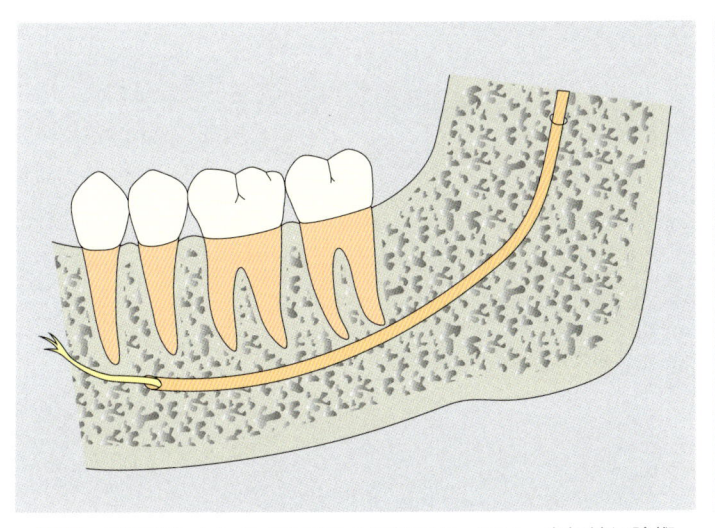

図2　下顎管やオトガイ孔までの距離によっては，歯根端切除術が行えない場合がある

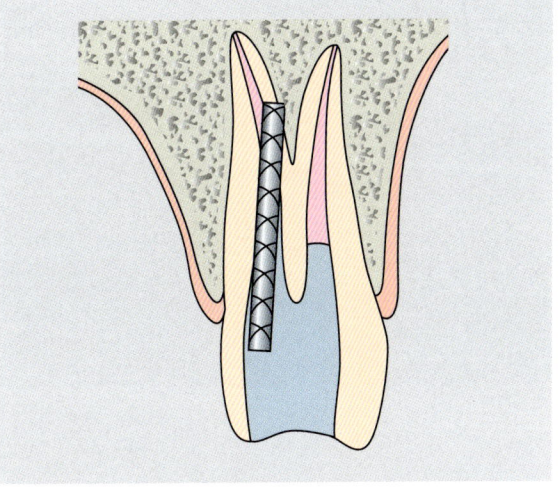

図3　外科的に到達不可能な部位のパーフォレーション

（4）外科的歯内療法が失敗した場合

通常の根管治療や歯根端切除術が失敗した場合，最後の手段として抜歯の前にもう一度チャンスを期待して行う（*Case 1*）．

2．禁忌症

禁忌症として考えられるのは，①歯根離開度の大きい場合（図4），②重度歯周病に罹患している場合，③レストラビリティのない場合である．

Case 1　下顎管の上部まで達する根尖病変の症例

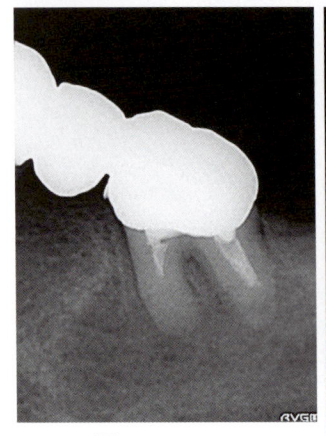

1-1 ⌐7：病変の大きさは予測できるが，実際どれくらいの大きさなのかはデンタルX線写真では明確ではない

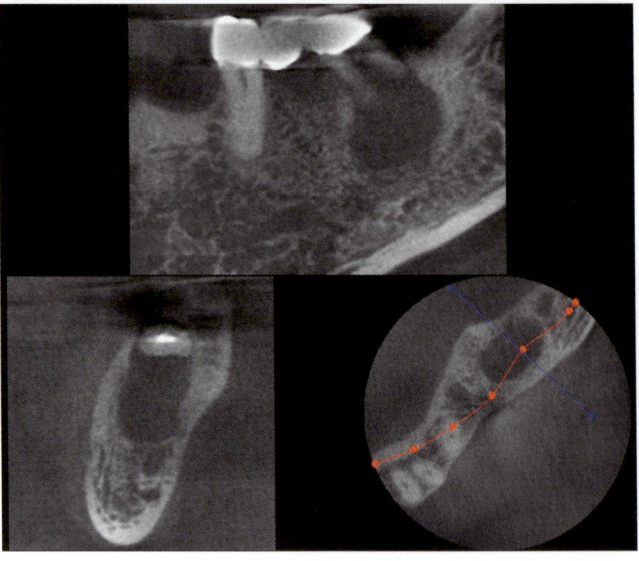

1-2 術前のCBCT画像．下顎管の上に位置するかなり大きな病変であった

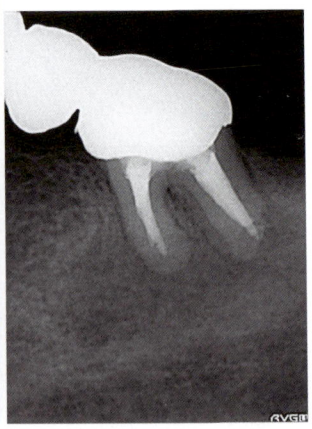

1-3 根管充填後

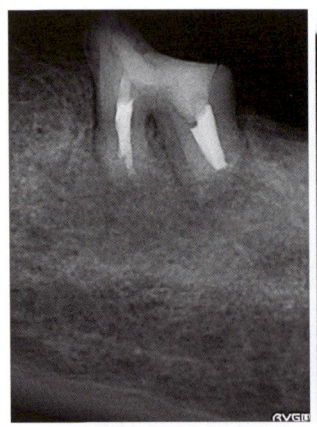

1-4 頬側歯肉の腫脹を起こしたため，意図的再植術を行った

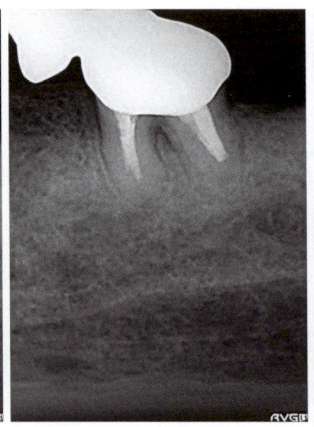

1-5 術後．歯根膜腔は正常範囲である

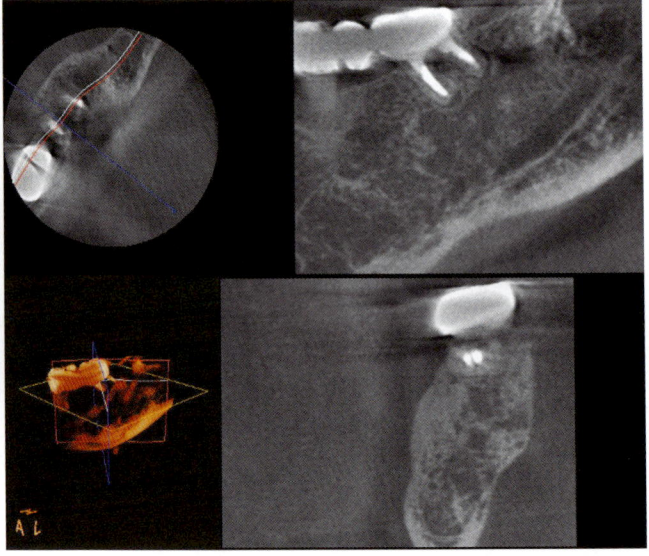

1-6 術後5年のCBCT画像．もともとの大きな病変は消失している

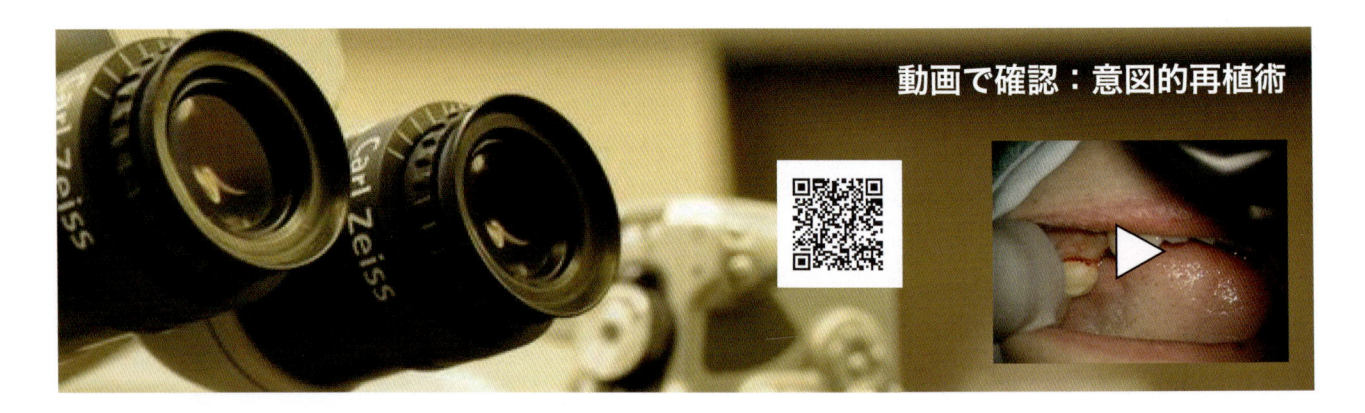

動画で確認：意図的再植術

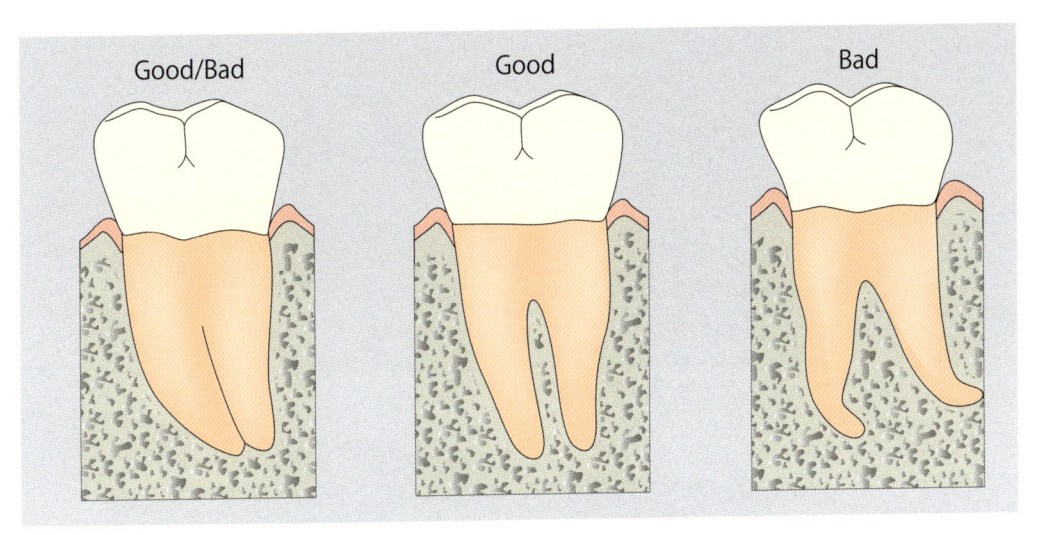

図4　歯根離開度による意図的再植術の適応

意図的再植術の成功率は高いのか？

　意図的再植術は1966年にGrossman[1]により定義され，その歴史は長く，確立された手技であるが，その成功の基準はX線的な成功と臨床的な成功の両面を考える必要がある．X線的には，①歯根膜腔の幅が正常，②歯根吸収がない，③歯槽硬線の存在であり，臨床的には，①生理的動揺範囲，②正常な打診音，③歯周ポケットがない，④炎症がない，⑤正常に機能している，があげられる．予後不良の典型は，①進行性歯根吸収（置換性吸収や炎症性吸収），②付着の喪失（深い歯周ポケットの発生）である．

　これらの成功基準に照らし合わせると，その成功率はKingsbury & Wiesenbaugh[2]の報告では151本の歯の3年予後調査で92％と報告されており，Bender & Rossman[3]の報告による意図的再植術の成功率は31本の歯の22年間の予後調査で81％であったと述べられている．また，Grossmanも2～11年間の経過観察では80％が成功していたとの見解を示し[1]，2～19年間の95歯の調査では77％で歯根膜の治癒が得られていた[4]と述べた．一方，Emmertsen & Andreasen[5]の成功率に関する報告では，39％とかなり低い成功率となっている．しかし，この研究では根管治療をせずに再植を行っているので，参考にはならない．これらをまとめると，成功率はおおむね80～90％と言えるであろう．

　近年の象牙質接着に期待をかけて，垂直性歯根破折歯に対してその適応範囲を拡大しようとする傾向もある．しかし，切歯や破折距離が歯根長の2/3以下の場合であっても，術後1年の経過は良いが，5年経過するにつれてどんどん低下していく[6]．よって，今のところはガイドラインとして考えないほうが賢明であろう．

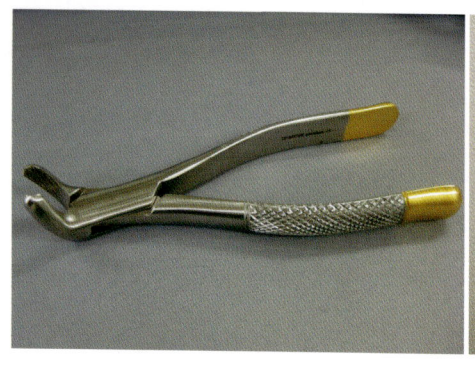

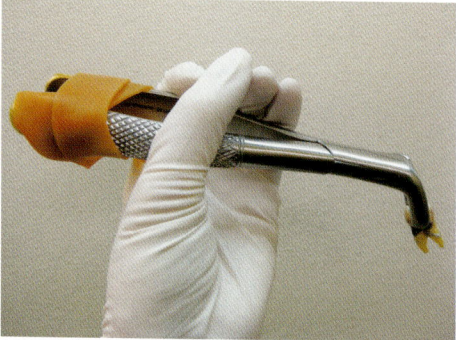

図5 ダイヤモンド鉗子

図6 ダイヤモンド鉗子にラバーバンドを巻き，歯の落下を防止

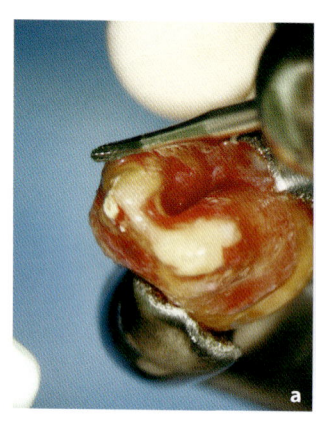

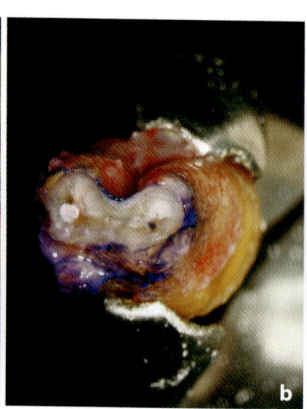

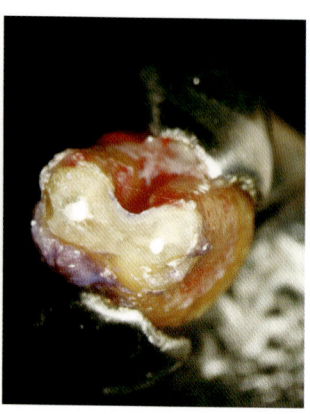

図7 歯根端切除
a 根尖部から3mm切断
b 3mm切断後，染色して切断面の観察を行う

図8 MTAセメントにて逆根管充填

実際の術式

1．意図的再植術の術式

実際の術式は診査診断から始まるが，コロナルリーケージがないことが必須であり，ここが不確実であれば成功は得られない．また，術前にCBCTを撮影して，解剖学的な情報を正確に把握しておく．麻酔後は，以下の順序で手技を進めていく[7]．

（1）歯肉溝切開

歯肉溝切開にて歯周靱帯を切断する．

（2）抜歯

ダイヤモンド鉗子（図5）を用いて歯根表面のセメント質や歯根膜を傷つけずにゆっくりと時間をかけて抜歯を行うが，ソケットから歯を取り出す前に，アシスタントにゴムバンドで鉗子のハンドル部を2〜3重に巻いてもらう（図6）．その後，歯をソケットから取り出して保存液に浸けておく．

（3）歯根端切除

リンデマンバーまたは外科用カーバイドバーにて根尖部3mmを切断する（図7）．

Case 2 根管充填材が根管内から除去できなかった症例

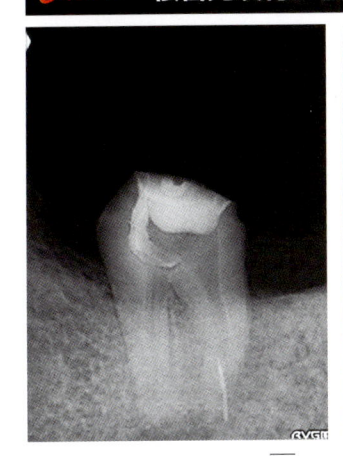

2-1 術前．患歯は⏊7．自発痛を有しており，紹介にて来院

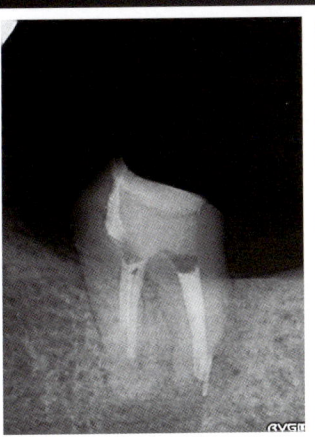

2-2 根管充填後

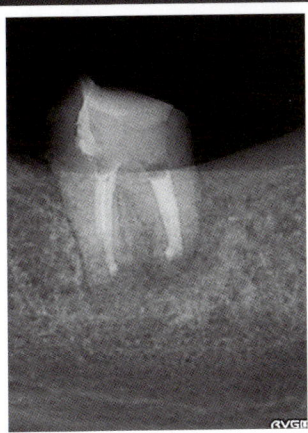

2-3 意図的再植術後

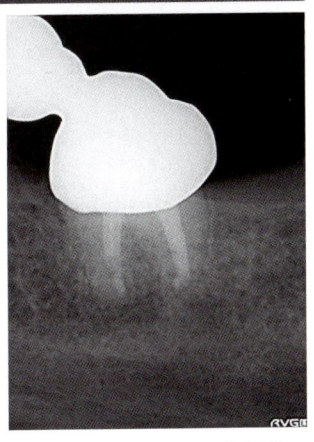

2-4 術後6カ月．歯根膜腔が確認できる

（4）逆根管形成

逆根管形成用の超音波チップまたはカーバイドバーにて削除してもかまわないが，どちらも注水にはチェアから出る水を使わずに，保存液をシリンジとニードルにて外部から歯に当たるように注水しながら3mm逆根管形成する．

（5）逆根管充填

MTAセメントまたはSuper EBAにて充填する（図8）．Super EBAの場合は，数分後に充填表面の研磨もできる．

（6）再植

以前は，再植前にソケットの掻爬は基本的に行わないとされていたが，現在ではこのかぎりではなく，筆者は根尖部掻爬を積極的に行っている．

（7）固定

基本的に固定は必要ないが，安定しない場合は縫合糸にて固定を行う．

2．術後

術後は，歯根膜と歯頸部結合組織との再付着が約1週間で起こり，ソケットでは歯根膜とソケット内の歯根膜との再付着が約2週間で起こる．完全な治癒が得られるまでには少なくとも1～2カ月が必要である（Case 2）．

上下顎第二大臼歯で特に再治療の場合は，通常の根管治療終了後に約6カ月間の経過観察を行い，最終修復物の作製に取りかかるほうが無難である．つまり，通常の根管治療後すみやかに補綴処置を行うと，経過に問題が生じて意図的再植に移行せざるをえない場合，以前作製した修復物を破壊することになりかねないので，事前に患者さんとよく相談のうえ治療計画を決定すべきである（Case 3）．

Case 3 治療計画上，しばらくの間プロビジョナルで経過観察を行った症例

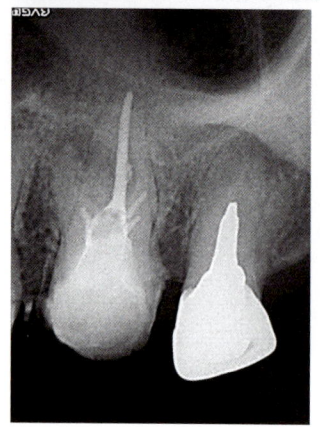

3-1 術前．患歯は|7

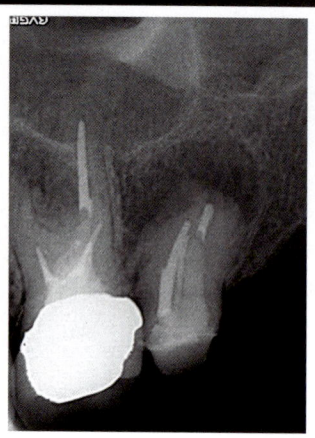

3-2 根管充填後6カ月．経過観察を行っていたが，違和感と病変の縮小が見られないため，意図的再植術を計画した

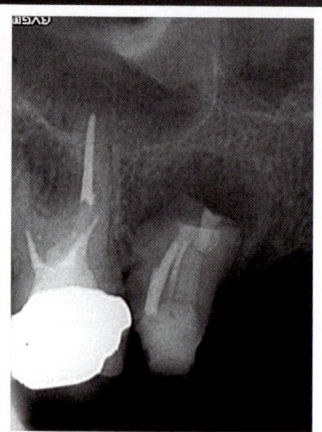

3-3 意図的再植術後

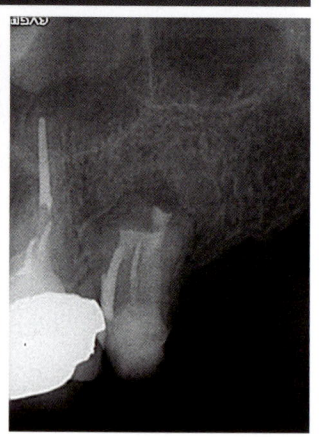

3-4 術後6カ月．歯根膜腔の連続性が見られた

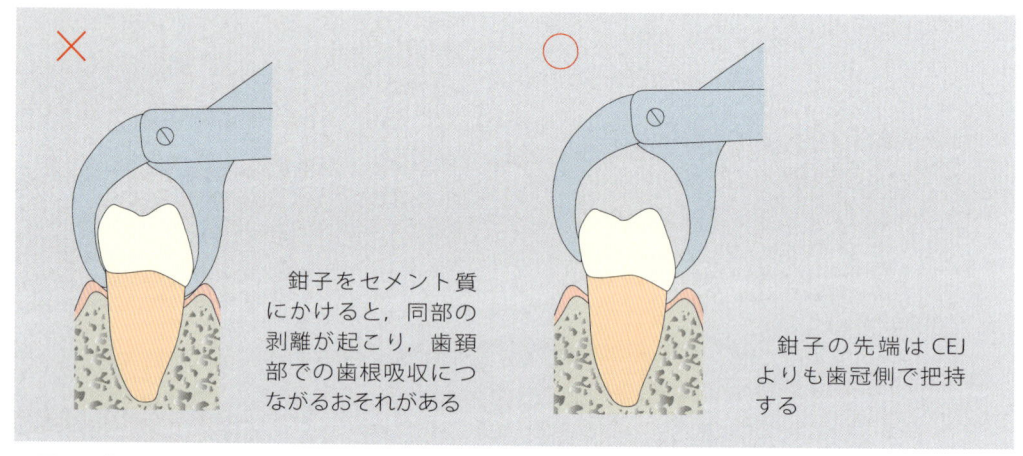

鉗子をセメント質にかけると，同部の剥離が起こり，歯頸部での歯根吸収につながるおそれがある

鉗子の先端はCEJよりも歯冠側で把持する

図9　抜歯鉗子の把持位置

3. 注意すべきポイントは？

意図的再植術を成功させるためには必ず注意すべき点があるので，それらをまとめておく．

①抜歯鉗子は，先端をCEJよりも歯冠側に位置するように把持し，歯頸部の歯根膜組織およびセメント質を損傷しないように注意する！（図9）
　→歯根吸収が起こるからである．

②ゆっくりと時間をかけて抜歯する！
　→抜歯時の歯根破折防止と歯根側に健全な歯根膜組織を残すためである．健全歯根膜組織の残存量によってはアンキローシスが早期に起こる[8, 9]（*Case 4*）．

Case 4 アンキローシスの症例

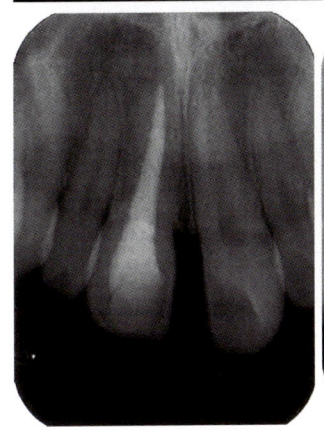

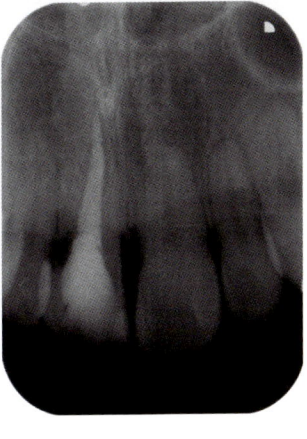

4-1 外傷による <u>1|</u> の脱離で再植後に来院されたが，すでに根管治療後であった

4-2 5年後．歯頚部に歯根吸収も見られ，<u>1|</u> の歯根はアンキローシスで消えているように見える

表1 各溶液の浸透圧とpH（Andreasen 1981[11]）

溶液	浸透圧（mOsm/kg）	pH
水道水	12	7.5
生理食塩水	285	6.5
唾液	110〜120	6.3
牛乳	230〜270	6.5〜6.8
HBSS	275	7.2
ゲータレード	360	2.8

③抜歯後の歯の乾燥は18分以内[10,11]とし，口腔外での処置はできるかぎり短時間で終えるようにする！

→乾燥に伴う歯根膜組織へのダメージを最小限にするためにも，保存液の使用は不可欠である．保存液で特に具備すべき条件は，pHと浸透圧である（**表1**）．現在，入手可能な溶液にはHBSS（Hanks Balanced Salt Solution）または歯牙保存液（ネオ製薬工業）があげられる[11]（**図10**）．

④リジッドな固定は避ける！

→アンキローシスが起こるからである[11]．

⑤患者さんに十分な説明と同意！

→抜歯途中で歯牙破折が生じる可能性が高く，その場合は完全に抜歯となり，再植が不可能になることもある．したがって，当初の目的が達成されないこともありうることや，術後のアンキローシスや歯根吸収が起こりやすいことも含めて患者には十分説明しておく．

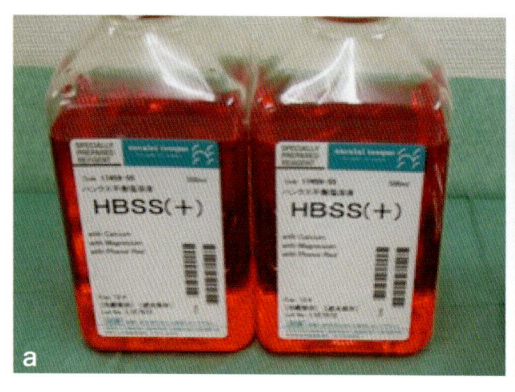

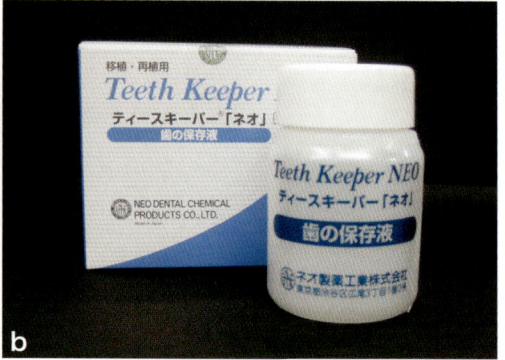

図10 保存液
a HBSS（Hanks Balanced Salt Solution）
b 歯牙保存液（ティースキーパー「ネオ」，ネオ製薬工業）

まとめ

　意図的再植術を臨床のオプションに取り入れると，術者の守備範囲は広がり，より保存的な治療が行えるようになる．しかし，利点欠点を把握せずに安易に意図的再植術を実践することは慎むべきである．たとえば，上顎前歯部で本来は歯根端切除術が第一選択にもかかわらず，診療環境や技術が整っていないからといって意図的再植術を選択すると，術者は処置が簡単であるため楽かもしれないが，それを受ける患者さんはたまったものではない．もしも患者さんが成人していなければ，加速的にアンキローシスが生じ，取り返しのつかないことが起こる可能性もある．決して術者の都合で治療の意思決定を行ってはならない．

文　献

1) Grossman LI. Intentional replantation of teeth. *J Am Dent Assoc.* 1966; **72**(5):1111-1118.
2) Kingsbury BC Jr, Wiesenbaugh JM Jr. Intentional replantation of mandibular premolars and molars. *J Am Dent Assoc.* 1971; **83**(5):1053-1057.
3) Bender IB, Rossman LE. Intentional replantation of endodontically treated teeth. *Oral Surg Oral Med Oral Pathol.* 1993; **76**(5): 623-630.
4) Grossman LI. Intentional replantation of teeth. *In*: Clinical transplantation in dental specialities. Robinson PJ, Guernsey LH eds. Mosby, 1980; 65-76.
5) Emmertsen E, Andreasen JO. Replantation of extracted molars. A radiographic and histological study. *Acta Odontol Scand.* 1966; **24**(3): 327-346.
6) Hayashi M, Kinomoto Y, Takeshige F, Ebisu S. Prognosis of intentional replantation of vertically fractured roots reconstructed with dentin-bonded resin. *J Endod.* 2004; **30**(3): 145-148.
7) Kim S, Pecora G, Rubinstein RA. Color atlas of microsurgery in endodontics. Saunders, 2001.
8) Andreasen JO. Treatment of fractured and avulsed teeth. *ASDC J Dent Child.* 1971; **38**: 29-31.
9) Weine FS. The case against intentional replantation. *J Am Dent Assoc.* 1980; **100**: 664-668.
10) Andreasen JO, Hjorting-Hansen E. Replantation of teeth. I. Radiographic and clinical study of 110 human teeth replanted after accidental loss. *Acta Odontol Scand.* 1966; **24**(3): 263-286.
11) Andreasen JO. Relationship between cell damage in the periodontal ligament after replantation and subsequent development of root resorption. A time-related study in monkeys. *Acta Odontol Scand.* 1981; **39**(1): 15-25.

ChapterII の Point

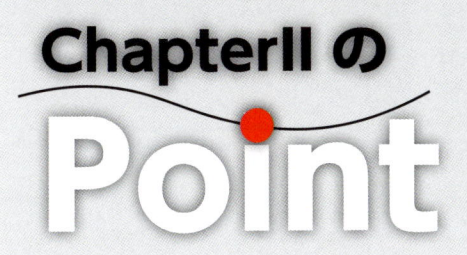

① ポストやガッタパーチャ除去
ポスト等の除去には超音波チップを用いて除去を行うが，その場合には必ず冷却を考慮する．ガッタパーチャ除去は根管の 1/2 をロータリーファイルや超音波チップ等で除去する．根尖部 1/2 は引き続きロータリーファイルや手用ファイルで除去を試みるが，有機溶媒を使用する場合は根管洗浄や根管内の接着を阻害することが考えられるので，その使用には最小限にすべきである．

② 破折ファイル除去
まず，除去すべきか否かを診断し，不必要な除去は行わない．除去する必要があれば根管内から除去したほうがよいのか，外科的に除去するほうがよいのかを判断し，すべてのケースで無理に根管内から行わない．

③ パーフォレーション
MTA セメントの登場により，これまで不可能であった部位や大きさのパーフォレーションもリペアが可能になったので，諦めずにすべてのケースで検討する価値はある．

④ リッジ
オリジナルの根管にプレカーブを付与した NiTi ファイルで探索し，その後はプレカーブを付与したステンレススチールファイルに持ち替えてファイリングする．

⑤ 根尖破壊
作業長を短くして再形成する方法や，カスタムコーンを作製して根管充填，または MTA セメントにてアピカルプラグを行う．

⑥ 見落とし根管
大臼歯はもちろん小臼歯も複根管性であることが多いので，先入観で決めつけず，日々いろいろな抜去歯でトレーニングしておく必要がある．特に上顎第一大臼歯の近心頬側根，下顎第一大臼歯の遠心舌側根，下顎第二大臼歯での樋状根，下顎第一小臼歯の 2 根管，下顎前歯の 2 根管は忘れてはならない．

⑦ 石灰化根管
石灰化は主に歯冠側から起こり，外傷や断髄後によく見られる．ラウンドタイプの超音波チップで石灰化歯質を徐々に取り除く．

⑧，⑨ 外科的歯内療法
通常の治療で問題解決できない場合は外科治療に移行する．上下顎第一大臼歯までは歯根端切除術，第二大臼歯は意図的再植術を計画する．3mm ルールで根尖部切除および逆根管形成・充填を行う．歯根端切除術ではポジショニング，切断面の精査，止血，適応症を考慮する．意図的再植術での考慮すべき点として，抜歯鉗子の位置と抜歯法，保存液の使用，口腔外作業時間，リジッドな固定は避けるといったことがあげられる．

Chapter III

抜髄症例を失敗させないために，どのように根管治療すべきか？

現在の日本は，先進諸国のなかでも根尖病変の有病率が高く，トップクラスの国にあげられる．これはなぜだろう？　今までの歯科治療では，特に根管治療は手間をかけずにほどほどで終了し，補綴処置に移行して点数を稼がないといけない時代があった．抜髄は世界的に見れば成功率が非常に高いにもかかわらず，日本においては惨憺たる結果である．しかし，本来は十分な時間を患者さんに費やし，説明もしっかりと行うべきである．もちろん時間にも限りがあり，その限られた時間内にプロとして治療を行わなければならない．そのためにも無菌的環境下で確実な手技を実践することが求められている．

　Chapter Ⅲでは，如何に抜髄を感染根管にさせないために，どのように治療を実践すべきかを考えていく．

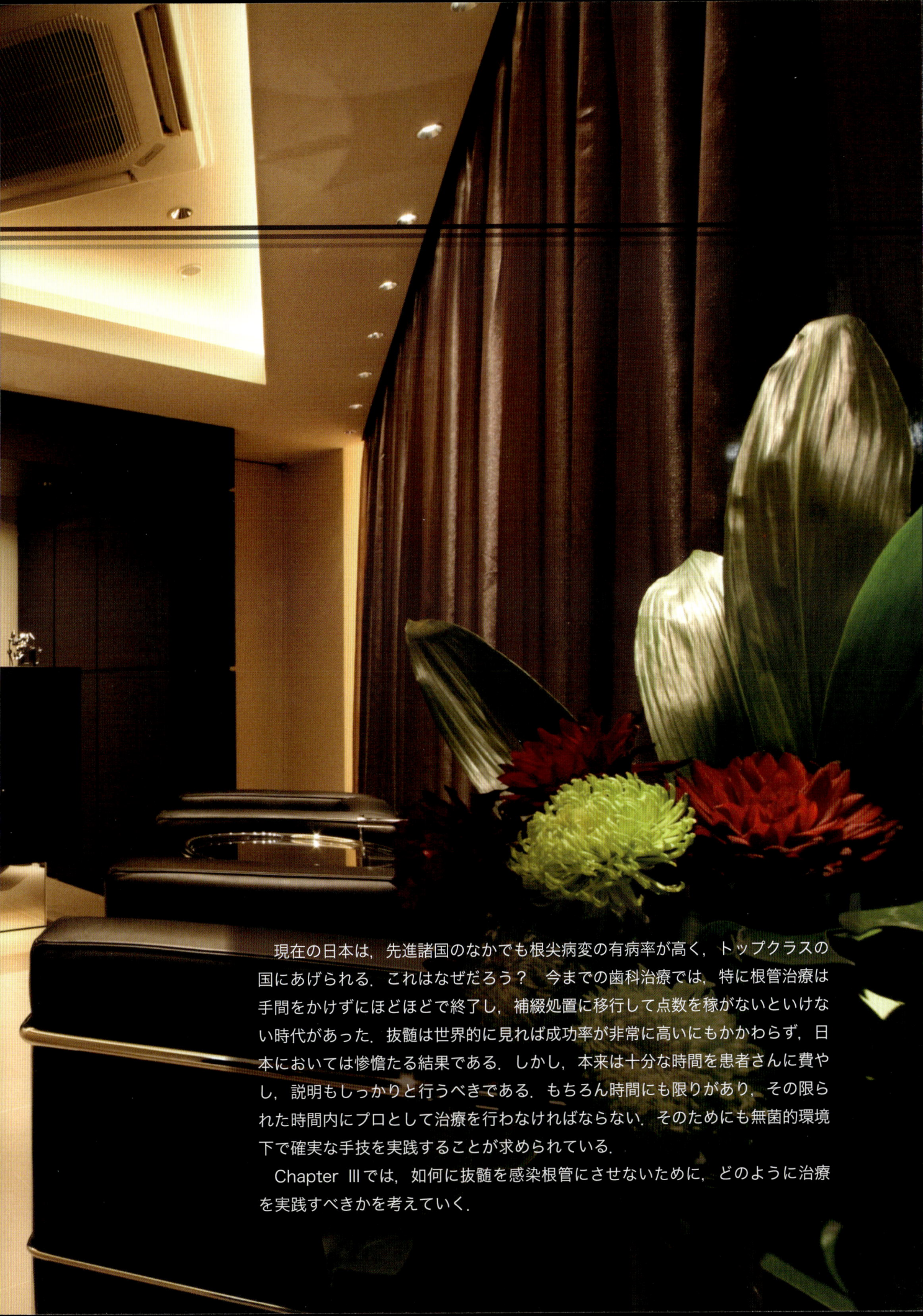

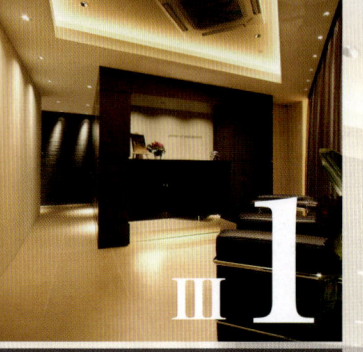

再治療における根管形成と再治療にしないための根管形成とは？

 歯冠部から歯根部にかけての障害物を除去した後，根管形成はどのように行うのか？また再治療歯にしないために，どのように根管形成を行えばよいのか？ つまり，いかにイニシャルトリートメント（抜髄や失活歯の治療等）を感染させずに，そして根管内にダメージを与えずに根管形成を実践することが重要である．しかし，現状はこのような配慮が欠けているため，日本は先進国であるにもかかわらず根尖病変の有病率はトップクラスである．

 そこで本稿では，再治療における根管形成，再治療にしないための根管形成について解説する．

再治療での根管形成

 再治療では多くの場合，破折器具やリッジがなければガッタパーチャを除去しながらネゴシエーション，そして Glide path を同時に行っていることになり，その流れで作業長を決定する．再治療での作業長決定は，イニシャルトリートメントと比較して少し根尖孔寄りになることがあるが[1]，あくまでも最狭窄部を探索するように器具操作そして機器を応用する．決して不用意に術者自身で根尖を破壊してはならない．再治療においてもガッタパーチャポイントの到達位置がX線的根尖から2mm以内に留まると，治療成績も良い結果が得られたとする報告も多く[2~4]，根管形成での最終終末位置の決定は重要である．また根尖部に大きなテーパーを付与する形成はクラックを起こす原因にもなるため，慎むべきである[5,6]（*Case 1, 2*）．

再治療にしないための根管形成

 再治療歯にさせないためにも，イニシャルトリートメントで感染させないことが重要である．無菌的処置は当然のことであり，もしもラバーダム装着が不可能な歯であれば，決して根管治療を開始してはならない．隔壁を作製し仮封の厚みを確保できるのか，残存歯質量についてはフェルールや生物学的幅径などのレストラビリティがなければ保存的治療そのものが成立しない[7]．

 では，イニシャルトリートメントにおける根管形成はどのように行うべきであろうか．その手順は次々頁に示すとおりであり，順を追って解説する．もちろん，根管治療であるからにはカリエスは可及的に除去し，決して残さないことはいうまでもない．

Case 1　アブセスを伴った再治療症例

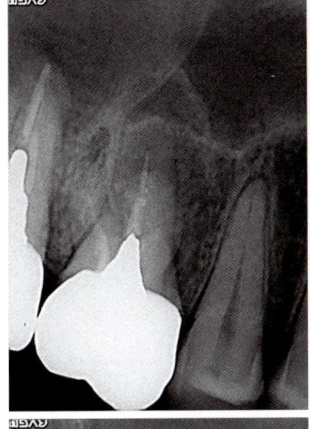

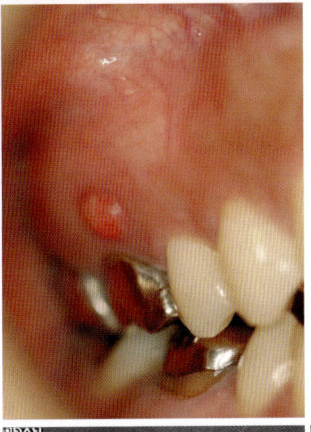

1-1　上顎臼歯部の咬合痛を主訴に，紹介にて来院
1-2　6|の頬側にアブセスができている
1-3　近心2根の作業長決定 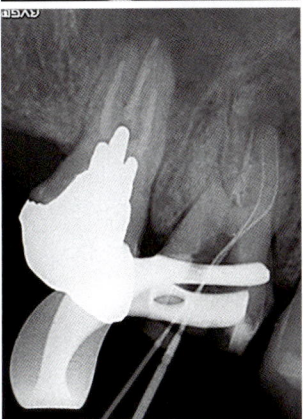 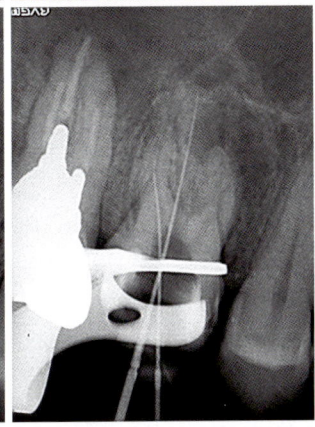 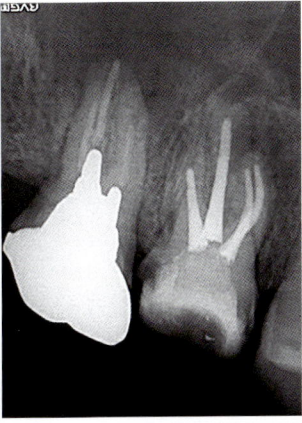
1-4　遠心根と口蓋根の作業長決定
1-5　根管充填後のデンタルX線写真．再治療であるため，根尖部の拡大は抜髄症例よりも大きく形成している

Case 2　1根はイニシャルトリートメント，3根が再治療症例

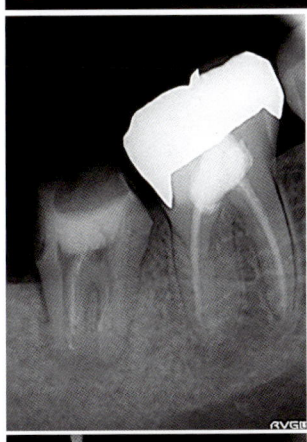

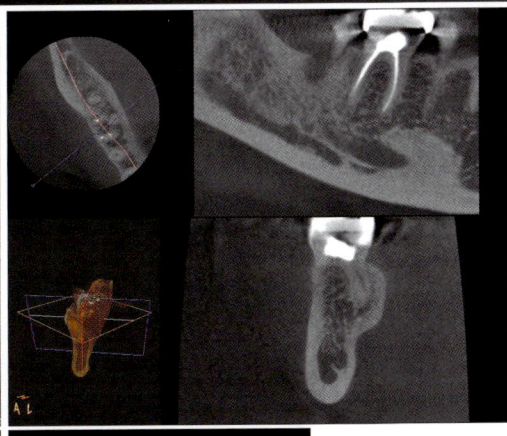

2-1　近心2根と遠心頬側根は治療されているが，遠心舌側根は手つかずの状態である
2-2　CBCT画像による診査．根尖病変を有し，感染の度合いが高い遠心舌側根と，病変が存在しないその他の根管
2-3　再治療根管とイニシャルトリートメント根管の作業長決定．イニシャルトリートメント根管はApexでの撮影である 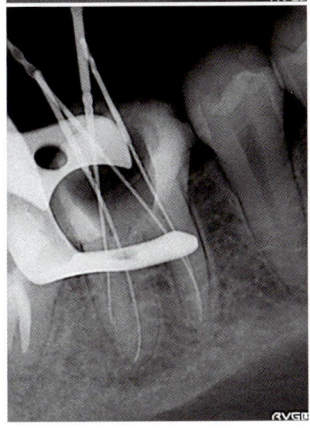 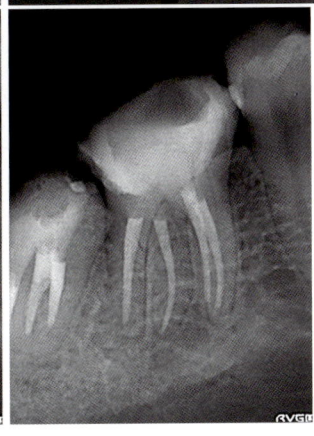
2-4　根管充填後のデンタルX線写真

① アクセスキャビティ（髄室開口）
② ストレートラインアクセス（エンド三角除去）
③ ネゴシエーション（根管内探索）
④ 作業長決定（電気根管長測定器）
⑤ クラウンダウン形成（NiTi ロータリーファイル）
⑥ 仕上げ形成（最終形成）

1．アクセスキャビティ

　上顎前歯の歯髄断面は逆三角形（犬歯は楕円形も可），上下顎小臼歯は楕円形，下顎前歯は長楕円形，大臼歯は台形または変形四角形となる．ファイルが根管内に挿入しやすいように，根管口周囲にはガイディングパスが付与されているようにする（図1）．

2．ストレートラインアクセス

　超音波チップやテーパー度の付与された根管口部拡大用の NiTi ロータリーファイルで根管入り口の出っ張りを除去する．アクセスキャビティとストレートラインアクセスは行ったり来たりしながら完成させるため，この2つを合わせてアクセスキャビティプレパレーションと呼ぶ（図2）．

3．ネゴシエーション

　根管の湾曲，狭窄度，根管長，穿通の有無などの根管内の探索を行うことをネゴシエーションと呼ぶ．K ファイルや C プラスファイル，中間サイズのファイル（＃10～＃15の中間サイズ等）をきりもみ状の器具操作（Watch-Winding Motion，99頁参照）で根管内を探る．同時にグライドパス（NiTi ロータリーファイルを使用する前の予備拡大）も付与するため，＃15または＃10のサイズまではルースファイリングしておく．この時，デンタル X 線写真で＃10のファイルが X 線的根尖を越えていれば，その長さよりも短くして根尖を越えない位置までルースファイリングを行う．穿通ができなければ，その長さまでルースファイリングする（図3）．

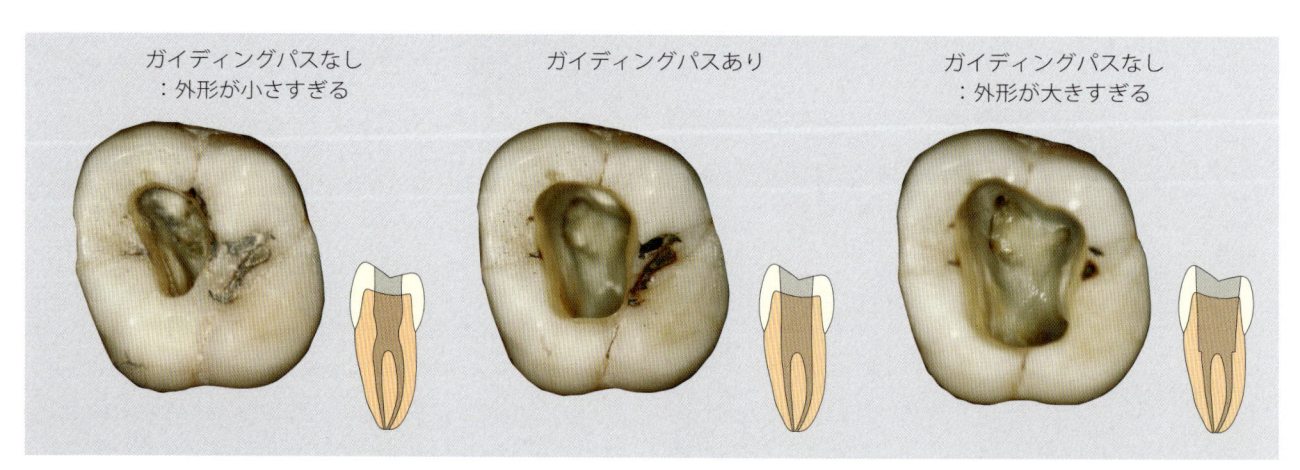

図1　ガイディングパス
　ファイルを根管内にスムースに挿入できるか否か？

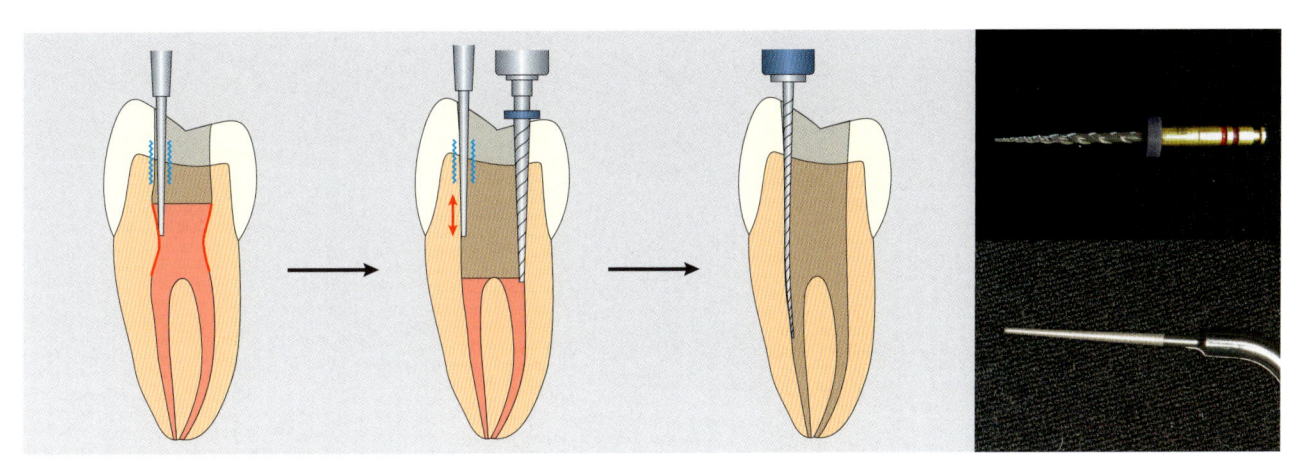

1 再治療における根管形成と再治療にしないための根管形成とは？

図2 ストレートラインアクセス
根管口部のエンド三角の除去．最終的にはファイルが根管の長軸にスムースに入るようにする．右上：オリフィスオープナー．右下：超音波チップ E7D

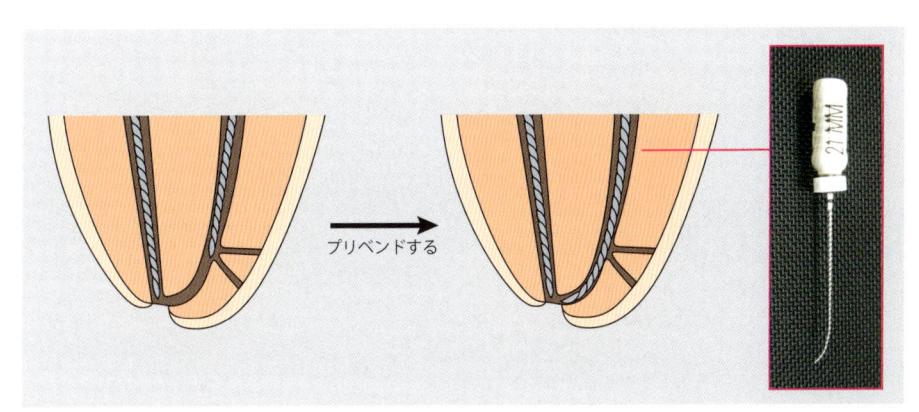

図3 ネゴシエーション
プリベンドしたファイルで根尖を探索する

4．作業長決定

電気根管長測定器の Apex を求め，その長さから実寸で 1mm 短くした長さが臨床での作業長となる．

5．クラウンダウン形成

筆者は現在，以前のようなクラウンダウン形成ではなく，一度作業長までを ♯15/05 テーパーの NiTi ロータリーファイルで形成できれば，それ以降は作業長まで順番にサイズの大きいファイルで形成するフルレングステクニック（シングルレングステクニック）を行っている（図4）．このテクニックはこれまでのクラウンダウン形成に比べてデブリスが出にくい可能性と湾曲根管におけるジップ形成の頻度も抑制できる可能性が示唆されている[8, 9]．

NiTi ロータリーファイルも第4世代に入り，各種いろいろなファイルが登場しているが，最新が常に最善のものではないので，臨床家はその見極めが必要である．術者の目的に合うものであるのか否かを十分に吟味して採用すべきである．決して他人の受け売りで決めてはならない．

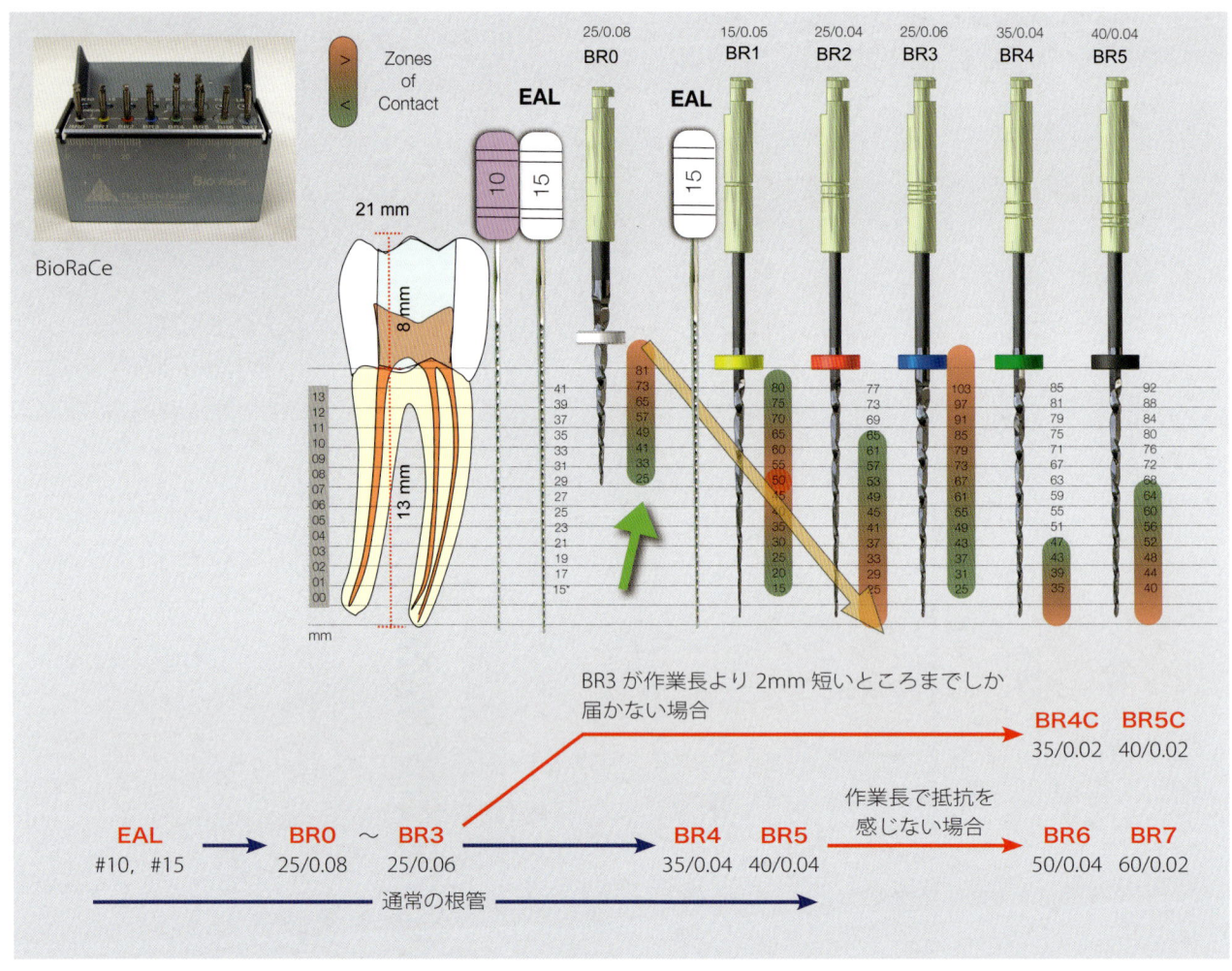

図4　BioRaCe を用いた Full Length Technique

Case 3　クラックを伴った抜髄症例

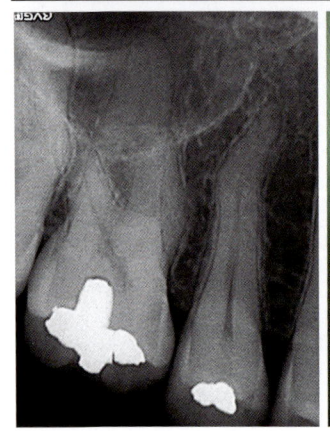

3-1　ある一箇所だけに力が加わると，痛みが誘発される

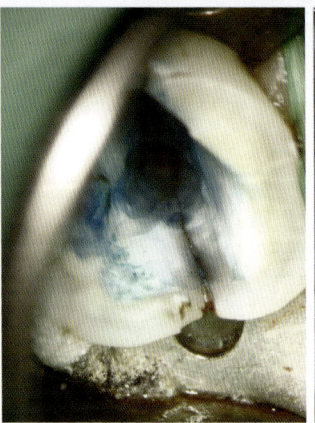

3-2　口蓋根の根管口部にまで及ぶクラックが確認できる．臼歯の場合は，一般的に近遠心部にクラックが入ることが多い

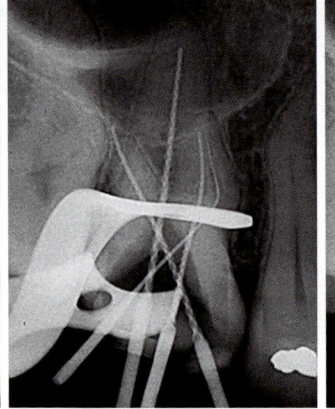

3-3　4根管の作業長決定

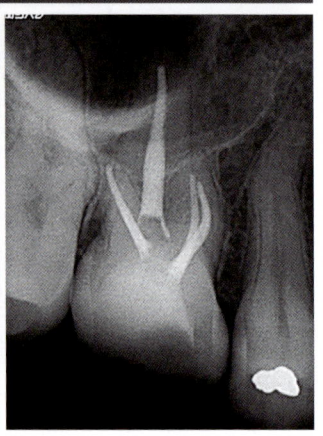

3-4　根管充填後のデンタル X 線写真．再治療に比べて，根尖部の拡大は控えめになっている

CHAPTER III
1 再治療における根管形成と再治療にしないための根管形成とは？

Case 4 大きなカリエスが原因で抜髄を行った症例

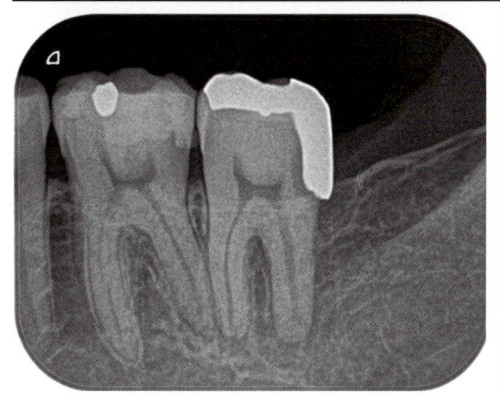

4-1 術前．OD窩洞のインレーが装着されており，その直下にはカリエスが見られる

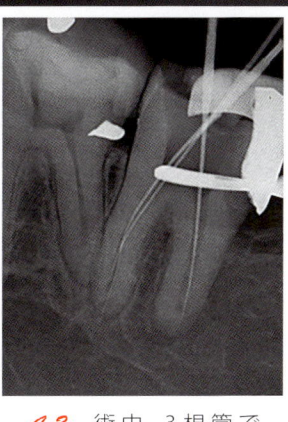

4-2 術中．3根管であった

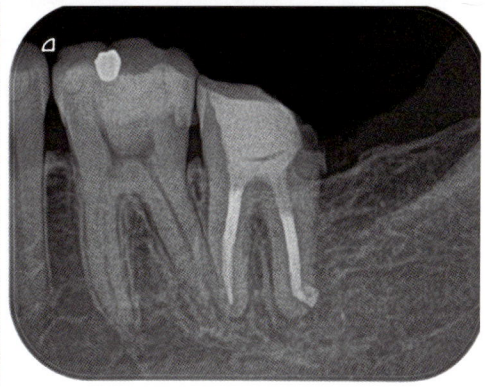

4-3 術直後．遠心根の根尖部はフック状に湾曲していた

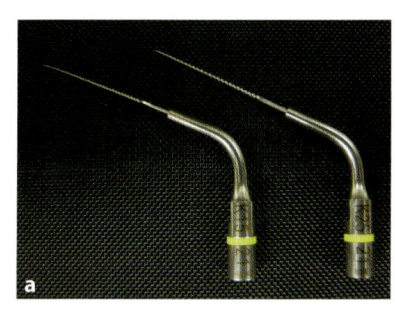

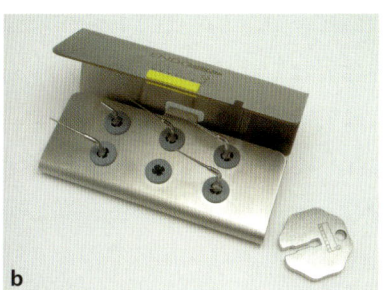

図5 仕上げ形成
AMファイル（a）やエンドサクセス（b）などの超音波チップを用いて仕上げの形成を行う

6. 仕上げ形成

最終形成は根管充填を成功させるためにも重要であり，根管内の凸凹や追加テーパー形成のために超音波チップを用いて根管内をスムースに仕上げる（NiTi手用ファイルによる根尖部からの数 mm ステップバック形成も含む）（*Case 3, 4*, 図5）．

根管洗浄

当たり前であるが，形成中には根管洗浄（NaOCl と EDTA を主に用いる）を十分行い，貼薬には現在ゴールドスタンダードである水酸化カルシウムを用いる．使用する洗浄液は3％ NaOCl（2.5〜6％の範囲内の NaOCl が推奨される）と 17％ EDTA で，形成中は主に NaOCl を主軸とし，時折 EDTA との交互洗浄を行う．筆者は，根管充填前の最終洗浄については 17％ EDTA（1分間＋超音波洗浄），3％ NaOCl（3分間以上＋超音波洗浄），そして 17％ EDTA（1分間＋滅菌精製水で洗浄）を現在行っている[10〜18]．

根管充填

このような形成後には，根尖部にデンティンブリッジが形成され，やがて硬組織の修復が起こる可能性がある．ただし，再根管治療では生活歯髄が存在しないため，デン

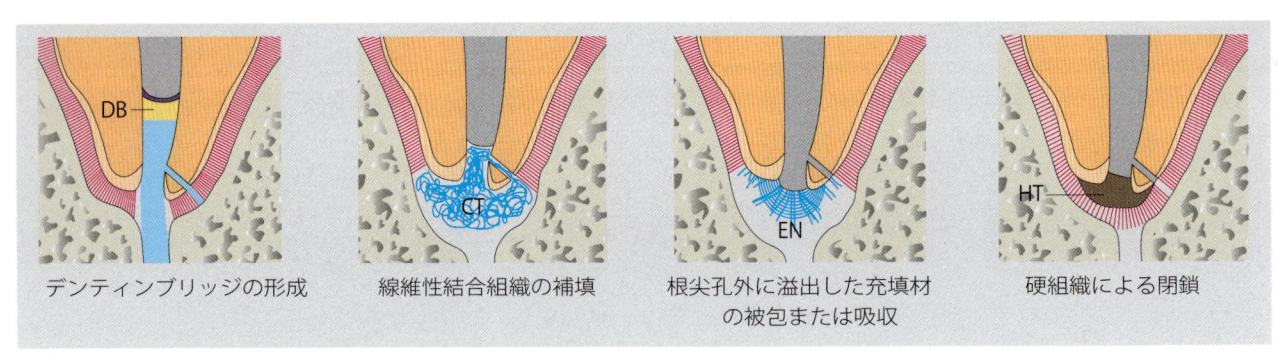

図6 根尖部の治癒を考える

（左から）デンティンブリッジの形成／線維性結合組織の補填／根尖孔外に溢出した充填材の被包または吸収／硬組織による閉鎖

ティンブリッジ形成が起こらないのでイニシャルトリートメントでこの機会を逃してはならない．そのためにも根管充填の際に決して充填材を根尖孔外に意図的に押し出すような充填法を適応してはならない．仮に漏出したとしても最小限のダメージで抑えるように不用意な器具操作は慎む．もしも充填材が漏出すれば，上記のような治癒形態は得られず，線維芽細胞に被包化されるか，少量であればマクロファージに吸収される可能性がある[19]（図6）．Ricucciらの報告のように，抜髄を行っても根尖部には歯髄組織が残存し，すべての歯髄を取り除くことは不可能であり，オーバーな根管充填は治癒を妨げ，慢性の炎症状態を持続させることになる[20,21]．このようにせっかく形成が上手くいっても，根管充填でエラーが起こると，成功率の高い抜髄も良い結果が得られないことになる．つまり，メインポイントの長さをコントロールできる充填方法を選択することが望ましいと考えられる．Sjögrenら[22]は，どのような因子が根管治療の治癒に影響を及ぼすのかを調査し，そのなかで抜髄と再根管治療を比較したところ，両者とも根管充填材の位置がX線写真上で根尖部から2mm以内であれば最も治癒する確率が高く（イニシャルトリートメントで94％，再治療で67％），特に再治療では過剰充填が最も成績が悪かった（50％）と報告している．反対に2mm以上アンダーな根管充填でも，成績は2mm以内に比較して予後は悪いと結論づけている．さらに，Chugalら[1]もイニシャルトリートメントでは2mm以内に充填材が到達していたほうが結果は良いと述べているが，再治療ではさらに根尖付近に充填材が到達しているほうが予後は良かったと報告している．またBergenholtzら[23]は，根尖病変を有する歯においてその治癒率を調べたところ，やはり根尖から2mm以内に充填材が到達しているほうが病変の治癒率は良く，最も成績が悪かったのは過剰充填の症例であったと述べている．またWuら[24]は，根管の解剖学的構造，根尖狭窄部，根管形成後の根管形態等の条件の下で，どの方法に有意性が存在するかは十分な研究がなされていないと述べており，すべての根管に適応できて良い結果が得られる方法は今のところ存在しない．このように，病理的観点と成功率の観点を考慮した結果，筆者は根管充填法としてCWCT（Continuous Wave Condensation Technique）を採用している．この方法はアメリカの歯内療法専門医の中で最も多く用いられている方法[25]で，その封鎖性の高さとシーラーの厚みを薄くできるという点[26,27]で現在の第一選択となっている（図7，8）．

CHAPTER Ⅲ

1　再治療における根管形成と再治療にしないための根管形成とは？

【必要な器材】
a：スーパーエンドアルファ．Down-pack で使用する
b：スーパーエンドベータ．Back-pack で使用する

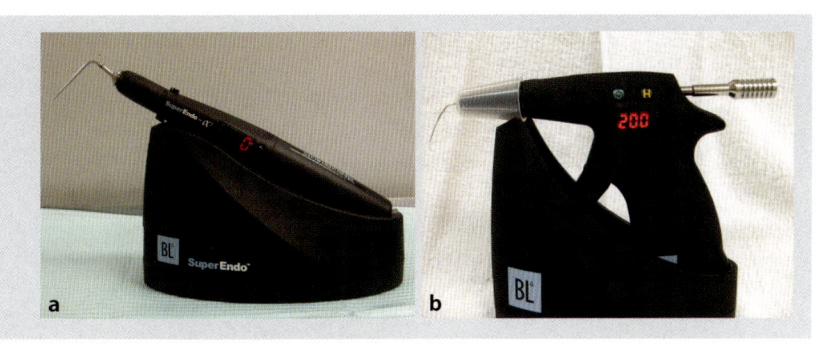

図7　Continuous Wave Condensation Technique に用いる器材

① Plugger-fit：プラガーの試適

アルファのチップ（b）および BL コンデンサーのプラガー（a），ベータのニードル（c）が作業長の −3 〜 −4mm に届くかを試適し確認しておく

② Cone-fit：メインポイントの試適

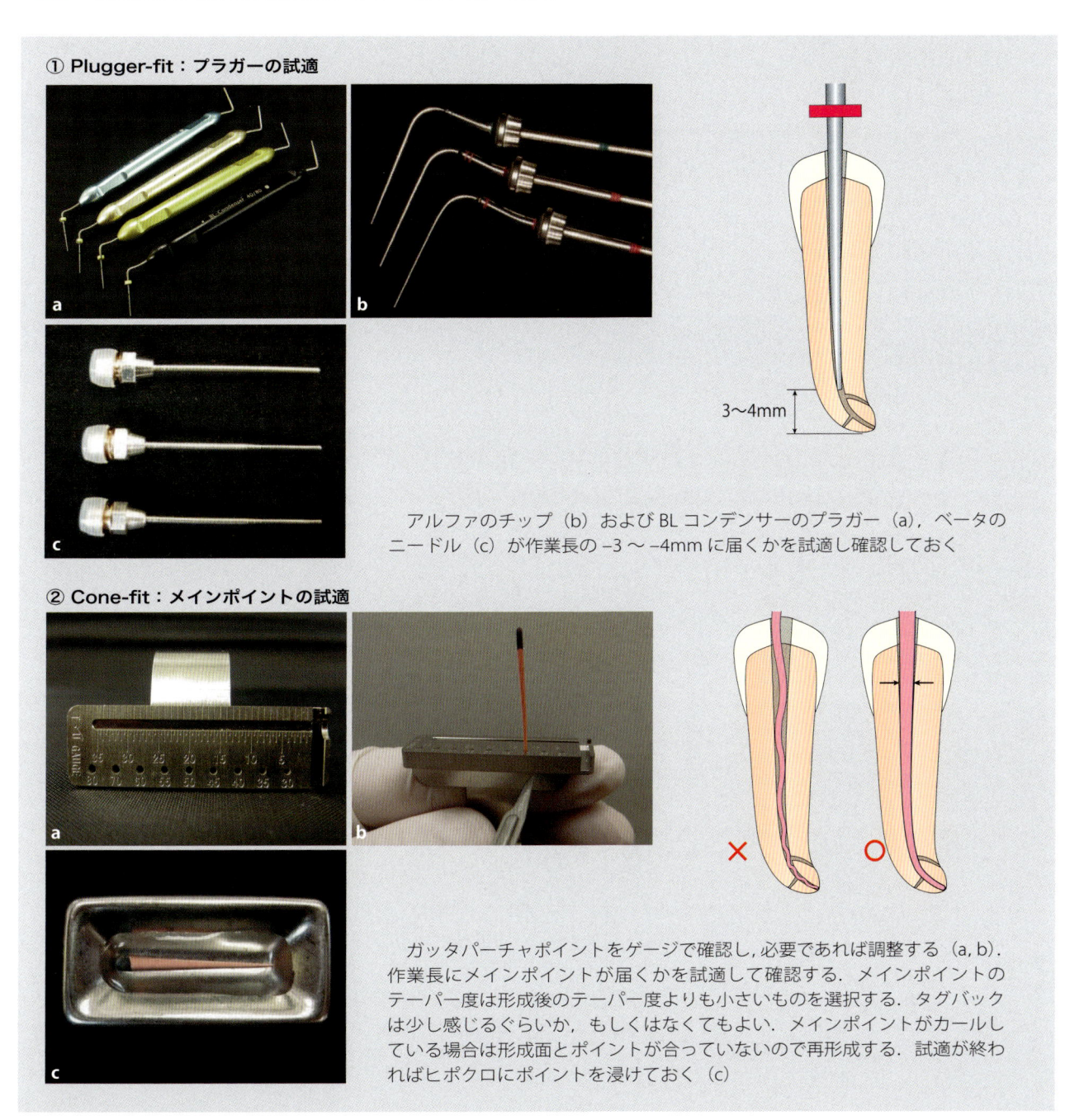

ガッタパーチャポイントをゲージで確認し，必要であれば調整する（a, b）．作業長にメインポイントが届くかを試適して確認する．メインポイントのテーパー度は形成後のテーパー度よりも小さいものを選択する．タグバックは少し感じるぐらいか，もしくはなくてもよい．メインポイントがカールしている場合は形成面とポイントが合っていないので再形成する．試適が終わればヒポクロにポイントを浸けておく（c）

図8　Continuous Wave Condensation Technique ①

129

③ Sear off：根管口部でメインポイントを焼き切る

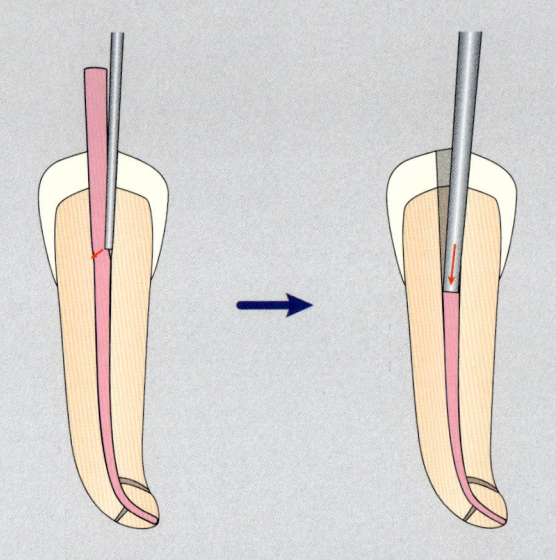

④ Down-pack：根尖部3〜4mmを加熱プラガーにて充填
⑤ Maintain Pressure：ガッタパーチャの収縮を補正

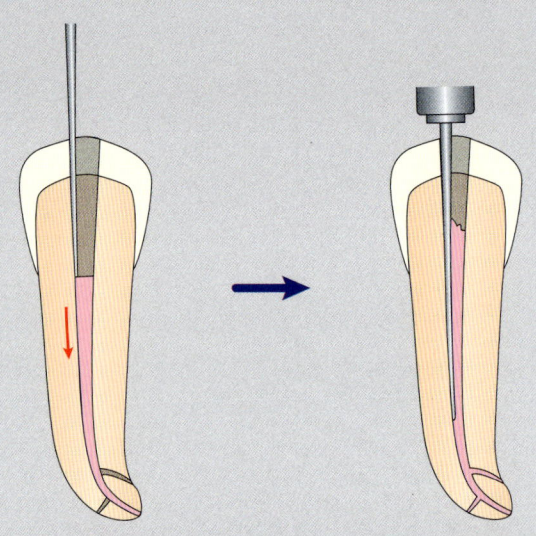

メインポイントにシーラーを塗布して挿入し，根管口部でメインポイントをアルファのチップで焼き切り，BLコンデンサーのステンレススチール製のほうでガッタパーチャを押し込んで圧縮して根管内から抜けないようにする

作業長の−3〜−4mmまでアルファのチップを2秒ぐらいかけて根尖方向に押し込む．その後，スイッチをオフにし，約10秒間加圧する

⑦ Back-pack：Down-packした上部から根管口までを充填

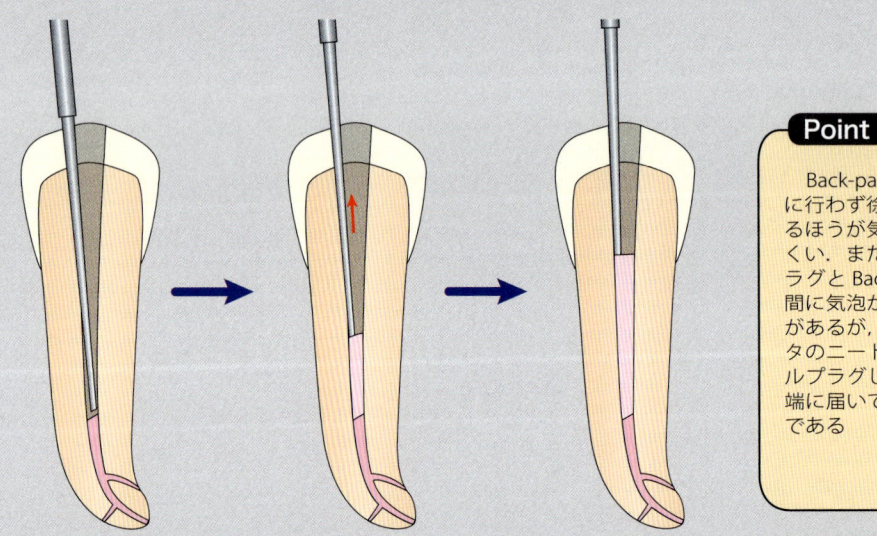

Down-packしたガッタパーチャの断端にベータ25Gのニードルを届かせ，数秒間そのままにしてガッタパーチャの表面を少し軟化させた後，ベータの引き金を引いて軟化したガッタパーチャを根管口部まで徐々に充填する

> **Point**
> Back-packは，一気に行わず徐々に充填するほうが気泡が生じにくい．またアピカルプラグとBack-packとの間に気泡が生じることがあるが，これはベータのニードルがアピカルプラグした部分の上端に届いていないからである

図8 Continuous Wave Condensation Technique ②

CHAPTER III
1　再治療における根管形成と再治療にしないための根管形成とは？

⑥ Apical Plug：根尖部のガッタパーチャを再度加圧

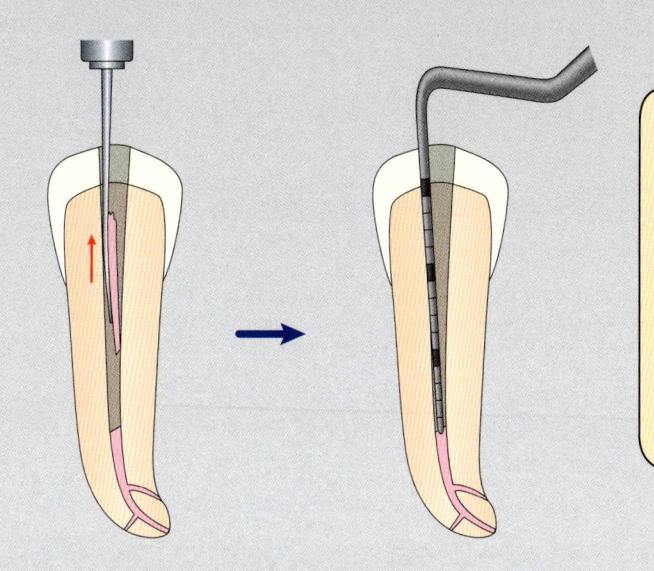

Point
アピカルプラグの際，ガッタパーチャが冷却してくると，BLコンデンサーで何度も押すと気泡が生じやすくなるので注意する．根管壁に残ったガッタパーチャはスクレイパーで取り除くか，一部は再度アルファのチップで軟化させてBLコンデンサーで押し込む

スイッチをオンにしてプラガーを引き抜く．その後，根管内に残っている 3〜4mm のガッタパーチャを BL コンデンサーの NiTi 製のほうで押し込み圧縮させ，アピカルプラグを形成する

⑧ Condense：根管口から加圧し，充填面を成形

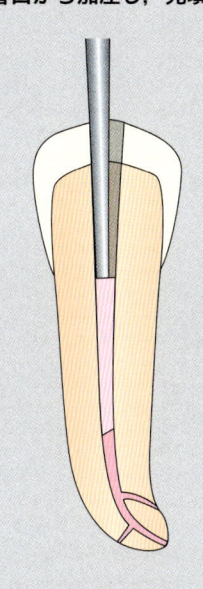

臼歯では根管口部まで，前歯部では CEJ まで充填し，BL コンデンサーのステンレススチール製のほうできっちりと加圧し，充填部の上端がシャープになるように成形する

131

文 献

1) Chugal NM, Clive JM, Spångberg LS. Endodontic infection: some biologic and treatment factors associated with outcome. *Oral Surg Oral Med Oral Pathol Oral Radiol Endod.* 2003; **96**(1): 81-90.
2) Bergenholtz G, Malmcrona E, Milthon R. Endodontic treatment and periapical state. I. Radiographic study of frequency of endodontically treated teeth and frequency of periapical lesions. *Tandlakartidningen.* 1973; **65**(2): 64-73.
3) Bergenholtz G, Malmcrona E, Milthon R. Endodontic treatment and periapical state. II. Radiologic evaluation of quality of root fillings in relation to frequency of periapical lesions. *Tandlakartidningen.* 1973; **65**(5): 269-279.
4) Sjögren U, Figdor D, Persson S, Sundqvist G. Influence of infection at the time of root filling on the outcome of endodontic treatment of teeth with apical periodontitis. *Int Endod J.* 1997; **30**(5): 297-306.
5) Adorno CG, Yoshioka T, Suda H. Crack initiation on the apical root surface caused by three different nickel-titanium rotary files at different working lengths. *J Endod.* 2011; **37**(4): 522-525.
6) Bier CA, Shemesh H, Tanomaru-Filho M, Wesselink PR, Wu MK. The ability of different nickel-titanium rotary instruments to induce dentinal damage during canal preparation. *J Endod.* 2009; **35**(2): 236-238.
7) Iqbal MK, Kim S. A review of factors influencing treatment planning decisions of single-tooth implants versus preserving natural teeth with nonsurgical endodontic therapy. *J Endod.* 2008; **34**(5): 519-529.
8) Schäfer E, Erler M, Dammaschke T. Comparative study on the shaping ability and cleaning efficiency of rotary Mtwo instruments. Part 1. Shaping ability in simulated curved canals. *Int Endod J.* 2006; **39**(3): 196-202.
9) Sonntag D, Ott M, Kook K, Stachniss V. Root canal preparation with the NiTi systems K3, Mtwo and ProTaper. *Aust Endod J.* 2007; **33**(2): 73-81.
10) Bystrom A, Sundqvist G. The antibacterial action of sodium hypochlorite and EDTA in 60 cases of endodontic therapy. *Int Endod J.* 1985; **18**(1): 35-40.
11) Hand RE, Smith ML, Harrison JW. Analysis of the effect of dilution on the necrotic tissue dissolution property of sodium hypochlorite. *J Endod.* 1978; **4**(2): 60-64.
12) Abou-Rass M, Oglesby SW. The effects of temperature, concentration, and tissue type on the solvent ability of sodium hypochlorite. *J Endod.* 1981; **7**(8): 376-377.
13) Thé SD, Maltha JC, Plasschaert AJ. Reactions of guinea pig subcutaneous connective tissue following exposure to sodium hypochlorite. *Oral Surg Oral Med Oral Pathol.* 1980; **49**(5): 460-466.
14) Spangberg L, Engström B, Langeland K. Biologic effects of dental materials. 3. Toxicity and antimicrobial effect of endodontic antiseptics *in vitro. Oral Surg Oral Med Oral Pathol.* 1973; **36**(6): 856-871.
15) Serper A, Calt S. The demineralizing effects of EDTA at different concentrations and pH. *J Endod.* 2002; **28**(7): 501-502.
16) Calt S, Serper A. Time-dependent effects of EDTA on dentin structures. *J Endod.* 2002; **28**(1): 17-19.
17) Abbott PV, Heijkoop PS, Cardaci SC, Hume WR, Heithersay GS. An SEM study of the effects of different irrigation sequences and ultrasonics. *Int Endod J.* 1991; **24**(6): 308-316.
18) Soares JA, Roque de Carvalho MA, Cunha Santos SM, Mendonça RM, Ribeiro-Sobrinho AP, Brito-Júnior M, Magalhães PP, Santos MH, de Macêdo Farias L. Effectiveness of chemomechanical preparation with alternating use of sodium hypochlorite and EDTA in eliminating intracanal *Enterococcus faecalis* biofilm. *J Endod.* 2010; **36**(5): 894-898.
19) 下野正基. 新編 治癒の病理. 医歯薬出版, 2011.
20) Ricucci D, Langeland K. Apical limit of root canal instrumentation and obturation, part 2. A histological study. *Int Endod J.* 1998; **31**(6): 394-409.
21) Ricucci D, Lin LM, Spångberg LS. Wound healing of apical tissues after root canal therapy: a long-term clinical, radiographic, and histopathologic observation study. *Oral Surg Oral Med Oral Pathol Oral Radiol Endod.* 2009; **108**(4): 609-621.
22) Sjögren U, Hagglund B, Sundqvist G, Wing K. Factors affecting the long-term results of endodontic treatment. *J Endod.* 1990; **16**(10): 498-504.
23) Bergenholtz G, Malmcrona E, Milthon R. Endodontic treatment and periapical state. II. Radiologic evaluation of quality of root fillings in relation to frequency of periapical lesions. *Tandlakartidningen.* 1973; **65**(5): 269-279.
24) Wu MK, Van Der Sluis LW, Wesselink PR. Fluid transport along gutta-percha backfills with and without sealer. *Oral Surg Oral Med Oral Pathol Oral Radiol Endod.* 2004; **97**(2): 257-262.
25) Lee M, Winkler J, Hartwell G, Stewart J, Caine R. Current trends in endodontic practice: emergency treatments and technological armamentarium. *J Endod.* 2009; **35**(1): 35-39.
26) de Deus GA, Martins F, Lima AC, Gurgel-Filho ED, Maniglia CF, Coutinho-Filho T. Analysis of the film thickness of a root canal sealer following three obturation techniques. *Pesqui Odontol Bras.* 2003; **17**(2): 119-125.
27) Alicia Karr N, Baumgartner JC, Marshall JG. A comparison of gutta-percha and Resilon in the obturation of lateral grooves and depressions. *J Endod.* 2007; **33**(6): 749-752.

Frequently Asked Questions

　ここでは，若手歯科医師からよく寄せられる臨床上の疑問についてQ＆A形式で解説する．

Q1　隔壁をどのように作製すればよいのでしょうか？

A　残根の場合は止血を十分行い，レジンまたはグラスアイオノマーセメントにて隔壁を作製する．しかし，止血困難な場合はエクストルージョンかクラウンレングスニングを行った後に隔壁を再度作製する．

Q2　仮封材には何を使用すべきでしょうか？

A　水硬性セメントを用い，その厚さは最低3〜4mm確保できるように行う．しかし，長期間来院が不可能な場合は，グラスアイオノマーセメント等を使用した後に暫間被覆冠を作製し，コロナルリーケージを防ぐように務める．

Q3　ラバーダム防湿だけで大丈夫でしょうか？

A　ラバーダム防湿だけでは辺縁から唾液や細菌の侵入が考えられるため，歯牙周囲をオラシール（ウルトラデント）または即時重合レジン等で封鎖し，その後にMöllerの処方（**8頁参照**）に従って消毒を行った後に根管治療を開始する．

Q4　根管洗浄に水のみを使用しても問題ないでしょうか？

A　水道水にも塩素が含まれるが，この程度では根管洗浄を行っても化学的洗浄にはならず，残存有機成分の溶解も期待できないため意味がない．グローバルスタンダードとしてはNaOClが根管洗浄の第一選択に選ばれており，水道水での洗浄という一部の臨床家による偏った考え方では根管内の細菌の除去には至らない．また，NaOClを用いた場合は接着に関する懸念があるようだが，根管治療後であればその影響はほとんど考える必要はない．

Q5　根管洗浄はどれくらいの時間行うのでしょうか？

A　決まった時間を臨床に当てはめることは困難である．目安としては，形成後にデブリスが出るごとにEDTAで洗い流し，NaOClで洗浄後，根管内にNaOClを貯留させて再度形成を行うといった手順となる．

Q6 根尖部の拡大を#25ぐらいで終了してもよいのでしょうか？

A #25で終了すると，多くの根管で拡大不足となる．少なくとも#35以上で拡大形成を行わないと，洗浄液が根尖部付近に到達せず，細菌の除去または減少に貢献しない．また，根尖部付近の象牙細管にも細菌感染が及んでおり，#25ではもともとのマイナーダイアメーターと大きさがほとんど変わらず，根尖部での拡大形成に影響を及ぼさないため，多くの細菌が除去できていない可能性が高くなる．しかし，#35以上で拡大できない症例も存在し，その場合は妥協的に形成せざるをえないこともある．拡大号数が小さければ形成も楽になり時間もかからないが，それでは問題は解決できない．

Q7 根管長測定器の0.5のメモリのところで作業長を決定しているのですが，問題ないでしょうか？

A 根管長測定器の0.5のメモリを重要視し過ぎると，急に根尖部から出血したり，痛みを訴えることがある．つまり，予想以上に根尖孔に接近している場合も多く，根尖を破壊する可能性も有するため，まずはApexを測定し，その実寸から1mm短くした長さを作業長とすると，安全に根管形成が行えるであろう．

Q8 貼薬剤にFC（ホルムクレゾール）を使用していますが，今後に問題はないのでしょうか？

A これまでは問題なくても，化学物質アレルギーに感作している患者さんも多く，微量でもアナフィラキシーを起こす可能性があるので，細胞毒性が高く根管内残存物質がハプテンとなる可能性を秘めている薬剤の使用は慎むべきである．

Q9 ペリオドンで失活抜髄は大丈夫でしょうか？

A FCと同じでホルムアルデヒド系の製剤であることから，できれば使用を控えるべきである．術者にとって便利であっても，それが患者さんにとっての利益に繋がらないことも多い．特に急性症状を呈している場合は使用してはならない．

Q10 貼薬に用いる水酸化カルシウム製剤は何がよいのでしょうか？

A プレミックスされた製剤が各社から販売されているが，除去しやすく安価な試薬を用いるほうがリーズナブルである．しかし，患者さんには事前に使用説明が必要であろう．貼薬する場合，レンツロもしくはNiTiロータリーファイルを逆回転させて使用する．筆者はNiTiロータリーファイルを逆回転で，回転数は300〜400rpmに設定し，トルクは1.0Ncmで使用している．

Q 11　どのような NiTi ロータリーファイルがよいのでしょうか？

A　これが一番であるというシステムはなく，当たり前のようであるが，慣れているものが一番である．現在では多くの種類が市販されており，連続回転の NiTi ファイルや反復運動の NiTi ファイル，また少ない本数から多くの本数のファイルセット，そして1本でできるとの触れ込みのシステムも存在する．

　筆者は，基本的にはある程度の本数を必要とした根管形成システムを実践している．理由は同じ根管は2つとなく，その解剖学的形態を克服するには1本または2本で形成を終えることは非現実的である．少なくとも複数本を用意し，さまざまな形態に応じて形成を行う必要がある．また，反復運動には利点欠点があり，それを理解したうえで使用すべきである．特に根尖部からのデブリス押し出しや，根管内壁のマイクロクラックなどに十分注意する必要がある．

Q 12　エンド用エンジンの選択基準はありますか？

A　回転数とトルク設定ができるエンジンがよい．

Q 13　生活歯髄で急性症状を呈している場合，どのように抜髄するのでしょうか？

A　応急処置に止めておき，決してすべてを終了させようとしてはならない．根管口付近まで歯髄を除去した後は，その上部に水酸化カルシウムを貼薬して仮封を行い，鎮痛剤を投与して患歯の安静を図ることが大切である．

Q 14　抜髄で麻酔が効かない場合，どうしたらよいのでしょうか？

A　急性症状がある場合，特に下顎大臼歯では麻酔が効かないことも多い．安全な伝達麻酔法を習得しておくべきである．その後は浸潤麻酔，歯根膜麻酔を行い，奏功するまでしばらく待つ．それでも効かないようであれば，髄腔内麻酔を行う．

Q 15　根管治療をしても痛みが取れないのですが，どうすべきでしょうか？

A　まず原因が本当に歯牙なのかを鑑別する必要がある．処置をしてしまった歯牙の経過観察を行い，根尖部周囲組織の治癒が得られているのか，そして症状の緩和が得られるかを確認する．根尖部が治癒しているにもかかわらず，初診時と同じ症状が引き続き残っているようであれば顎顔面痛外来や他科に紹介する．

Q 16　根尖部を触ると痛みが生じます．残髄でしょうか？

A　残髄であれば無麻酔で根管長測定器を接続すると疼痛を訴えるが，それがなければ根尖破壊もしくはトランスポーテーション，アピカルパーフォレーションを起こしている可能性が高い．フレアーアップであれば術後48〜72時間に起こるため，鑑別は容易である．

Q 17　患者さんが「根管治療すると響く」と訴えているのですが，大丈夫でしょうか？

A　歯牙の上端部の天蓋が取り除かれると，ギターのように共鳴しやすくなり，また感覚も生活歯とは異なる．個人差や部位で差が現れることもありうるため，このような症状が出ても日常生活および咬んで痛みがなければ，あえて不安を煽るような発言は避け，患歯を安静にし，かつ患者さんを安心させるように務める．

Q 18　根管治療中にパーフォレーションやファイルの破折を起こしてしまった場合，どのように対応すべきでしょうか？

A　パーフォレーションを起こしてしまった場合は，早期に修復すべきである．術中にファイルが破折してしまった場合は，根管治療の進捗状況がどこまで進んでいるかがキーポイントとなり，取るべきか取らないべきかの意思決定を行う（**詳しくはパーフォレーションと破折ファイル除去の項目を参照**）．

Q 19　いつ根管充填すべきでしょうか？

A　根管形成が終了し，十分な根管洗浄も達成できていれば，すぐに根管充填を行う．もし出血があれば延期すべきであるが，少量の浸出液であれば根管充填を行ってコロナルリーケージを防ぐことが大切である．

Q 20　根管充填用シーラーは使用しなくても問題ないでしょうか？

A　ガッタパーチャは根管内壁とは接着しないため，シーラーは必ず使用すべきである．また，加熱や溶媒を使用すれば収縮が起こり，さらに根管内壁との間に隙間が生じる．つまり，コロナルリーケージを防ぐことができないため，シーラーは必要である．

Q 21　側方加圧根管充填と垂直加圧根管充填ではどちらがよいのでしょうか？

A　どちらがよいかは決められない．多くの症例をカバーする充填法を主軸に置き，適応以外の症例にはもう一つ別の方法を習得して対応すべきである．

　筆者はCWCT（Continuous Wave Condensation Technique，**128頁参照**）を採用しており，本法は適応範囲が広く，現在では北米の専門医の第一選択である．側方加圧根管充填では，湾曲根管においてスプレッダーをマスターコーン挿入後に作業長のマイナス3mm以内に届かせることがたいへん難しく，過度の加圧はクラックや破折を誘発するために注意が必要である．また，スプレッダートラックも起こりやすく，コロナルリーケージに対して不安が残る．

Q 22　根管充填後のポストスペースは必要か？

A　フェルールがなければ歯冠部修復物の維持のために必要であるが，その場合には間接法が妥当である．また，フェルールが2～3壁残っていても，歯冠部修復物の維持に不安があればポストスペースは必要と考えられる．その場合は直接法または症例により間接法を採用する．

Q 23　歯根端切除術の偶発症としてどのようなことが考えられるでしょうか？

A　上顎では上顎洞への穿孔，下顎ではオトガイ孔圧迫による血腫に起因した麻痺が考えられる．

Q 24　口蓋根や舌側根の外科的アプローチはどのようにするのでしょうか？

A　上顎ではパラタルサージェリー，下顎では逆根管形成が難しいため，切除のみで終了する．そのため，あらかじめMTAセメントで充填を行っておく．

Q 25　意図的再植術でアンキローシスは起きるのでしょうか？

A　適応症であったとしても，多かれ少なかれ意図的再植術では歯根膜にダメージが起こりうるが，多少のダメージであれば問題なく機能する場合も多い．もちろん，年齢が若ければ若いほどアンキローシスは起こりやすい．しかし，中高年では緩徐に起こるため，実際には治療のゴールがこのアンキローシスになるかもしれない．

Recommend Products

　筆者が実際に日常臨床で用いている器具・器材のうち，推奨されるものについて紹介する．器具・器材は日進月歩であり，新しい製品が次から次へと登場しているが，最新のものが最良とは限らず，必ず利点欠点を十分把握した後，使用すべきである．

マイクロスコープ

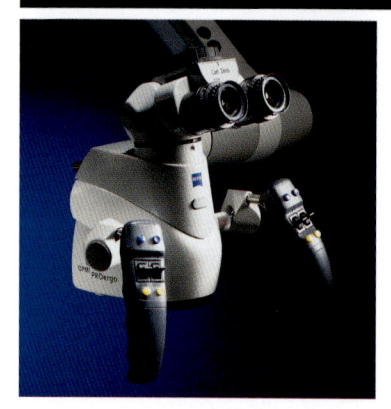

カールツァイス社製 プロエルゴ（白水貿易，ジーシー）

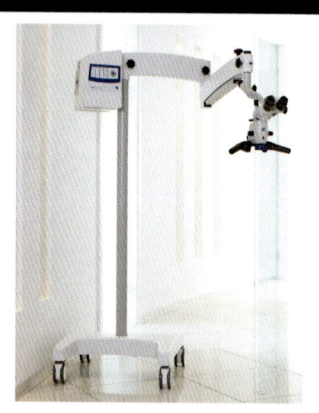

カールツァイス社製 ピコモーラー（白水貿易，ジーシー）

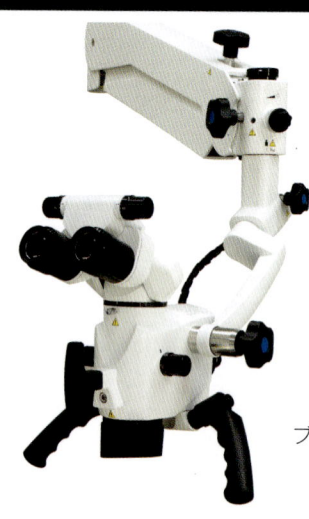

ブライトビジョン（ペントロンジャパン）

デンタルチェア

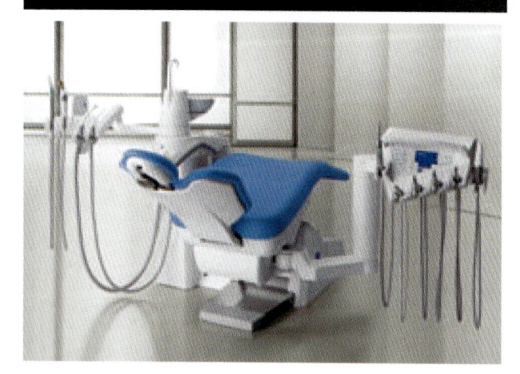

スタンウェーバー（白水貿易）

歯科用 CBCT

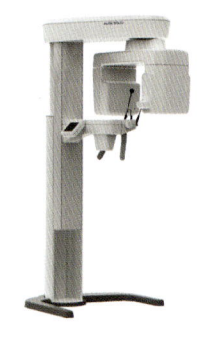

AUGE SOLIO Z（朝日レントゲン）

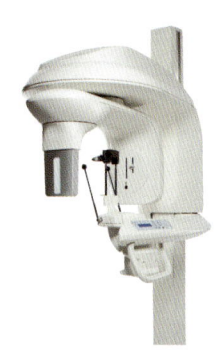

トロフィーパンプラス（ヨシダ）

デンタル X 線システム

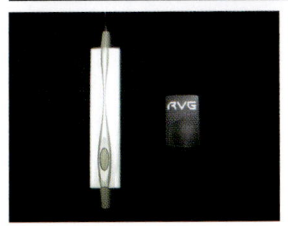

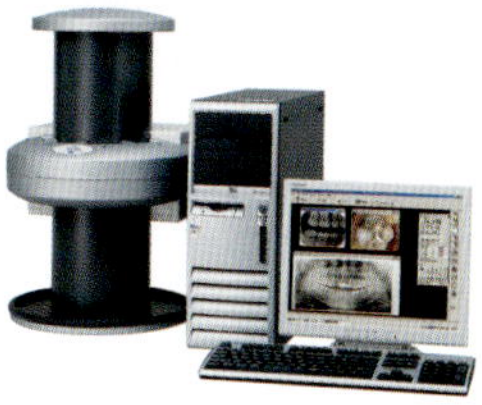

コンピュレイ，ビスタスキャン プラス（ヨシダ Vista Scan）

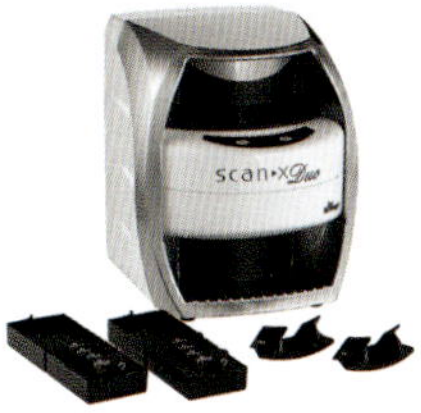

アサヒレントゲン IP システム；スキャン X デュオ（朝日レントゲン）

根管長測定器

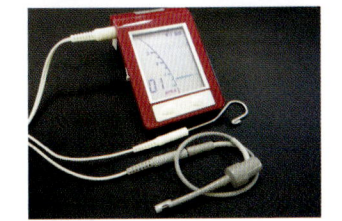

ルート ZX ミニ（モリタ）

手用 SS ファイル

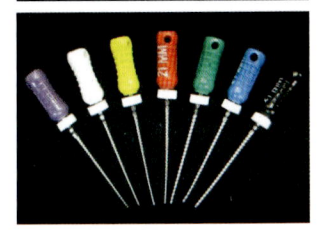

ジッペラー（茂久田商会）

手用 NiTi ファイル

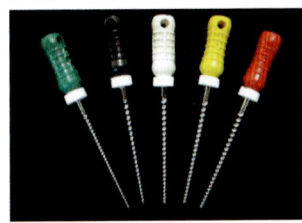

ジッペラー（茂久田商会）

C プラスファイル

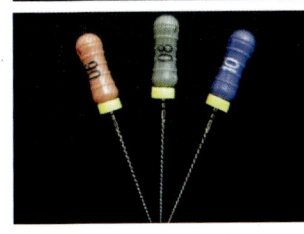

デンツプライ C プラスファイル（デンツプライ三金）

中間サイズファイル

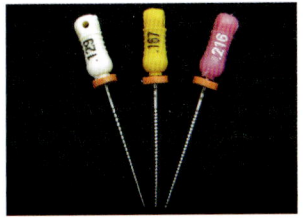

タルサプロファイルシリーズ 29（デンツプライ三金）

マイクロファイル

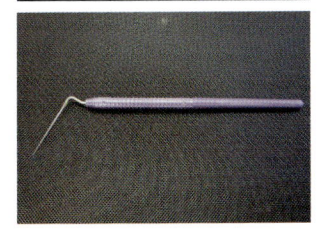

MCK 型ファイル（茂久田商会）

ロータリーファイル

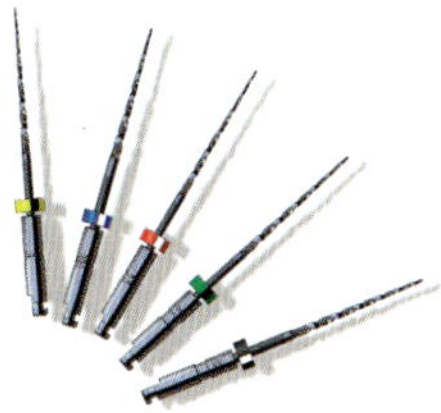

バイオレイス（白水貿易）

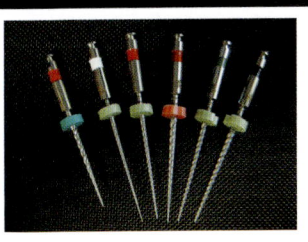

K3XF（ヨシダ）

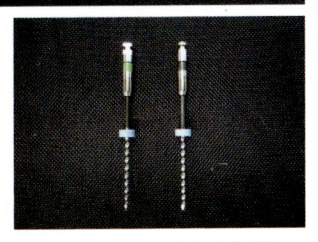

S アペックス（白水貿易）

超音波装置

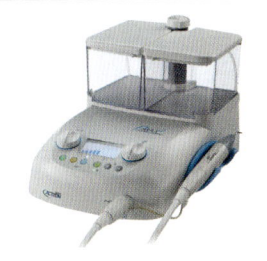

スプラソン P-Max（白水貿易）

カーバイドバー

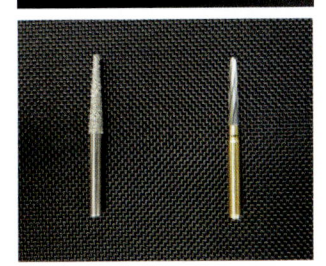

エンドゼックリヤ（デンツプライ三金）
TU バー（ペントロンジャパン）

超音波チップ

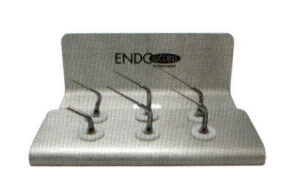

エンドサクセスキット（白水貿易）

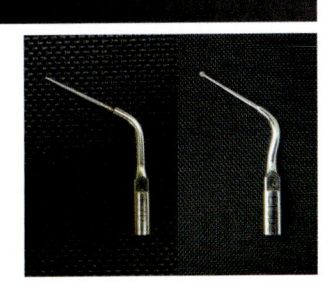

バリオスチップ（ナカニシ，E7D，E15D）

エンド用エンジン

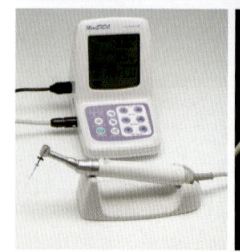

ミニエンド（白水貿易）

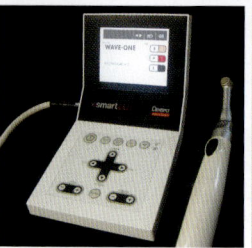

X Smart Plus（デンツプライ三金）

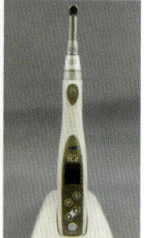

エンドメイト TC2（ナカニシ）

根管充填用シーラー

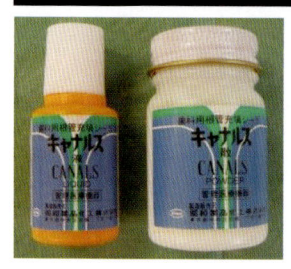

キャナルス（昭和薬品化工）

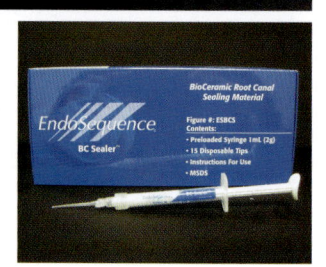

BC シーラー（サイブロンデンタル；日本未承認）

ガッタパーチャポイント

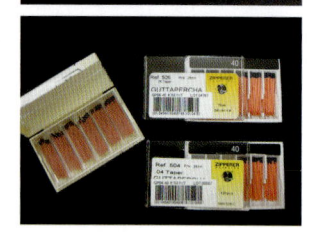

GC テーパードガッタパーチャ（ジーシー）
ジッペラーテーパードガッタパーチャ（茂久田商会）

ラバーダムクランプ，フレーム，フォーセップス，シート

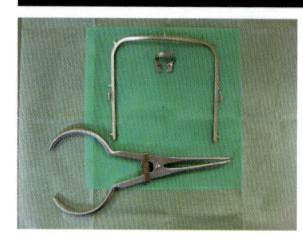

ヒューフレディ クランプ No.9，29，9（モリタ）
フォーセップス，フレーム（YDM）

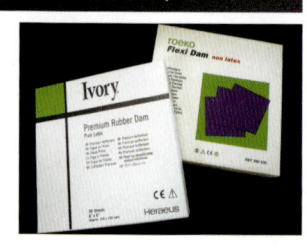

アイボリープレミアムラバーダムシート（モリタ）
ノンラテックスシート：roeko Flexi Dam（茂久田商会）

ラバーダム用シーリング材

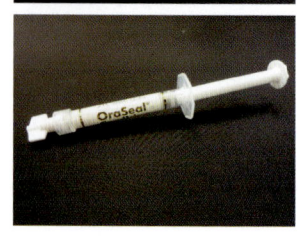

オラシール J（ウルトラデントジャパン）

MTA セメント

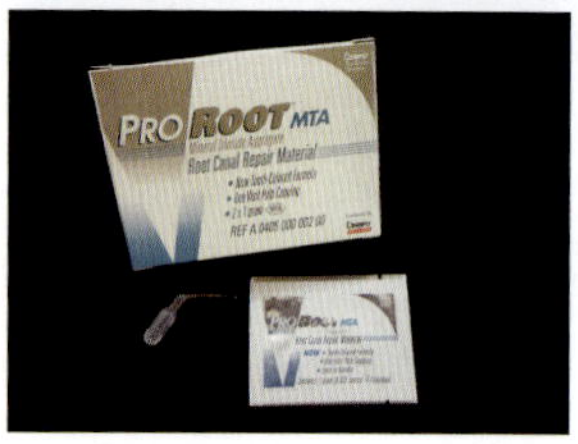

プロルート MTA（デンツプライ三金）

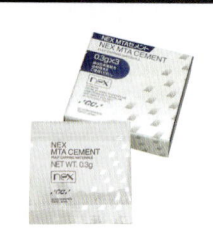

NEX MTA セメント（ジーシー）

MTA キャリアとブロック

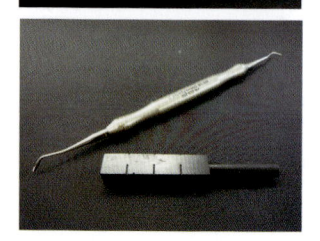

MTA キャリア（茂久田商会）
MTA ブロック（茂久田商会）

ニエットキャリア

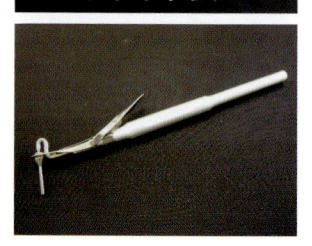

ニエットキャリア（日本歯科商社）

根管充填用器材

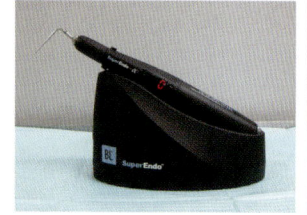

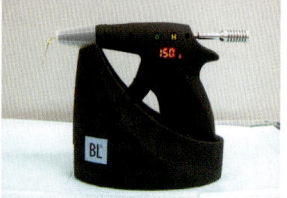

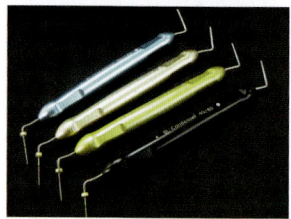

スーパーエンド α，スーパーエンド β，BL コンデンサー（すべてペントロンジャパン）

エンド用ゲージ

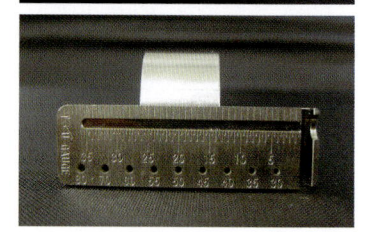

T・U エンドゲージ（日本歯科商社）

次亜塩素酸ソーダ（NaOCl）と EDTA

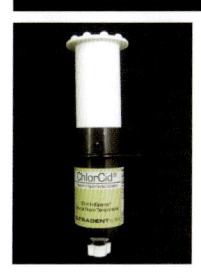

クロルシッド（3% NaOCl, ウルトラデントジャパン）

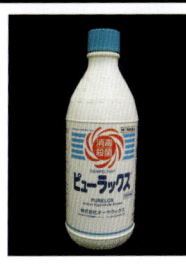

ピューラックス（6% NaOCl, オーヤラックス）

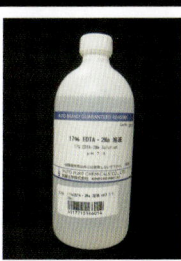

17% EDTA（Ci メディカル）

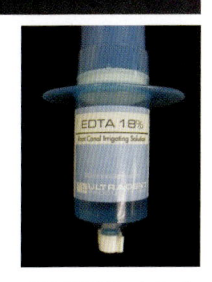

18%EDTA（ウルトラデントジャパン）

ガッタパーチャリムーバー

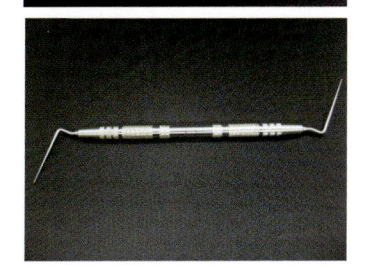

GP リムーバースピアー（YDM）

ファイルホールド用ピンセット

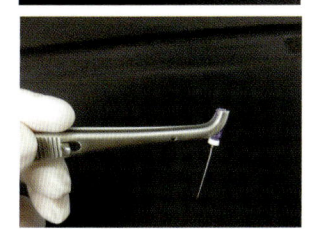

エンドファイルホルダー（名南貿易）

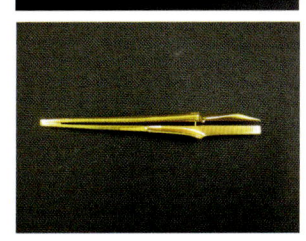

エンドベンダー

エンドベンダー（ヨシダ）

フィンガースプレッダー

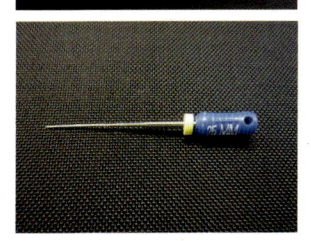

VDW ニッケルチタンフィンガースプレッダー（茂久田商会）

エンド用スクレイパー

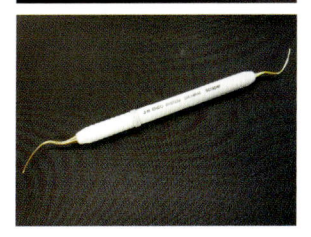

JH スクレイパー（カボジャパン）

根管洗浄用ニードルとシリンジ

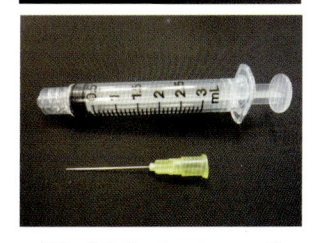

BIO イリゲーションニードルチップ 30G（ペントロンジャパン），ニプロシリンジ 3ml（ニプロ）

根管内バキューム

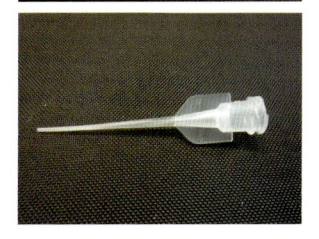

ニシカスピン（日本歯科薬品）

エンドサージェリーキットと外科用リトラクター

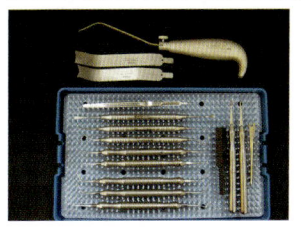

GHS リトラクター（ヨシダ）マイクロサージェリーキット（茂久田商会）

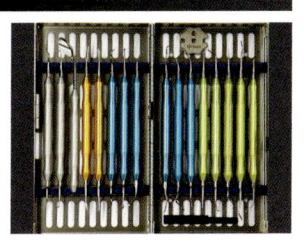

JETip インスツルメント（ペントロンジャパン）

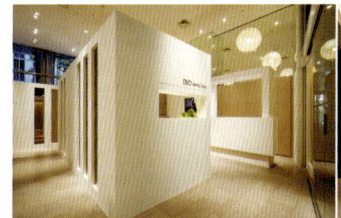

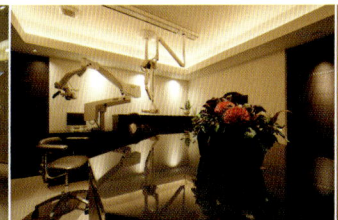

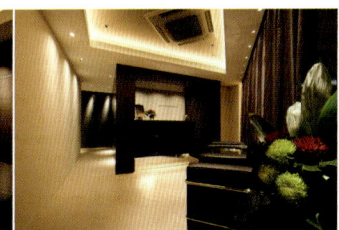

診療所デザイン

tap planning inc.

〒550-0003
大阪府大阪市西区京町堀 1-14-25
京二ビル 206
tel：06-6446-3555
www.tapplanning.com

索引

▶あ
アウトライン／82
アクセス／56, 93
アクセスキャビティ／124
アピカルストップ／77
アピカルプラグ／41, 77
アピカルリッジ／68
アペキシフィケーション／77, 79
異栄養性石灰変性／90
意思決定／28, 45
イスムス／85
意図的再植術／110, 114
イニシャルトリートメント／14, 122

▶か
解剖学的形態／22
カスタムコーン／79
ガッタパーチャ除去／40, 75
逆根管充填／104, 115
クラウン除去／34
クラウンダウン形成／125
外科的歯内療法／22, 100
コロナルリーケージ／25, 76
根管拡大・形成／9, 95
根管充填／10, 127
根管洗浄／9, 127, 133
根管貼薬／10
根尖破壊／17, 74
根尖部パーフォレーション／67

▶さ
再根管治療／14
歯根端切除術／102
歯髄腔閉塞／92
周期的疲労破折／45
ジップ／17, 68
ショートフィリング／80
術後疼痛／26
スクリューポスト／38
ステージングプラットフォームテクニック／50

ストレートラインアクセス／82, 124
石灰化根管／90
石灰変性／90

▶た
第一象牙質／90
第二象牙質／90
第三象牙質／90
ダウエルコア／36
樋状根／85

▶な
ネゴシエーション／94, 124
ねじれ疲労破折／45

▶は
破折ファイル／17, 44
パーフォレーション／17, 54
バイオフィルム／16, 76
バイパステクニック／49, 51
バッカルオブジェクトルール／83
ヒポクロ／9
ファイバーポスト／39
フェルールコンセプト／83
フルレングステクニック／125
フレアーアップ／26
ブレーディングテクニック／49
ブロック／17
プリベンド／71
ポスト除去／35

▶ま
マイクロサージェリー／24
マイナーダイアメーター／9
メチレンブルー／107
モノインフェクション／16

▶ら
ランドマーク／57, 87
リッジ／17, 67
リンガルショルダー／85

ループテクニック／49
レストラビリティー／19

▶欧
AAE ガイドライン／20
CWCT／10, 128
EDTA／9
HBSS／117
IRS テクニック／49
MTA セメント／41, 56, 64, 77
PAI／20
PUI／10
Angulation／93
Apical Plug／131
Back-pack／130
Balanced Force Technique／69, 75, 99
Calcific Metamorphosis／90
Complete Disassembly Retreatment／34
Cone-fit／129
Cyclic Fatigue／44
Densitometric Ratio／20
Down-pack／130
Dystrophic Calcification／90
Glide Path／45, 122
Initial Treatment／14
inclination／93
Maintain Pressure／130
Partial Disassembly Retreatment／34
Passive Step-Back Technique／69, 99
Restorability／19
Retreatment／14
Pulp Canal Obliteration／92
Sear off／130
Strindberg の基準／20
Torsional Stress／44
Watch-Winding Motion／99
Weine の分類／86, 88

【著者略歴】
牛窪 敏博
1963年　大阪府に生まれる
1988年　朝日大学歯学部卒業
2001年　東京医科歯科大学大学院医歯学総合研究科歯髄生物学教室修了
2002年　日本歯内療法学会専門医
　　　　American Association of Endodontists（アメリカ歯内療法学会）会員
2004年　東京歯科大学歯内療法学教室専攻生
2008年　ペンシルバニア大学歯内療法学教室
　　　　インターナショナルエンドドンティックレジデントプログラム卒業

PENN ENDO STUDY CLUB IN JAPAN メンター

U'z デンタルクリニック
〒556-0021　大阪市浪速区幸町1-3-19　昭和綜合管理本社ビル4階
Tel. 06-6567-6181

成功に導くエンドの再治療　　　　　ISBN978-4-263-46114-3

2014年1月10日　第1版第1刷発行
2019年4月10日　第1版第5刷発行

著　者　牛　窪　敏　博
発行者　白　石　泰　夫
発行所　医歯薬出版株式会社

〒113-8612 東京都文京区本駒込1-7-10
TEL. (03)5395-7634(編集)・7630(販売)
FAX. (03)5395-7639(編集)・7633(販売)
https://www.ishiyaku.co.jp/
郵便振替番号　00190-5-13816

乱丁，落丁の際はお取り替えいたします　　印刷・三報社印刷／製本・皆川製本所
© Ishiyaku Publishers, Inc., 2014. Printed in Japan

本書の複製権・翻訳権・翻案権・上映権・譲渡権・貸与権・公衆送信権（送信可能化権を含む）・口述権は，医歯薬出版（株）が保有します．
本書を無断で複製する行為（コピー，スキャン，デジタルデータ化など）は，「私的使用のための複製」などの著作権法上の限られた例外を除き禁じられています．また私的使用に該当する場合であっても，請負業者等の第三者に依頼し上記の行為を行うことは違法となります．

JCOPY ＜出版者著作権管理機構　委託出版物＞
本書をコピーやスキャン等により複製される場合は，そのつど事前に出版者著作権管理機構（電話03-5244-5088, FAX 03-5244-5089, e-mail:info@jcopy.or.jp）の許諾を得てください．